高等医药院校网络教育护理学“十三五”规划教材
供护理学类专业用

护理管理学

丛书总主编　唐四元
主　　　编　黄　金　陈亚梅

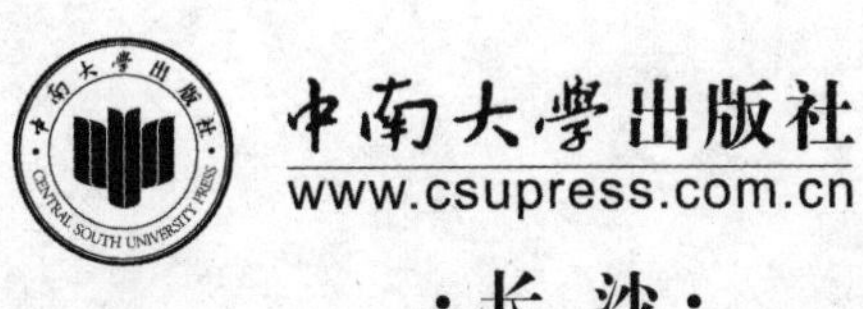

·长　沙·

图书在版编目（CIP）数据

护理管理学 / 黄金，陈亚梅主编. --长沙：中南大学出版社，2017.10

ISBN 978-7-5487-3049-1

Ⅰ.①护… Ⅱ.①黄… ②陈… Ⅲ.①护理学—管理学 Ⅳ.①R47

中国版本图书馆 CIP 数据核字(2017)第 267325 号

护理管理学

主编 黄 金 陈亚梅

□责任编辑 李 娴
□责任印制 易红卫
□出版发行 中南大学出版社
社址：长沙市麓山南路 邮编：410083
发行科电话：0731-88876770 传真：0731-88710482
□印 装 长沙雅鑫印务有限公司

□开 本 787×1092 1/16 □印张 16.25 □字数 418 千字
□版 次 2017 年 10 月第 1 版 □2018 年 5 月第 2 次印刷
□书 号 ISBN 978-7-5487-3049-1
□定 价 43.00 元

高等医药院校网络教育护理学“十三五”规划教材
编审委员会

《护理管理学》编写委员会

丛书总主编　唐四元

主　　　编　黄　金　陈亚梅

副　主　编　朱晓萍　虞建英　周　雯

编　　　者　(按姓氏笔画排序)

马彩莉(中南大学湘雅二医院)

王卫星(中南大学湘雅二医院)

王丽雅(上海市第十人民医院)

仇铁英(中南大学湘雅二医院)

朱晓萍(上海市第十人民医院)

刘家红(深圳市南山区人民医院)

李小云(中南大学湘雅二医院)

李海洋(中南大学湘雅二医院)

吴　茜(上海市第十人民医院)

陈亚梅(上海市第十人民医院)

周　雯(中南大学湘雅二医院)

范伟娟(中南大学湘雅二医院)

秦玉菊(深圳市南山区人民医院)

曹立芳(中南大学湘雅二医院)

梁秀凤(大连理论医学研究所)

黄　金(中南大学湘雅二医院)

董巧亮(中南大学湘雅二医院)

虞建英(湖南省第二人民医院)

编写秘书　仇铁英(中南大学湘雅二医院)

从书前言

20世纪早期熊彼特提出著名的"创造性毁灭"理论：一旦现有的技术受到竞争对手更新、效率更高的技术产品的猛烈冲击，创新就会毁灭现有的生产技术，改变传统的工作、生活和学习方式。今天，网络技术的影响波及全球，各种教育资源通过网络可以跨越时间、空间距离的限制，使学校教育成为超出校园向更广泛的地区辐射的开放式教育。作为我国高等教育组成部分的远程网络教育，是传播信息、学习知识、构筑知识经济时代人们终生学习体系的重要教育手段。

随着社会的进步，人民大众对享有高质量的卫生保健需求日益增加，特别是目前国内外对高层次护理人才的需求增加，要求学校护理教育和继续护理教育更快、更多地培育出高质量的护理人才。中南大学是国家首批"211工程""985工程""双一流"建设高校，湘雅护理学院师资力量雄厚，教学资源丰富，拥有悠久的教学历史和先进的教学方法、设施，在历次国内外护理学科专业排名中均名列前茅。为履行培养高等级护理人才的职责，针对远程教育的教学特点，中南大学湘雅护理学院组织有丰富教学经验的教授和专家编写了这套"高等医药院校网络教育护理学'十三五'规划教材"，包括《护理学导论》《护理学基础》《内科护理学》《外科护理学》《健康评估》《社区护理学》《护理研究》《护理教育学》《护理心理学》《护理管理学》等。

本套教材在编写中根据《国家中长期教育改革和发展规划纲要(2010—2020年)》和《中国护理事业发展规划纲要(2016—2020年)》提出的"坚持以岗位需求为导向""大力培养临床实用型人才""注重护理实践能力的提高""增强人文关怀意识"的要求，注重理论与实践相结合、人文社科及护理与医学相结合，培养学生的实践能力、独立分析问题和解决问题的评判性思维能力。各章前后分别列有"学习目标"和"思考题"，便于学生掌握重点，巩固所学知识。作为远程网络教育护理学专业本科层次专用教材，教材内容与丰富的多媒体资源进行了全方位的有机结合，能切实满足培养从事临床护理、社区护理、护理教育、护理科研及护理管理等应用型人才的需求。

由于书中涉及内容广泛，加之编者水平有限，不当之处在所难免，恳请专家、学者和广大师生批评指正，以便再版时进一步修订完善。

唐四元

2017年10月

前 言

护理管理学是以社会科学和管理科学的理论为基础，研究护理管理活动的普遍规律、基本原理、基本方法和基本技术的一门应用科学，也是护理学和管理学交叉形成的一门新兴学科。随着护理学科的发展，护理管理学已成为高等医学院校护理学专业学生的必修课程。

本教材以培养高素质、强能力、精专业、重实践的应用型护理学人才为目的，紧扣培养目标，严格按照教材编写要求进行编写。内容上注重教材的“三基”(基本知识、基础理论、基本技能)、“五性”(思想性、科学性、先进性、启发性、实用性)；书写上以“术语规范、文字精炼、逻辑清晰、图文并茂、易教易学”为原则，既可作为护理学专业学生的教科书，也可作为临床护理管理人员的参考书。本教材以管理学的五大职能为主线进行编写。首先对管理、管理学和护理管理、护理管理学进行了概括性阐述，探讨了管理理论在护理管理工作中的应用；其次，结合护理专业对计划、组织、人力资源管理、领导、控制五大管理职能进行详述；最后介绍了护理管理实践中的护理质量管理与护理管理相关的法律、法规。教材在强调系统性和完整性的同时，也重视实用性和基础性，注重解决护理管理中的实际问题。

本教材具有以下特点：①根据护理管理学的科学体系——管理理论、管理方法、管理实践，对教材内容进行整合，由管理理论、管理方法的学习，逐步过渡到护理实践的应用，再到管理范围的拓展，章节前后顺序安排做到了整体优化，体现循序渐进、由浅入深的原则，符合教学规律，能满足学生接受知识的要求。②以管理要素为主线，从人、财、物、信息、技术多角度全方位阐述了护理管理的内容，便于学生了解管理知识，为快速进入临床实践奠定理论基础。

参加本教材编写的编者均为在护理管理教学和临床一线工作的护理管理专家及骨干，编委们在编写过程中付出了辛勤劳动，在此表示衷心的感谢！虽然各位编者在编写过程中投入了极大的热情和精力，尽最大努力进行编写与完善，但由于编者水平所限，编写时间较短，书中难免存在不妥之处，恳请广大读者批评指正！

编　者

2017 年 10 月

目 录

第一章 绪 论

"凡是有共同劳动的地方，必有管理。"管理是人类共同劳动的产物，并随着人类社会的发展而发展。护理管理学是管理学的分支学科，是管理科学在护理管理事业中的具体应用，在管理学原理原则指导下，通过对管理的含义、内容、方式及管理活动规律的系统研究，实现对工作的有效管理。护理管理者必须掌握护理管理的科学规律，了解先进的管理理论和方法，提高自己的管理能力和水平并不断探索和创新。

第一节 管理学概述

一、管理学的基本概念

(一)管理的概念

管理是管理者对组织内部资源进行计划、组织、人事、领导和控制等，促进其协调配合，与被管理者共同实现组织目标的过程。管理概念的准确理解包括以下几个基本点：①管理的宗旨是实现组织管理的目标，是一个有意识和有目的的行为过程；②管理的对象主要包括人、财、物、时间、信息和空间等要素，其中人是最重要的管理对象，时间是最特殊、最稀缺的资源；③管理的作用是实现最大的社会效益和经济效益。

(二)管理的对象

管理对象是管理者实现管理活动的对象，是管理的客体。

1. 人力资源

人具有探索、创新精神，能充分发挥主观能动性，是最重要的管理对象。如何使人的主观能动性、积极性和创造性得到充分发挥进而最大限度地提高工作效率是管理者面临的挑战。人力资源管理不仅强调以人为本，而且重视人的情感及心理的有效管理，做到事得其人，人尽其才。

2. 财力资源

在市场经济中，财力资源既是各种经济资源的价值体现，又是具有一定独立性和运动规律的特殊资源。通过对财力资源的有效运用可达到提高管理水平及效率的目的。财力资源管理目标就是通过管理者对组织财力资源的科学管理，做到以财生财，财尽其用，用有效的财力资源创造最大的社会和经济效益。

3. 物力资源

物是人们从事社会实践活动的基础，所有组织的生存和发展都离不开物质基础。在进行组织物力资源管理时，管理者要遵循事物发展的客观规律，根据组织管理目标和实际情况，对各种物力资源进行最优配置和最佳组合的利用，使其开源节流，物尽其用。

4. 信息资源

信息是物质属性和事物之间各种关系的特征。人类对各种资源的有效获取、分配和使用是通过对信息资源的开发和利用实现的。随着信息时代的到来，广泛地收集信息、精确地加工和提取信息、快速准确地传递处理信息、有效地利用信息已成为信息管理的重要内容。管理者应保持对信息的敏感性和具有对信息迅速作出反应的能力，才能进行正确决策及提高管理效率。

5. 时间资源

时间是运动着的物质的存在形式，物质与时间、空间与实践都是客观存在且不可分割的。时间是无形的，不可逆的，是最特殊、最稀缺的资源。管理者要善于管理和安排时间，做到在最短的时间内完成更多的事情，创造更多的财富。

6. 空间资源

从资源学的角度来讲，空间资源主要包括高度资源、环境资源和物质资源。研究和开发空间资源，是为了更好地利用空间资源弥补地球资源不足的缺陷、优化资源配置、提高资源的综合利用水平，以拓展人类的生存与发展空间。

7. 技术资源

技术资源广义上属于社会人文资源，在经济发展中起着越来越重要的作用。技术是自然科学知识在生产过程中的应用，是直接的生产力，是改造客观世界的方法、手段。技术管理在一定程度上决定了一个组织的核心竞争力，对组织的兴衰成败有直接影响。

(三)管理的职能

管理职能是指管理的职责与功能。管理者需从事特定的活动或职能，以便有效率和有效果地协调他人的工作。1916 年，按照法国工业家亨利·法约尔的观点，所有的管理者都从事五种管理职能：计划、组织、指挥、协调和控制。20 世纪 50 年代中期，美国两位管理学家哈罗德·孔茨(Harold Koontz)和西里尔·奥唐奈(Cyril O. Donnell)将计划、组织、人员配备、领导和控制五种职能作为管理教科书的框架。本教材将从计划、组织、人力资源管理、领导和控制五个方面来论述管理职能。

1. 计划职能

计划职能是指对未来组织活动的目标、方案和步骤的设计，是管理最基本的职能。具体说就是确定做什么(what)、为什么做(why)、什么人去做(who)、什么时间做(when)、什么地点(where)和怎样去做(how)，即 5W1H。人们想要有效地进行社会实践活动，就必须有严密、统一的计划。好的计划可以促进和保证管理人员在工作中开展有效的管理，有助于将预期目标变成现实。

2. 组织职能

组织职能是指对组织活动的各种要素和人们在组织活动中的相互关系进行合理地组织。组织工作的主要内容包括组织设计、人员配置、权利划分、组织关系和组织变革等。组织职能是管理的重要职能之一，能使管理当中的各种关系结构化，是完成计划的保证。

3. 人力资源管理职能

人力资源管理职能是指管理者根据组织管理内部的人力资源供求状况所进行的人员选择、使用、评价、培训的活动过程，目的是保证组织任务的顺利完成。人力资源管理作为一项独立的管理职能，已得到越来越多的管理理论家和实际工作者的认同，并把人员配置职能的含义扩展为选人、育人、用人、评人和留人五个方面。随着管理理论研究和实践的不断发展，人力资源管理职能已发展成人力资源管理学，成为一门独立的管理学科分支。

4. 领导职能

领导职能是指管理者运用权力使各项管理职能有效地实施、运转并取得实效的统率职能。领导者要创造和保持一个良好的工作环境，懂得如何去激励和调动人的积极性、主动性和创造性，提高工作效率，保证组织目标的实现，并不断提高自身的领导素质。护理管理的领导职能就是管理者带领和引导护理团队同心协力实现组织目标的过程。

5. 控制职能

控制是为实现组织目标，对组织活动进行规范、监督、检查和调整等管理过程。控制职能和计划职能密不可分，计划是控制的标准和前提，控制是实现计划的手段。

以上五种职能是统一的有机整体，既相互联系、相互影响，又互为条件，共同发挥管理作用。

（四）管理的基本方法

管理方法是管理者为实现管理目标，确保管理活动顺利进行的手段、方式、途径和程序的总和，是管理活动的主体作用于客体的桥梁。

1. 行政方法

行政方法是指在一定的组织内部，以组织的行政权力为依据，运用行政手段，按照行政隶属关系来执行管理职能，实施管理的一种方法。行政方法的特点：①强制性。采用强制性的命令和措施，以使下级服从上级。因此行政方法的时效性很强，见效快。②直接性。即它直接对下属人员施加管理。③权威性。行政管理方法是以依靠组织和领导者的权威，以服从为原则。上级对下级发出的命令，下级在执行中不能讨价还价。

2. 经济方法

经济方法是指以人们对物质利益的需要为基础，按照客观经济规律的要求，运用各种物质利益手段来执行管理职能，以达到较高的经济效益和社会效益的方法。经济方法的特点：①利益性。经济方法主要利用劳动者个人的经济利益同组织的经济利益挂钩来引导被管理者，最大限度地调动其主动性、积极性和创造性。②交换性。经济方法实际上是以一定的交换为前提的。管理者运用一定的报酬手段影响被管理者去完成所承担的任务。③关联性。经济方法使用的范围和影响广泛，与各个方面都有着直接或者间接的联系。但是它也有一定的局限性，因为人们的需求和积极性如果只有对经济利益的追求，会形成错误的价值观，导致“一切向钱看齐”的倾向。

3. 教育方法

教育是按照一定的目的和要求对受教育者从德、智、体等方面施加影响，提高人的认识，使受教育者改变行为的一种有计划的活动。教育方法的特点：①教育是一个缓慢的过程。教育以转变人的思想和价值观为特征，以提高人的素质为目的，是一个缓慢的过程。②教育是一个互动过程。在教育过程中，教育者和受教育者都在提高，是一个相互学习、相互影响的过程。教育要起作用，教育者必须为人师表、以身作则、身体力行。③教育的方法多样。教育的具体方法很多，如灌输、疏导、谈心、典型教育、思想政治工作、企业文化建设、工作岗位培训、对员工的情感投资等。

4. 法律方法

法律方法是指运用国家制定的法律、法令、条例及类似法律规范性质的各种行为规范进行管理的一种方法。在管理的法律方法中，既包括国家正式颁布的法律，也包括各级政府机构各个管理系统所指定的具有法律效力的各种社会规范。法律方法的特点：①强制性：它一般是由国家或组织强制实施的、人人必须遵守的行为规则，具有普遍的约束力和强制性。②规范性：法律、组织规范规定人们在什么情况下可以做什么、应当做什么或不应当做什么，同时又通过这种指引，作为评价人们行为的标准。根据这些规范可以估计到自己或他人的行为是合法还是违法等。③概括性：法律、组织规范制约的对象不是具体的人，而是概括的人，故具有普遍适用性和相对稳定性。

5. 数量分析方法

数量分析方法是建立在现代系统论、信息论、控制论等科学基础上的一系列数量分析、决策的方法。数量分析方法的特点：①模型化：指在假定的前提条件下，运用有关数字知识和具体数据，针对需要解决的问题建立一定的模型来实施管理职能。②客观性强：在使用这些方法时，除了假定前提条件和选择分析的数量分析方法之外，在建立模型和进行推导的过程中，基本上不受人为因素的影响，具有较强的客观性。运用数学分析方法能使我们对客观存在的经济规律深入化和精确化，从而提高管理的科学性和决策的准确性。

（五）管理者的概念

管理者是管理活动的主体，通过协调和监管他人的活动以达到组织目标，在管理中起主导作用。管理者具有三个基本特征：①拥有制度规定的权利；②拥有必要的管理职能；③既是一定职位的代表，又是本组织权利和利益的化身。

（六）管理者的分类

根据管理者在组织中所处的位置不同，可以将管理者划分为基层管理者、中层管理者和高层管理者。基层管理者是最底层的管理人员，直接指挥和监督现场工作人员，保证各项计划和指令的完成。中层管理者包括所有处于基层和高层之间的各个管理层次的管理者，指挥和监督基层管理者的管理工作，正确领会高层的指令精神，侧重于中期计划、内部管理性计划的制订和实施。高层管理者处于组织顶层，负责为整个组织作出决策、制定计划和目标，同时指挥和监督中层管理者的管理工作，考核他们的工作业绩。

（七）管理者的基本技能

美国著名管理学家罗伯特·卡茨（Robert Katz）认为，管理者需要三种关键的管理技能：技术技能、人际技能和概念技能。

1. 技术技能

技术技能是指熟练完成特定工作所需的特定领域的知识和技术。如监督护理人员的管理者必须懂相关护理知识。对于基层管理者来说，技术技能往往最为重要，因为他（她）们通常所管理的是利用工具和技术来生产或提供服务的被管理者，中层管理者次之，高层管理者再次之。

2. 人际技能

人际技能是与人共事、理解他人、激励他人和处理人际关系的能力。拥有良好人际技能的管理者能从他们的员工那里获得最大产出。他们知道如何沟通、激励、领导和获得信任。人际关系技能对所有层级的管理者同等重要。

3. 概念技能

概念技能是管理者用来对抽象、复杂的情况进行思考和概念化的技能。在运用这种技能时，管理者将组织视为一个整体，理解组织各部分的关系，并且设想组织如何适应其广泛的外部环境。概念技能对于高层管理者最为重要，中层管理者次之，对于基层管理者较不重要。

（八）管理学的概念

管理学是系统研究管理活动普遍规律、基本原理和一般方法的科学，是自然科学和社会科学相互交叉产生的一门边缘性、综合性学科。管理学是专门研究管理活动及其基本规律和一般方法的科学。管理学具有实践性、综合性和社会性的特点。实践性是指管理学的理论直接来源于管理的实践活动，并且在应用于管理实践的过程中不断得以检验、丰富和发展，从而进一步为管理实践活动提供指导。综合性是指管理学需要综合应用哲学、社会学、心理学、行为学、政治学、经济学等多学科的研究成果和方法来解决管理学中的各种复杂性难题。社会性是指管理学研究的是管理活动中的各种关系及其一般规律。

二、管理学的形成与发展、研究对象与内容、基本研究方法

（一）管理学的形成与发展

1. 管理学的形成

管理活动源远流长，人类进行有效的管理活动，已有数千年的历史，但从管理实践到形成一套比较完整的理论，则是一段漫长的历史发展过程。一般来说，管理学形成之前可分成两个阶段：早期管理实践与管理思想阶段（从有了人类集体劳动开始到18世纪）和管理理论产生的萌芽阶段（从18世纪到19世纪末）。19世纪末20世纪初，美国机械工程师泰勒开始研究如何提高员工的工作效率，并于1911年出版了《科学管理原理》一书，标志着管理学学科的正式诞生。

2. 管理学的发展

自管理科学成为独立的学科以来，大体经历了三个发展阶段：古典管理理论阶段、行为科学理论阶段和现代管理理论阶段。

（1）古典管理理论阶段。1911年泰勒出版了《科学管理原理》一书，标志着管理学学科的正式诞生，而泰勒成为科学管理学派奠基人。同时，法约尔对组织管理进行了系统地研究，提出了管理过程的职能划分理论，他在著作《工业管理与一般管理》中阐述了管理职能的划分，法约尔认为管理的职能是计划、组织、指挥、协调和控制，形成了较为系统的管理理论。马克斯·韦伯在管理思想方面的主要贡献是在《社会组织和经济组织理论》一书中提出了理想官僚组织体系理论，他认为建立一种高度结构化的、正式的、非人格化的理想的官僚组织体系是提高劳动生产率的最有效形式。这一时期的管理理论称为古典管理理论。

（2）行为科学理论阶段。管理学的行为科学理论就是通过对管理过程中人的行为以及这些行为产生的原因进行分析研究，对人的特性进行全面地把握，实现提高管理效率的目的。行为科学的主要成果有梅奥的人际关系理论、马斯洛的人类需求层次理论、麦格雷戈的“X理论－Y理论”和卢因的群体行为理论等。

（3）现代管理理论阶段。第二次世界大战以后，随着科学技术和社会格局的巨大变化，诸多学者从不同的学科、不同的角度出发，运用不同的方法对管理展开研究，形成了各种各样的管理学派。现代管理理论阶段包括两个时期，第一个时期是20世纪60年代出现的“管理理论丛林阶段”；第二个时期是20世纪80年代后针对知识经济和创新管理的知识管理阶段，亦称为“新管理理论丛林阶段”。管理理论丛林主要的代表学派有：管理过程学派、管理科学学派、社会系统学派、决策理论学派、系统理论学派、经验主义学派、经理角色学派和权变理论学派等。新管理丛林理论的主要内容包括学习型组织理论、企业能力理论、企业再造

理论、竞争合作理论、团队管理理论和情境管理理论。

（二）管理学研究对象与内容

1. 管理学的研究对象

管理学的研究对象是管理学研究的客体，包括管理活动、管理过程和管理规律。管理活动是指管理者通过对组织拥有的各种资源的合理利用，带领被管理者共同完成组织目标的活动。管理过程是指管理者通过计划、组织、领导、控制等管理职能，实施管理活动的过程。管理规律是管理活动和管理过程本身所固有的、本质的、必然的联系，是人类在管理过程中获得的真理性认识。

2. 管理学的研究内容

管理学是一门系统地研究管理过程中的普遍规律、基本原理和一般方法的科学。随着社会的不断进步，科学技术的飞速发展，以及管理活动内容的日益丰富，管理在人们的实际生活中和在生产过程中的作用越来越受到广泛关注和重视。管理学的研究内容可以从生产力、生产关系和上层建筑三个方面来概括。

（1）生产力。主要研究生产力的合理组织问题，包括如何合理分配和充分利用组织中的人、财、物、时间、信息，以适应组织目标和社会发展的需求，求得最佳经济效益和社会效益。

（2）生产关系。主要研究如何正确处理组织中人与人之间的相互关系，如何建立和完善组织机构和分工协作关系，如何最大限度地调动各方面的积极性、主动性和创造性，达到最大的工作效益和社会效益等。

（3）上层建筑。主要研究如何使组织内部环境和外部环境相适应的问题，即研究组织的管理体制、规章制度的建立和完善、组织的意识形态（价值观、经营哲学、理念等）等与社会的政治、法律、道德等上层建筑相适应，从而维持正常的生产关系，适应和促进组织生产力的发展。

（三）管理学基本研究方法

1. 观察总结法

亦称为归纳法，是指通过观察管理实践、总结管理经验，并进行归纳概括和理性思考，使其上升为管理理论的方法。人们通过观察、总结、归纳、抽象等方法，形成了系统的管理理论，进而用理论来指导管理实践。

2. 比较研究法

是对事物同异关系进行对照、比较，从而揭示事物本质的思维过程和方法。它是人们根据一定的标准或以往的经验、教训把彼此有某种联系的事物加以对照，从而确定其相同与相异之点，对事物进行分类，并对各个事物的内部矛盾的各个方面进行比较后，得出事物的内在联系，从而认清事物的本质。比较研究是对两个或多个事物进行对比性研究，这种对比研究可以发现相同点或不同点，从而能够对有关研究对象的属性和特点有一个比较清楚的认识。

3. 历史研究法

是指要考察管理活动、管理思想、管理理论的起源和历史演变，寻求具有普遍意义的管理原理、管理原则、管理方式和管理方法，从中发现并揭示管理规律。用历史的方法研究管理学的发展史，要求全面地、发展地看待一切管理思想和学派，既要挖掘它的历史，又要看它的发展变化。

4. 试验研究法

是指通过有目的地设定环境，人为地为某一试验创造一定条件，反复观察研究对象的行为特征，从而揭示出管理的一般规律、原则和艺术的方法。著名的泰勒的“时间－动作”试验、梅奥的“霍桑实验”就是采用此种方法。

5. 个案研究法

是指对某一个体、某一群体或某一组织在较长时间里连续进行调查，从而研究其行为发展变化的全过程，这种研究方法也称为案例研究法。个案研究的目的固然是了解把握某个个体的具体情况，但也要通过一个个案的研究，揭示出一般规律。例如瑞士著名的儿童心理学家皮亚杰通过对少数儿童的个别谈话法，揭示出儿童心理发展的普遍规律；哈佛商学院因其成功的案例教学，培养出了大批优秀的企业家。

第二节 护理管理学概述

医院护理管理水平直接影响医院的护理质量和护理工作效率。护理管理的水平是医院管理工作的重要体现。充分利用有限的资源，提供高质量的护理服务是护理管理的目标和任务。护理管理是护理管理者有效地利用人力、物力和财力等资源提高人们健康水平的过程。护理管理学是管理学的一个分支，主要涉及护理工作中的管理问题，同时护理管理学也是护理学的重要组成部分，是护理学学科体系中不可缺少的一个部分。

一、护理管理的基本概念

(一)护理管理的概念

科学的护理是促进护理学科发展，提高护理质量的保证。世界卫生组织(WHO)对护理管理的定义是：护理管理是为了提高人们的健康水平，系统地利用护士的潜在能力和有关的其他人员、设备、环境和社会活动的过程。美国护理专家吉利斯(D. A. Gillies)认为，护理管理者若能具备规划、组织、领导、控制的能力，对人力、物力、财力、时间能做最经济有效的运用，就能达到最高效率并收到最大效果。

(二)护理管理的任务

护理管理是卫生事业管理的重要组成部分。其任务是运用管理学的理论和方法来研究护理工作的特点，找出其规律性，对护理工作中的人力、物力、财力、时间、空间等资源进行系统而科学的计划、组织、控制和协调，以确保提供正确、及时、安全、有效、完善的护理任务，提高护理工作效率和效果，提高护理质量。护理质量的高低取决于护理管理的水平，所以护理管理是保证、协调、提高护理工作的关键。

目前我国护理管理学面临的任务是总结我国护理管理的经验，研究并借鉴各国先进的护理管理模式和方法，建立适应我国国情的护理管理理论。具体内容包括：完善护理服务内容体系；建立护理服务评估和评价系统；实施护理项目成本核算标准化、系统化、规范化的管理；探讨护理管理新模式等。根据工作内容不同可分为护理行政管理、护理业务管理、护理教育管理和护理科研管理。

1. 护理行政管理

主要是遵循国家的方针政策和医院有关的规章制度，对护理工作进行组织管理、物资管理、人力管理和经济管理等，持续质量改进，有效地提高护理工作效率和护理质量。

2. 护理业务管理

是对各项护理业务工作进行协调控制，提高护理人员的专业服务能力和业务水平，以保证护理工作质量，丰富护理服务内涵，满足社会健康服务需求，提供优质护理服务。

3. 护理教育管理

主要是培养高水平的护理人才，提高护理队伍整体素质，满足社会健康服务需求。随着人们对健康服务需求的不断增加，护理教育向现代化、社会化、综合化、多样化等趋势发展。临床护理教育是培养不同层次护理人才的重要途径，完整的临床护理教育体系应该包括：护理中专、大专、本科、研究生的教育，护士规范化培训，护士继续教育，专科护士培训和护理进修人员培训等。

4. 护理科研管理

护理科研是用科学的方法反复地探索、回答和解决护理领域的问题，直接或间接地指导护理实践的过程。护理科研同其他科学研究一样，具有探索性和创新性，这个本质特征规定了科学研究工作者应具有主动性、自觉性和计划性，规定了科研工作的正常程序。护理科研的正常程序能够正确地指导研究工作顺利进行，使护理科学研究活动符合科学规律，取得科学的结果。护理科研管理是运用现代管理的科学原理、原则和方法，结合护理科研规律和特点，对护理科研工作进行领导、协调、规划和控制的过程。

(三)护理管理的特点

1. 护理管理的广泛性

护理管理的广泛性主要包括管理对象和范围的广泛性以及护士参与管理的广泛性两方面。一方面，护理管理涉及的内容、范围广，不仅要协调医院内各部门之间的关系，还要协调医院与社会各方面的关系。另一方面，参与管理活动的人员广泛。如在一个医院内，护理部正、副主任作为高级管理人员，负责组织、指导全院性护理工作，制定全院护理工作计划，管理标准及护理质量控制等；科护士长是中层管理人员，其主要职责是组织、贯彻、执行上级制定的政策，指导下层管理人员的工作；病房护士长是基层管理人员，主要负责管理和指导护士的护理工作，管理病房的具体事务。

2. 护理管理的实践性

护理管理的实践性是指护理管理活动广泛存在于护理实践过程，护理管理的过程是管理理论与管理实践相结合的过程。护理管理具有极强的实践性，离开了实践，护理管理就无从谈起。

3. 护理管理的人文性

护理的服务对象是人，在护理工作中离不开人文关怀，护理的人文性也决定了护理管理的人文性。护士直接为患者服务，要求护理人员有较好的素质修养。在责任制整体护理模式下，护士要综合应用心理学、生理学、社会科学、自然科学等方面的知识帮助、指导和照顾患者。随着社会发展和生活水平的提高，人们对健康服务的要求越来越高，必然对护士的综合素质要求越来越高。而良好的素质修养是可以通过管理教育获得的，因此培养和保持护士的良好素质是护理管理的重要内容之一。

4. 护理管理的技术性

护理管理既是一项管理工作，又是一项技术性很强的工作，护理工作涉及大量的技术活动，护理管理也因此涉及大量的技术管理工作，护理管理者只有熟悉护理领域中的各项技术标准，才能更好更科学地管理好医院护理工作。

(四)护理管理者的概念

护理管理者是从事护理管理活动的人或人群的总称，具体是指那些为实现组织目标而负责对护理资源进行计划、组织、领导和控制的护理人员。护理管理者的基本要求包括：具有临床和管理经验，能全面地履行管理者角色所固有的责任；掌握护理管理实践领域的知识和技能。护理管理者的主要任务包括：加强护理人员的素质管理；加强监控和质量管理；做好协调工作；做好人才的培养。

(五)护理管理者的基本素质

护理管理者的素质一般可以分为身体素质、思想素质、能力素质、心理素质和知识素质五个方面。

1. 身体素质

身体素质是个人最基本的素质。良好的身体素质和健全的体魄是护理管理者事业成功最起码的条件。身体素质包括体质、体力、体能、体型和精力五个方面。

2. 思想素质

思想素质是指个人从事社会政治活动所必需的基本条件和基本品质，它是个人政治思想、政治方向、政治观点、政治态度、政治信仰的综合表现。良好的思想素质是推动护理管理者自身成长的精神支柱和工作动力。护理管理者要具有较高的政治觉悟和政治理论水平，树立科学的世界观，坚持坚定正确的政治方向，自觉贯彻执行党和国家的各项方针政策。护理管理者的思想政治素质与其在社会生活中的位置、政治生活经历有密切关系，它随着个人的成长，在长期社会生活实践中逐步形成、发展和成熟起来。

3. 能力素质

能力素质是指潜藏在人体身上的一种能动力，包括工作能力、组织能力、决策能力、应变能力和创新能力等。从狭义上来说，护理管理者的能力是指胜任某种工作的主观条件。能力是护理管理者从事管理活动必须具备的并直接和活动效率有关的基本心理特征。它是行使管理权力，承担管理责任的基础。护理管理者要善于在复杂的环境中明辨是非，不断提高科学判断形势的能力，在错综复杂的事物中抓住本质和重点，不断提高驾驭大局的能力，并从中总结探索出规律性的东西，不断提高科学发展的能力。不同的护理管理岗位需要的能力素质不一样，高层的护理管理者要求很强的决策能力和丰富的管理知识；中层护理管理者要求很强的管理能力和一定的决策能力；基层护理管理者要求较强的管理能力和丰富的操作知识。

4. 心理素质

心理素质是人的整体素质的组成部分。以自然素质为基础，在后天环境、教育、实践活动等因素的影响下逐步发生、发展起来的。心理素质是先天和后天的表现。从心理学角度讲：心理素质包括情感，信心，意志力，和韧性等等。简单地说，心理素质是以生理素质为基础，在实践活动中通过主体与客体的相互作用，而逐步发展和形成的心理潜能、能量、特点、品质与行为的综合。护理管理者要经受住各种考验，顶住各种压力，妥善处理各项事务，必须具备良好的心理素质。护理管理者的心理素质包括：事业心、责任感、创新意识、权变意识、心理承受能力、心理健康状况、气质类型和护理管理者风格等。

5. 知识素质

知识素质是个人做好本职工作所必须具备的基础知识和专业知识以及运用知识分析问题、解决问题的能力。护理管理者需要具备的基础知识主要包括两个方面：管理学科的理论知识和相关学科的理论知识。专业知识是护理管理者知识结构的核心，也是区别于其他专业领域人才知识结构的主要标志。知识经济的到来是一种划时代的新事物，是人类文明进步的必然结果。为了适应这种环境和趋势，21 世纪的护理管理者一方面要不断地学习新的知识，争取掌握更多的专业知识；另一方面，由于知识的海洋太浩瀚，任何一个管理者都不可能掌握世界上的全部知识，甚至大部分知识。一个管理者所掌握的知识的门类、学科的配比组合状况，就是知识结构。这种知识结构总的要求：一是知识的全面性，即新世纪护理管理者熟知和掌握的知识(包括书本的和实际的)要尽可能广泛博大，以便在处理纷繁复杂的护理相关问题时不当“门外汉”。二是知识的新颖性，即新世纪护理管理者要不断进行知识更新，做到缺什么补什么。三是知识的专业性，即新世纪护理管理者应掌握基本的专门知识和所属行业的知识。

(六)护理管理者的角色

角色(role)是描述一个人在某位置或状况下被他人期望的行为总和。角色也可以是社会结构中或社会制度中的一个特定位置，每一个位置都有其特定的权利和义务。管理者能否扮演好自己的角色，首先在于是否具备管理者意识；其次是否能够领悟其所扮演角色的内容。根据管理者的工作任务和特点，管理专家对管理者的角色模式作了不同的探讨和分析。

1. 明茨伯格的管理者角色理论

20 世纪 70 年代，亨利·明茨伯格(Henry Mintzberg)提出了著名的管理者角色理论。明茨伯格在《管理工作的本质》中，这样解释说：“角色这一概念是行为科学从舞台术语中借用过来的。角色就是属于一定职责或者地位的一套有条理的行为。”明茨伯格将管理者在管理过程中需要履行的特定职责简化为 10 种角色。这 10 种角色分为 3 类，即人际关系方面的角色，信息传递方面的角色和决策方面的角色，每一大类中包含着不同的角色成分，三类十种角色都是可观察到的，构成一个整体，每种角色都不孤立存在。管理者从组织的角度来看是一位全面的负责人，但事实上却要担任一系列的专业化工作，既是通才，又是专家。由于护理职业的特殊性，对于护理管理者而言，其承担的角色内涵又有所不同，具有特殊性。

(1)人际关系型角色

1)代言者：作为护理管理的权威，管理者必须履行有关法律、社会、专业和礼仪等方面的责任。如代表本部门、本单位或专业去参加所在单位和专业内组织举行的各种会议、活动、仪式，行使一些具有礼仪性质的职责，签署法定文件，履行许多法律和社会性的义务等。它们对组织能否正常运转十分重要，不能被管理。

2)领导者：作为领导者角色，护理管理者需要为组织制定清楚明确的目标及优先次序，这些将作为护理人员工作目标的依据，发挥引导、培育、激励护理人员的功能。其主要活动包括两方面：一是选拔和培育人才，包括对下属的聘用、培训、评价、报酬、提升、奖惩等；二是引导和激励员工，应以优良的品格、扎实的理论知识、娴熟的专业技能和管理能力充分调动护士的积极性，通过护士的共同努力来确保组织目标的实现。

3)联络者：指无论在与部门内的个人和工作小组一起工作时，还是在与部门外部利益相关者建立良好关系时，能够在组织内外建立和谐的关系和工作网络。护理管理者在工作中需要不断地与护理人员、其他医技人员、患者及家属、后勤等人员进行有效沟通，营造一个良好的工作氛围和有利于患者治疗和康复的环境。

(2)信息型角色

1)监察者：护理管理者持续关注组织内外、部门内外环境的变化，以获得对工作有用的信息。尤其是内部业务、外部事务、分析报告、各种压力所致的意见和态度倾向等，管理者通过掌握分析这些信息，可以有效地控制组织各种资源，识别组织的潜在机会和威胁。因此，作为护理管理者应该主动收集各种信息，监督并审核各项护理活动与资料，从不同角度评估护士的工作，确保各项工作顺利进行，提高工作效率。

2）传播者：管理者因其获取信息的特殊地位，可以控制和发布信息。作为传播者，护理管理者要把信息向上级、同级和下级传播。其传递的信息包括从外部人员和上级那里获得的信息、文件、命令、有关方针、政策、规章等；从同级中获得的经验和建议；从下级处获得的意见和建议。此外，护理管理者需要将各种信息整理分析后汇报给相关的部门和人员。护理管理者的任务是在适当的时机、场合对适当的人发布有关信息，以便指导下属正确决策和行动。这要求护理管理者要有熟练的公关技巧，并能保证信息准确，渠道通畅。

3）发言人：管理者可运用信息提升组织影响，把信息传递给单位或组织以外的个人，向外界、公众、护理对象、同行及媒体等发布组织的信息，以便使组织内外部的人都对组织产生积极反应。

（3）决策性角色

1）创业者：护理管理者密切关注组织内外环境的变化和专业的发展，及时掌握专业的新动向，开发新业务、新技术，并积极争取上级管理部门对新业务、新技术的准入、开发的支持。

2）协调者：企业家角色把管理者描述为变革的发起人，而危机处理者角色则显示管理者非自愿地回应压力。在危机的处理中，时机是非常重要的。而且这种危机很少在例行的信息流程中被发觉，大多是一些突发的紧急事件。实际上，每位管理者必须花大量时间对付突发事件。没有组织能够事先考虑到每个偶发事件。在日常护理工作中，经常会发生一些非管理者所能控制的变化，护理管理者应适时观察环境的变化，大胆变革和创新，主动适应环境的变化，提高护理服务质量。如护理人员之间或与护理对象之间的冲突与矛盾；不同护理单位和科室之间的对立；护理资源损失；突发的危重患者抢救及其他重大突发事件等。护理管理者要使用协商、劝告、解释说明等手段，使冲突与矛盾的双方相互理解，求同存异，维持和谐的工作氛围。

3）资源分配者：护理管理者负责医院资源的合理分配和有效利用，包括进行合理有效的护理人力资源组合、有效利用资金、时间、材料、设备等，保证各项医疗护理工作顺利进行。

4）谈判者：护理管理者常代表组织和其他管理者与组织内外成员进行正式或非正式的协商和谈判，如向上级申请调整护理人员、增添医疗仪器设备、改造病室环境、讨论护理人员的培训计划、福利待遇、医护协作等有关合同、协议和项目等，同时还平衡组织内部资源分配的要求，尽力使各方要求达成共识。

2. 霍尔和布兰兹勒的“胜任者”角色模式

霍尔和布兰兹勒提出关于“胜任者”角色模式，而护理管理者的角色模式正如英语单词“competence”，即胜任的意思。下面是以首字母组成的这一单词对护理管理者角色内涵的解释：C（care-giver professional），专业照顾提供者；O（organizer），组织者；M（manager of personal），人事管理者；P（professional manager of care），照顾患者的专业管理者；E（employee educater），员工教育者；T（team strategist），小组策划者；E（expert in human relation），人际关系专家；N（nurse-advocator），护理人员拥护者；C（change-agent），变革者；E（executive and leader），行政主管和领导者。

3. 其他有关角色

(1)护理业务带头人。护理管理者除承担管理的责任外，还应该承担护理业务发展提高的任务。护理管理者在现代护理理论的学习、推广、运用；新理念的引进；新业务、新技术的研发和推广；疑难问题的解决等方面应作为带头人，推动护理事业的不断发展。

(2)教育者。护理管理者承担着教育者的角色。作为护理业务技术的带头人，不仅对下属的护理人员、进修护士、实习护生进行指导、教育和培训，不断提高护理人员的专业素质。还要向患者及家属进行康复指导和健康教育。

(七)护理管理学概念

护理管理学是护理学和管理学相结合而形成的一门交叉学科，是管理科学在护理管理工作中的具体应用，是研究护理管理活动中存在的普遍规律、基本原理、一般方法的一门学科。护理管理学既属于管理学范畴，也属于护理学领域，是在结合护理工作特点的基础上研究医院护理管理活动，护理管理学的任务是研究如何有效利用各种管理职能和资源，发现并利用护理管理活动的规律，进而实施科学的管理，以提高护理工作效率和质量。

二、护理管理学的形成与发展、研究对象、基本研究方法

(一)护理管理学的形成与发展

1. 护理管理学理论基础的逐步建立

弗洛伦斯·南丁格尔被誉为近代护理学的创始人，她在创建近代护理学的同时，也创立了护理管理。首先提出了医院管理需要采用系统化的方式，创立护理行政制度等。在克里米亚战争期间，南丁格尔通过科学的护理和管理，极大地提高了护理质量，使伤员死亡率从50%下降到2.2%，创造了护理发展史上的奇迹，彰显了护理工作的重要性。她在《医院札记》和《护理札记》中提出了“环境理论”，即护理工作中生物、社会和精神等因素对身体的影响，并提出了人、环境、护理和健康四个要素之间的关系，成为现代护理管理理论的基础。

20世纪60年代，美国护理理论学家约瑟芬·帕特森和洛丽塔·兹拉德提出并发展了人性化护理理论，并将这些理论应用于护理管理实践中，当护士在工作、生活及心理方面遇到难以解决的问题时，护理管理者应帮助她们进行心理调适。人性化护理理论在护理管理中的应用有助于为护士创造良好的职业环境，提供更人性化的管理策略。目前国内许多护理管理人员不仅将人性化护理理论应用于对护士的管理工作上，也将此理论逐步应用于对患者的管理工作上。

随着护理学和管理学的不断发展与融合，各种管理理论在护理管理工作中得到了充分的应用和验证。古典管理理论阶段法约尔提出的“一般管理理论”和马克斯·韦伯提出的“行政组织理论”使医院的护理组织管理得到了迅速发展；行为科学管理理论阶段提出的“人际关系理论”和“行为科学理论”为小组制护理分工方式的提出奠定了基础；现代管理理论中的创新理论、效率理论等为护理绩效管理工作提供了借鉴。因此，管理学理论的发展对护理管理理论的形成和发展产生了深远的影响。

1. 护理管理学科的形成与发展

随着护理管理组织的不断完善，护理管理职能的不断明确，护理管理的重要性也日益得到重视。1946年，美国波士顿大学护理系开设了护理管理课程，培养护士的行政管理能力。此后，许多国家医学院、护理学院相继开设了护理管理学课程，专门培养护理管理人才。1969年，美国护理学会规定，护理管理者的任职条件最低为学士学位，此举进一步促进了护

理管理学科的发展。

我国近代护理学的形成与发展在很大程度上受到了西方护理的影响。早期的护理管理从制度管理开始，管理人员将业务工作归纳成条文，并在实践中不断修改，使护士工作时有章可循。新中国成立后，随着卫生事业的发展，护理组织日趋健全，逐渐形成了比较全面、系统的管理制度，这些制度成为护理管理的重要依据。

1981 年，梅祖懿和林菊英主编出版了《医院护理管理》，标志着国内护理管理学理论体系的初步形成。之后，我国护理高等院校逐步开设了护理管理学课程，国内护理管理类专著与教材也随之大量出版。20 世纪 90 年代以后，随着现代管理学的发展，护理管理学也得到迅速发展，护理管理人员在借鉴国外先进的护理理论、管理方法的基础上针对管理中各项问题进行了大量实证研究，并发表了许多学术论文，出版了许多护理管理专著，充实和完善了护理管理理论和方法，促进了我国护理管理学科的建设与发展。

(二)护理管理学的研究对象

护理管理学的研究对象有护理内容、护理管理过程和护理资源三个方面。具体包括：护理组织结构；护理人力资源；护理设施、设备、物资的管理；护理的自然、社会环境的创建和维护；护理服务的安全性；护理服务的有效性；服务对象对护理服务的满意度；护理教学的管理；护理服务成本核算；护理经济研究；护理相关法律、法规的研究；护理管理的网络化研究。

(三)护理管理学的基本研究方法

护理管理学的研究方法主要采用管理学常用的基本研究方法，并根据护理管理的特点，借助流行病学研究方法，运用医学统计学技术及有关社会科学理论进行研究。

1. 定量研究

定量研究又称为量化研究，它是研究者在已有的理论和认识的基础上，根据研究目的建立研究假设，设计研究方案，通过测量指标获得数据，用科学的方法来验证理论和假设，用数据来描述和说明结果的研究方法。按照研究对象是否进行干预分为实验性研究和非实验性研究两大类。非实验性研究设计不需要对研究对象采取任何干预措施，只需要到现场对已显示的结果、存在的现况等有关因素进行观察或调查。实验性研究设计以人、动物或生物材料为研究对象，在研究实施过程中根据研究目的对研究对象主动施加干预措施，并观察其结果，回答研究假设所提出的问题。

2. 定性研究

定性研究又称为质性研究，定性研究尚缺乏统一的定义，我国社会学家陈向明将质性研究定义为“以研究者本人作为研究工具，在自然情境下采用多种资料收集方法，对社会现象进行整体性探究，主要使用归纳法分析资料和形成理论，通过与研究对象互动对其行为和意义构建获得解释性理解的一种活动”。定性研究方法主要包括现象学研究法，扎根理论法、人种学方法、历史研究法、行动研究法和个案研究法，其目的是为了探索事物的实质和意义。

3. 混合性研究

即定量研究与定性研究相结合，在护理管理领域，许多管理现象和行为需要采用定量和定性相结合的方法来进行研究。两种方法相结合有利于克服量性研究中对被研究者的忽略，又可以克服质性研究中对研究者素质的过分依赖，使研究主体更自主。此外，两种方法相结合可使研究者能根据研究问题选择研究方法和手段，由于研究者并不局限于一种单一的方法或手段，因而可以回答一个更宽广和更全面的研究问题或可以产生沟通理论与实践所需要的更加完整的知识。

第三节 护理管理面临的挑战与发展机遇

一、护理管理面临的挑战

(一)外部环境

1. 医疗改革的挑战

随着医疗卫生改革与发展，卫生服务由医疗卫生组织内扩展到医疗卫生组织外，健康服务由单纯的医疗性服务扩大到主动指导健康人群的生活方式的卫生保健服务，医疗保险支付制度的改革对护理工作提出了新的要求。快速变化的服务保健体系要求护理人员具备更多的知识、技能、服务能力和独立的决策等综合能力。如何建立长效的护理服务体系运行机制，满足社会对护理服务的高品质化和多元化的需求，成为护理管理人员需要思考的问题。

2. 患者需求的挑战

随着生活水平的提高，人们对医疗卫生服务的要求也从单纯地治疗疾病，发展到预防疾病，增进健康和延年益寿。同时，人们对护理服务质量的期望也越来越高，除了技术性的服务之外，我们还应注意“整体化”和“人性化”的管理和服务。这也给护理管理工作带来了难题。一方面，目前我国护士处于紧缺状态，护士的工作十分繁忙、琐碎，提高对患者“整体化”和“人性化”的服务会增加护士的工作量和工作压力，往往导致护士的工作积极性和主动性受到影响；另一方面，护理队伍整体观念的转变尚未跟上这一变化，一些人还只满足于完成日常工作，不愿花更多时间与患者沟通，帮助患者解决身体和心理的问题，进行健康教育和康复指导，以致于护理工作未能达到患者满意的标准。

3. 信息化的挑战

21 世纪是信息化呈爆炸式发展的时代，计算机不但为人们日常生活提供了极大的便利，也成为医院工作中不可或缺的一环。当前，医院都向“信息化”和“无纸化”方向发展，患者的信息采集、医生的医嘱下达、护士的护理记录、医疗费用的结算等等都依靠计算机完成。护士的工作内容和工作方式随着医院工作的信息化发生了改变，这也对护理管理人员提出了挑战，如何使护士适应并最大限度地发挥计算机在护理工作中的作用，制定适当的工作流程与管理方法，成为护理管理人员需要解决的问题。

4. 新技术、新业务的挑战

随着科学技术的进步和医学的飞速发展，大量高精尖仪器设备和技术应用于医疗、护理领域，这就要求护士不但要掌握医学、护理学相关的知识和技术，还必须要及时学习和掌握新技术、新业务的基本原理和方法，避免由于仪器设备等操作不熟练或失误而造成患者对护士产生不信任感甚至护理不良事件的发生等。然而，由于我国目前的护理教育在这些方面有不同程度的欠缺，部分护士学习积极性不强等原因，护理管理人员在提高护士整体的综合素质方面面临着很大的挑战。

(二)内部环境

1. 专科发展的挑战

过去我国护理学科定位为临床医学的二级学科，护理教育呈“医学 + 护理”的两段式课程模式，学科主体意识不强，学科知识体系不完整，护理人才培养缺乏护理学科的专业特色。

护理学科成为一级学科后，护理管理人员应加快护理教育教学改革的步伐，致力于护理学科体系构建的研究，在护理学科建制规范、学科体系结构、学科的理论基础、研究方法、解决实际问题的思路等方面深入探讨。按照一级学科的培养目标，以实践为导向，以实践需求优先，发展具有护理专业特色的教育模式，设置相应的具有护理特色的专业，制定科研型和专业型的高层次人才培养方案，从而形成具有护理学科特色的人才队伍，促进护理事业的不断发展。

2. 循证护理的挑战

循证护理是护理人员在计划护理活动过程中，审慎地、明确地、明智地将科研结论与临床经验、患者愿望相结合，获取证据，作为临床护理决策依据的过程。循证护理将护理研究和护理实践有机地结合起来，使护士以最新最科学的方法实施治疗和护理，不仅能提高护理服务质量，更能体现出护理的专业性和科学性。因此，循证护理是护理科学发展的必然趋势，对护理业务决策和护理管理决策都产生重大的影响。循证护理重视科学证据、辩证思维，同时要结合护士的个人经验以及患者的个体愿望，这些要求显然会对传统的以经验和直觉为主进行护理决策的行为和习惯造成巨大的挑战。

同样的挑战也摆在护理管理人员面前，我国的现状是，护理管理仍处于经验管理的阶段，护理管理的效果和水平主要取决于护理管理人员个人的经验和水平。而循证护理理念下的护理管理则强调重视决策证据和组织的个性特征，将科学、技术与经验有机结合起来进行决策与管理，要具有远见和批判性思维能力，善于认识下属、激励下属，知人善用，重视成本与效益观念和风险意识。这无疑对护理管理人员提出了更高的要求，是对习惯于传统管理模式的管理人员提出的挑战。

3. 人才竞争的挑战

在市场经济体制下，人才的流动越来越频繁。同时，随着国际医疗市场对护理人才需求量的激增和国内劳务输出政策的宽松，越来越多的优秀护理人才流向国外医疗和护理机构。工作环境、编制、待遇、社会地位及自身价值观念等因素是造成护理人才流动的主要原因。护理人才流动一般有两个方向，一是护士在护理行业范围内不同的护理组织之间流动，二是护士流向其他行业，即常称的“转行”。对于每个护理组织和护理管理人员来说，二者都对护理人才队伍的稳定性带来了挑战。

(三)新的管理理念

1. “人性化”管理的挑战

在提出对患者实行“人性化”服务的同时，在管理层面也提出了“人性化”管理。由于目前医院往往将管理的重点放在患者身上，忽略了护士的需求，使护士长期处于紧张状态，容易导致护士出现工作积极性差，护理质量下降，甚至辞职，造成护理人才的流失和护理队伍的不稳定性。管理归根到底是以人为中心的管理，只有管理好人，管理活动才能取得成功。所以如何对护士进行“人性化”管理也成为护理管理人员所面临的一个挑战。

2. 目标经济化管理的挑战

市场经济的发展和医疗改革促使医疗服务机构逐步实行企业化管理制度和独立核算制度，护理管理领域也需要开展关于护理经济管理研究。护理管理人员需要学习护理经济学，关注护理成本，对人力、设备等进行成本预算，科学安排，在提高护理质量的基础上实现经济效益的提高。这一要求对护理管理人员来说是一个很大的挑战。

3. 管理专业化的挑战

现代护理管理的最新观点认为，一个合格的护理管理人员，其管理技能和知识比临床经验更重要。管理人员必须懂得和掌握护理、管理、经济、法律、心理学等基本知识和技能，必须在管理思想现代化、管理组织高效化、管理方法科学化方面提出更高的要求。选拔护士长强调的是管理水平，而不是高级临床护理技能。当前我国护理管理人员大多是从临床优秀护士中选拔产生，具有丰富的临床工作经验和一定的管理能力，部分还接受过短期护理管理知识的培训，但是从总体看来，许多护理管理人员没有接受过系统的管理知识培训，主要依靠自身的工作实践和他人的经验进行管理活动，缺乏一定的科学性。随着医院现代化的发展和护理学科的发展，护理管理人员也开始意识到学习科学的管理知识的重要性。如何建立专业化的护理管理队伍，以科学的管理理论和管理方法指导护理管理实践，是护理高层管理人员需要思考的问题。

二、护理管理的发展机遇

机遇往往与挑战并存，尽管护理管理面临着诸多挑战，但同时也带来了新的发展机遇。

(一)外部环境

1. 医疗改革带来的机遇

卫生事业在国民经济和社会发展中的地位和作用日益提高，广大护理工作者经过多年不懈的努力，积累了宝贵经验，为加快护理事业的发展提供了丰富的实践基础，护理工作目前受到国家的高度重视，为加快护理事业发展提供了良好的社会基础。医疗改革政策向护理以及基层医疗倾斜，使得基层护理工作得到重视，获得良好的发展机会。护理管理者应抓住机遇，加大培养及管理力度，使护理资源得到优化配置，也使护理人员的地位得到提升。

2. 患者需求带来的机遇

患者需求的增加，使得护理工作的内容和范围得到了扩展，护理管理的内涵也随之扩展。同时，患者的需求也刺激护士不断提高自身素质，如提高沟通能力、学习心理学或相关学科的知识等，以满足工作的需要。这不但为护理教育过程中开设相关的课程提供了理论依据，也能使护士通过主动学习不断提升综合能力，为提高整个护理队伍的素质打下基础。此外，患者的需求满足与否也能成为护理管理人员对护士进行绩效考核的标准之一。

3. 信息化带来的机遇

信息化在医疗、护理领域的发展使得曾经传统靠人工实施的护理信息登记、保管、分类、检索等工作由计算机取代，不但大大地节约了护士的工作时间和护理人力资源，提高了工作效率，同时也为护理研究提供了极大的便利。护理管理人员可以利用计算机的各种软件对原始数据进行采集、统计和分析，科学地制定工作计划和管理策略，使管理决策更具可行性，提高管理的效能。此外，近年来各种网络管理平台软件的开发，使得患者和医护人员有更为方便快捷的沟通方式，不仅丰富了健康教育的内容和形式，也丰富了延续性护理服务的内容和方式，为出院患者的管理带来了极大的便利。

4. 新技术、新业务带来的机遇

新技术、新业务在护理领域的运用，可以更加方便、快捷、有效地为患者提供高水平的护理服务，不但在很大程度上可以减轻患者的痛苦，促进患者的康复，提高患者的满意度，而且有利于护理工作的现代化发展和专科化发展。同时，许多新技术、新业务有标准化的操作流程和规范，对于护理管理人员进行管理活动有很大的便利性。

（二）内部环境

1. 专科发展带来的机遇

一级学科的定位，可以使护理学科进一步确立自己的研究和实践方向，在学科自主的条件下，按照专业型学位研究生的培养目标进行高级护理人才的培养，积极发展高级护理实践，提高护理质量和护理绩效，才能满足不断变化的健康护理服务需求。

护理服务是技术性强、内涵丰富、具有一定风险的专业服务，需要科学理论及研究作为基础指南。学科建设是科学研究的基础和推动力，科学研究是学科建设的前提和拉动力，而科研项目则是护理学科建设的载体。在护理学科的发展进程中，我国护理学科的理论研究相对滞后，研究问题、研究方法和研究对象缺乏学科领域特色，在深度和广度方面存在较大局限。在经济飞速发展和医疗技术的巨大进步下，管理人员要以此为契机，善于发现新的护理现象和护理问题，采用创新护理研究方法和手段进行研究，用循证护理方法指导临床实践，促进护理学知识体系的建立与完善，加快护理学科发展的进程。

2. 循证护理带来的机遇

循证护理的核心思想是运用现有最新、最可靠的科学证据实施护理，重视医护、护护之间的信息共享和协作，将科学、技术与经验有机地结合起来，这对护理管理也具有重要的指导意义。护理管理人员应运用循证护理的理念进行临床护理管理，明确工作目标、任务和要求，全面掌握所管理的人力、物力、设备等情况，有计划、有步骤地细化管理工作，更科学地进行管理和决策。同时，科学证据为成本－效益核算提供依据，要求护理管理人员在制定与实施护理方案时考虑医疗成本，这有利于节约医疗资源，控制医疗费用过快增长，具有不可忽视的卫生经济学价值。

3. 人才竞争带来的机遇

人才竞争遵循市场的价值规律，使得护理人员平等就业，公平竞争，优胜劣汰，使护理人员在市场竞争压力和自身利益动力的驱使下积极进取，不断进步。护理管理人员要重视人才开发，加大人力资源的开发力度，利用人才竞争机制进行人才的选拔、使用、培养和提高。此外，创造良好的工作环境、提供优厚的待遇，在避免人才流失的同时，能引进优秀人才。

（三）新的管理理念

从本质上来说，管理就是一种变革活动。管理活动在任何时期都要受到当时的社会物质基础、经济基础、社会环境等因素的影响而进行不断的变革。护理管理经历了经验管理、科学管理到现在的文化－科学管理，引入了国内外许多先进的管理理念，促进了临床护理的提高及护理学科的发展，同时对护理管理活动起到了重要的指导作用。护理管理人员采用的管理理念不但要适合自身领域的发展，更要能够适应时代的发展和要求。学习并应用最新且适用的管理理念，不但能提高自身的管理水平，提高管理质量，促进护理管理的科学化、规范化，更为重要的是推动我国护理事业的发展。

思考题

1. 什么是管理？管理的职能有哪些？
2. 什么是管理者？管理者的基本技能有哪些？
3. 什么是护理管理？护理管理者的基本素质有哪些？

（李海洋　黄　金）

第二章　管理的基本理论与原理

从人类社会产生到18世纪，人类为了谋求生存自觉或不自觉地进行着管理活动和管理的实践，其范围是极其广泛的，但是人们仅凭经验去管理，尚未对经验进行科学的抽象和概括，没有形成科学的管理理论。早期的一些著名的管理实践和管理思想大都散见于埃及、中国、希腊、罗马和意大利等国的史籍和许多宗教文献之中。18世纪到19世纪的工业革命使以机器为主的现代意义上的工厂成为现实，工厂以及公司的管理越来越突出，管理方面的问题越来越多地被涉及，管理学开始逐步形成。管理学的发展经历了3个发展阶段：古典管理理论阶段(19世纪末20世纪初)、行为科学理论阶段(20世纪30年代)、现代管理理论阶段(二次大战后)。

第一节　古典管理理论

古典管理理论阶段是管理理论最初形成阶段，在这一阶段，侧重于从管理职能、组织方式等方面研究企业的效率问题，对人的心理因素考虑很少或根本不去考虑。其间，在美国、法国、德国分别活跃着具有奠基人地位的管理大师，即科学管理之父弗雷德里克·温斯洛·泰勒(F. W. Taylor, 1856—1915)、管理理论之父法约尔(H. Fayol, 1841—1925)以及组织理论之父马克斯·韦伯(M. Weber, 1864—1920)。

一、泰勒的科学管理理论

弗雷德里克·温斯洛·泰勒(Frederick W. Taylor, 1856—1915)是美国古典管理学家，科学管理理论的创始人。他于1856年出生在美国费城一个富裕的家庭里，19岁时因故停学进入一家小机械厂当徒工。22岁时进入费城米德维尔钢铁公司，开始当技工，后来迅速提升为工长、总技师。28岁时任钢铁公司的总工程师。在此过程中，他在实践中做了一系列试验，系统地研究工厂劳动组织和生产管理问题，于1911年出版了代表作《科学管理原理》，逐步形成了科学管理的管理体系，泰勒因此被公认为“科学管理之父”。泰勒的科学管理思想，对管理学的发展奠定了坚实的理论基础，对现代管理理论产生了重要影响。

(一)泰勒科学管理理论的主要内容

泰勒科学管理思想是在当时条件下以解决劳资矛盾为突破口进而提高企业的工作效率为目的，在有针对性地进行了一系列实践探索的基础上提高了管理思想，主要有以下两方面的内容：

1. 作业管理

作业管理是泰勒科学管理思想的基本内容之一，由一系列科学方法所组成。

(1)制订科学的工作方法：泰勒认为科学管理的中心问题是提高劳动生产率，充分挖掘工人劳动生产的潜力，就是把工人多年积累的经验和技巧归纳整理并结合起来，在分析比较中找出其有共性和规律性的东西，然后将其规范化、标准化，这样就形成了科学的方法。泰勒进一步指出，制订科学的工作方法是管理人员的首要责任。

(2)制订培训工人的科学方法

1)为作业挑选“第一流的工人”。在泰勒看来，每一个人都具有不同的天赋和才能，只要工作适合于他，就都能成为第一流的工人。他经过观察发现，人与人之间的主要差别不是在智能，而是在意志上的差异。有些人适合做这些工作，而有些人则不适合做。第一流的工人是适合于其作业而又努力工作的人。因此，在各行业中的工人都应是最适合该项工作的人。这其中就体现了泰勒的“专业分工”的思想。

2)实行工作定额制。泰勒认为在旧的管理体制下，不论是雇主还是工人对于一个工人一天应该干多少活，都心中无数。雇主或管理人员对工人一天的工作量的规定是凭经验来确定的，缺乏科学依据。在他看来，必须采取科学的方法来确定工人一天的工作量。即选择合适而熟练的工人，对他们进行工时和动作研究，以此确定一个“合理的日工作量”，即实行工作定额。其最终目的是调动工人的积极性，进而提高工作效率。

2. 组织管理

(1)把计划职能与执行职能分开，用科学的工作方法取代传统的凭经验工作的方法。泰勒认为，劳动生产率不仅受工人的劳动态度、工作定额、作业方法和工资制度等因素的影响，同时还受管理人员组织、指挥的影响。为此，泰勒主张明确划分计划职能和执行职能。在旧的体制下，所有的计划工作都是凭工人的个人经验来决定的，但在新体制下，这种计划工作必须由管理人员依据科学规律来制定。因此就需要一种事先做出工作计划的人员，即设立专门的计划部门。其主要任务是：①进行调查研究，以便为制订定额和操作方法提供依据。②制订有科学依据的定额和标准化的操作方法、工具。执行的职能由工作现场的工人和工长从事，他们按照计划部门制订的操作方法和指示，使用标准工具，从事实际的操作。

(2)职能工长制。这是根据工人的具体操作过程，进一步对分工进行细化而形成的。泰勒主张设立八名工长来取代旧式的单个工长。为了使工长能有效地履行自己的职责，必须把管理的工作再加以细化，使每一个工长只承担一种管理职能，以便教导和监督工人更好地完成工作，达到较高的生产效率。

(3)泰勒提出了组织管理的一个重要原则——例外原则。是指企业的高级管理人员把一般的日常事务授权给下属管理人员负责处理，而自己保留对例外的事项一般也是重要事项的决策权和控制权。这有利于解决高级管理人员职责权限问题，从而把管理从生产中分离出来，这是管理专业化、职业化的重要标志，管理因此被公认为是一门需要独立研究的科学。

(二)泰勒科学管理思想对现代管理理论的影响

泰勒的科学管理思想，奠定了现代管理理论的基础。现代管理科学学派可以说是科学管理思想的必然延伸，对现代管理理论产生了巨大的影响。

1. 首次采用实验方法确定管理问题，开创实证式管理研究先河

泰勒的科学管理思想不是书斋里进行的简单的逻辑性推论，而是丰富而具体地实践操作的产物。泰勒在长期的工作实践中进行的搬运铁块实验、铁砂和煤炭的产掘实验和长达26年的金属切削实验，使得管理从单纯的实验总结和主观想象变成了一门真正严谨的科学。其实证方法为管理学的研究开辟了无限广阔的天地。

2. 开创单个或局部工作流程的分析，为流程过程管理学奠定了基础

泰勒的创造贡献在于他首先选取整个企业管理中作业管理的某一个局部，从小到大来研究管理。这一方法与实证方法相结合，是一种由个别实验到整体的归纳研究方法。而对单一或局部工作流程的动作研究和时间研究，综合起来即为流程效率研究，更为后人所效仿，成为研究和改进管理工作的主要方法。

3. 率先提出工作标准化的思想，是标准化管理的创始人

泰勒以作业管理为核心的管理理论，其研究成果是以各个环节和重要的标准化为表现形式，这是一个重要的标准化管理的研究成果，开创了标准化管理的先河。现代管理学中大量的标准化管理体系都是在泰勒标准化管理思想的基础上发展而来的，并已成为现代管理的重要组成部分。

4. 将管理者和被管理者的工作区分开来

泰勒在其科学管理理论的创立过程中，强调分工和专业化对于提高生产效率的重要性，提出了管理者和被管理者工作的区分，即管理者主要在计划，而被管理者主要在执行。

5. 首次提出管理转变必须考虑人性

泰勒的科学管理理论首次提出了工业化大生产必须要求人们把思想从小农意识转移到工业化大生产的认识上来，消除消极心理，提高工作积极性，从而提高生产效率，最终提升双方的整体福利。虽然泰勒对人性的假设和探索方面尚有一定的局限性，但他在管理中考虑到人性的因素，为以后的管理思想家进一步研究科学管理理论开拓了视野。

附：泰勒科学管理的三大实验

铁锹实验

1898 年，泰勒在匹斯连钢铁公司发现以下现象。当时，不管铲取铁石还是搬运煤炭，都使用铁锹进行人工搬运，雇佣的搬运工动不动达五六百名。优秀的搬运工一般不愿使用公司发放的铁锹，宁愿使用个人拥有的铁锹。同时一个是基层干部要管理五六十名搬运工，且所涉及的作业范围又相当广泛。在一次调查中，泰勒发现搬运工一次可铲起 3.5 磅(约 1.6 千克)的煤粉，而铁矿石则可铲起 38 磅(约 17 千克)。为了获得一天最大的搬运量，泰勒开始着手研究每一锹最合理的铲取量。泰勒找了两名优秀的搬运工用不同大小的铁锹做实验，每次都使用秒表记录时间。最后发现：一锹铲取量为 21.5 磅(约 10 千克)时，一天的材料搬运量为最大。同时也得出一个结论，在搬运铁矿石和煤粉时，最好使用不同的铁锹。此外，还展开生产计划，以改善基层管理干部的管理范围。进一步地，还设定了一天的标准工作量，对超过标准的员工，给予薪资以外的补贴，达不到标准的员工，则要进行作业分析，指导他们的作业方式，使他们也能达到标准。结果，在三年以后，原本要五六百名员工进行的作业，只要 140 名就可以完成，材料浪费也大大降低。

搬运生铁块实验

1898 年，泰勒从伯利恒钢铁厂开始他的实验。这个工厂的原材料是由一组计日工搬运的，工人每天挣 1.15 美元，这在当时是标准工资，每天搬运的铁块重量有 12 ~ 13 吨，对工人的奖励和惩罚的方法就是找工人谈话或者开除，有时也可以选拔一些较好的工人到车间里做等级工，并且可得到略高的工资。后来泰勒观察研究了 75 名工人，从中挑出了 4 个，又对这 4 个人进行了研究，调查了他们的背景习惯和抱负，最后挑了一个叫施密特的人，这个人非常爱财并且很小气。泰勒要求这个人按照新的要求工作，每天给他 1.85 美元的报酬。通过仔细地研究，使其转换各种工作因素，来观察它们对生产效率的影响。例如，有时工人弯腰搬运，有时他们又直腰搬运，后来他又观察了行走的速度、持握的位置和其他的变量。通过

长时间的观察实验，并把劳动时间和休息时间很好地搭配起来，工人每天的工作量可以提高到47吨，同时并不会感到太疲劳。他也采用了计件工资制，工人每天搬运量达到47吨后，工资也升到1.85美元。这样施密特开始工作后，第一天很早就搬完了47.5吨，拿到了1.85美元的工资。于是其他工人也渐渐按照这种方法来搬运了，劳动生产率提高了很多。

金属切削实验

在米德维尔公司时，为了解决工人的怠工问题，泰勒进行了金属切削实验。他自己具备一些金属切削的作业知识，于是他对车床的效率问题进行了研究，开始了预期6个月的实验。在用车床、钻床、刨床等工作时，要决定用什么样的刀具、多大的速度等来获得最佳的加工效率。这项实验非常复杂和困难，原来预定为6个月实际却用了26个年头，花费了巨额资金，耗费了80多万吨钢材。最后在巴斯和怀特等十几名专家的帮助下，取得了重大的进展。这项实验还获得了一个重要的副产品——高速钢的发明，并取得了专利。1906年，他向美国机械师协会递交了题为《金属切割艺术》的论文，这是他进行了26年实验的结果。他的实验用工具将重达80万磅的钢和生铁切割成片，实验纪录大约为3万~5万次，写出报告300多份，费用高达15万~25万美元。正是这些科学试验为泰勒的科学管理思想奠定了坚实的基础，使管理成了一门真正的科学，这对以后管理学理论的成熟和发展起到了非常大的推动作用。

二、法约尔的管理过程理论

亨利·法约尔(Henri Fayol, 1841—1925)是管理过程理论的创立者，他出生于法国一个中产阶级家庭，早期就参与企业的管理工作，并长期担任企业高级领导职务。泰勒的研究是从车床工人开始，重点内容是企业内部具体工作的效率。法约尔的研究则是从办公桌前的总经理出发，以企业整体作为研究对象。他认为，管理理论是指有关管理的、得到普遍承认的理论，是经过普遍经验及检验并得到论证的一套有关原则、标准、方法、程序等内容的完整体系，这正是一般管理理论的基石。他一生致力于探索和研究自己的管理工作，并在退休后普及自己的管理理论工作，对他30年事业上的惊人成就加以总结，于1916年出版了代表作《工业管理与一般管理》。

(一)法约尔管理过程理论的主要内容

法约尔的管理过程理论是以一个大企业的整体运作为研究对象，是在整个企业的管理实践中得来的，着重研究管理职能和管理原则，并进一步得出了普遍意义上的管理定义，即管理是普遍的一种单独活动，有自己的一套知识体系，由各种职能构成，管理者通过完成各种职能来实现目标的一个过程，主要有以下四方面的内容：

1.从企业经营活动中提炼出管理活动

法约尔区别了经营和管理，认为这是两个不同的概念，管理包括在经营之中。管理是企业六种基本活动之一(其他五种为技术、商业、财务、安全、会计)之一。法约尔还分析了处于不同管理层次的管理者其各种能力和相对要求，随着职位由低到高，管理能力在管理者必要能力中的相对重要性不断增加，而其他诸如技术、商业、财务、安全、会计等能力的重要性则会相对下降。

2.倡导管理教育

法约尔认为管理能力可以通过教育来获得，缺少管理教育是由于没有管理理论。法约尔担当起创立管理理论的重任，他提出了他的理论依据：①管理是一种可应用于一切机构的独立的活动；②管理是可以教授的。

3. 提出五大管理职能

法约尔将管理活动分为计划、组织、指挥、协调和控制五大管理职能，这五大职能并不是企业管理者个人的责任，它同企业经营的其他五大活动一样，是一种分配于领导人与整个组织成员间的工作。法约尔对五大管理职能进行了相应的分析和讨论，为后人研究管理职能奠定了坚实的基础，也明确了组织中管理者的各项职能。这些职能相互联系、相互配合。尽管后人对该问题不断地进行更深层次的研究，但都没能完全脱离法约尔提出的管理职能范畴。

4. 提出十四项管理原则

法约尔提出了一般管理的14项原则：即劳动分工、权力与责任、纪律、统一指挥、统一领导、个人利益服从整体利益、人员报酬、集中、等级制度、秩序、公平、人员稳定、首创精神、团队精神。

（二）法约尔管理过程理论对现代管理理论的影响

法约尔的一生致力于探索企业管理的真理，把握组织管理的本质，诠释管理存在的价值。他的管理过程思想有力地支撑着管理理论的发展。管理过程理论对中西方管理科学的发展有着极为重要的影响，也成为管理过程学派的理论基础。他的开创性研究，奠定了现代管理理论的基础。他的观点中的许多内容在新的时代背景下仍然被看作是管理实践的指南，至今仍在沿用，给我们提供了有益的指导。

1. 法约尔的管理思想具有很强的系统性和理论性

法约尔对管理五大职能的分析为管理科学提供了一套科学的理论构架，其管理思想的系统性和理论性更强，后人根据他建立的构架，建立了管理学并把它引入了课堂。管理之所以能够走进大学讲堂，全赖于法约尔的卓越贡献。

2. 法约尔的管理过程理论具有更广泛的适用性

法约尔是以大矿企业最高管理者的身份自上而下来研究管理的。虽然他的管理理论是以企业为研究对象建立起来的，但由于他强调管理的一般性，就使得他的管理理论在许多方面也适用如政治、军事及其他部门。因此，继泰勒的科学管理之后，法约尔的一般管理也被誉为管理史上的第二座丰碑。至今，法约尔的一般管理理论依然是管理发展史上的一颗璀璨明珠，仍在为我们的管理实践指引方向。

3. 法约尔管理过程理论的主要缺陷是他的管理原则缺乏弹性，过于僵硬，以至于有时实际管理工作者无法完全遵守

三、韦伯的行政组织理论

马克斯·韦伯(Max Weber，1864—1920)是著名的德国学者。出身于经营麻纺织工业的家庭，对社会学、宗教学、经济学和政治学有广泛的兴趣，并发表过多部著作。他在管理思想方面的贡献是在《社会组织与经济组织理论》一书中提出了理想行政组织体系理论，由此被人们称为“行政组织理论之父”。

（一）韦伯的行政组织理论的主要内容

韦伯的行政组织理论产生的历史背景是德国企业从小规模世袭管理到大规模专业管理转变的关键时期，是适应传统封建社会向现代工业社会转变的需要而提出的，它具有里程碑的意义，影响十分深远。韦伯也因此被人们称为“组织管理之父”。韦伯的行政组织理论的主要

内容主要有以下两方面：

1. 权力论

按韦伯的说法，古往今来，组织建立在三种权威之上：一是传统的权威，这是由历史沿袭下来的惯例、习俗而规定的权力，它是以对古老传统的不可侵犯性按传统执行权力的人的地位的正统性、对过去传统的尊崇为基础的；二是神授的权威，它是对某人的特殊和超凡的神圣、英雄主义模范品质的崇拜，以及对先知启示和超人智慧的迷信为基础；三是合理合法的权威，它以对法律确立的职位或地位权力的服从为基础。韦伯认为，在这三类权力中，传统权力的效率较差，神授权力则过于带感情色彩并且是非理性的，凭借前两种权威建立的组织并不是科学的理想组织，只有在第三种权威基础上建立的组织，才在绝对纪律性和可靠性等方面比其他任何组织都要优越。他把它称为官僚制组织。

2. 理想的行政体系

韦伯研究了理想的行政体系，所谓“理想的”是指这种组织体系并不是最合乎需要的，而是组织的“纯粹的”形态。在这里也就是韦伯的官僚制组织。它的主要特征可归纳为：①实现劳动分工，明确规定每一个成员的权利和责任，并作为正式实施使之合法化。②各种公职或职位按权力等级严密组织起来，形成一个自上而下的等级严密的指挥系统，每个职务均有明确的职权范围。③人员的任用完全根据职务要求，通过正式的考评和教育、训练来实现规范录用。每个职位上的人员必须称职，同时，不能随意免职。④公职人员都必须是专职的，并有固定收入保证。⑤职务上的活动应被认为是私人事物以外的事情，公私有明确界限。⑥组织中包括管理人员在内的所有成员必须严格遵守组织的规则和纪律，而且是毫无例外地适用于各种情况，以确保统一性。

（二）韦伯的行政组织理论对现代管理理论的影响

韦伯对理想官僚组织模式的描绘，为行政组织指明了一条制度化的组织准则，官僚组织理论成为古典管理理论的重要组成部分，为现代管理理论的发展奠定了基础，其历史贡献是功不可没的。韦伯的这一理论，是对泰勒的科学管理理论和法约尔的管理过程理论的补充，对后来的管理学家，特别是组织理论家产生了很大影响。

1. 韦伯的官僚制理论强调的是理性非人格化，就避免了在决策上感情用事，避免了个人专制，按标准来执行

在官僚制组织内部是由经过训练的、掌握专门行政与技术知识的人来行使职权的，这种职权的行使具有清晰的可计算性，而这种可计算性正是行政理性化的重要表现。所以，官僚制的非人格化的原则也是它的卓越贡献的一个重要方面。

2. 韦伯的官僚制理论强调的技术效率第一位，为组织带来了精确性、效率、可靠性、合理性，稳定性、统一性、严格地服从命令，减少磨擦，降低了物力和人力消耗

韦伯认为，从纯粹技术的观点来看，在明确性、稳定性、纪律的严格性以及可靠性诸方面，官僚组织都比其他形式的组织优越。从功能上看，官僚制远胜于其他形式。官僚组织的等级原则严格，上下级之间的关系明确，各级组织都有严格的权限范围，各级官员都有明确的职责和等级的从属关系。细致的分工和明确的职责有利于减少摩擦，提高组织的工作效率。

3. 建立在合理化、合法化基础上的官僚制宏扬的是法制精神，摒弃了人治思想，官员不得滥用职权，组织成员要严格的遵守法令和规章制度，按规则来对待工作

官僚制是一种理性的组织管理制度，其理性基础来源于现代法理权威。韦伯认为，建立

在法理型统治之上的西方近代资本主义国家是一种“理性国家”，“它的基础是有技术专长的官吏阶级和合理性的法律。”法律原则排除了司法实践中功利主义的实质原则和古代中国法律中的伦理原则，使社会生活的运行成为可以计算和可以控制的。

第二节 行为科学理论

古典管理理论主要是系统地研究企业生产过程和行政组织管理，着重强调管理的科学性、合理性、纪律性，而未给管理中人的因素和作用以足够重视。与此同时，人的积极性对提高劳动生产率的影响和作用逐渐在生产实践中显示出来，并引起许多企业管理学者和实业家的重视。这使得对新的管理思想，管理理论和管理方法的寻求和探索成为必要。行为科学作为一种管理理论，开始于20世纪20年代末30年代初的霍桑实验，而真正发展却在20世纪50年代。行为科学的研究，基本上可以分为两个时期。前期以人际关系学说或人群关系学说为主要内容，从20世纪30年代梅奥的霍桑试验开始，到1949年在美国芝加哥讨论会上第一次提出行为科学的概念为止；在1953年美国福特基金会召开的各大学科专家参加的会议上，正式定名为行为科学，此为行为科学研究时期。对于行为科学理论，影响较大的有梅奥的人际关系理论、麦格雷戈的人性管理理论和马斯洛的人类需求层次论等。

一、梅奥的人际关系理论

乔治·埃尔顿·梅奥(George E. Mayo，1880—1949)，美国行为科学家，人际关系理论的创始人，美国艺术与科学院院士，于本世纪20年代在美国西方电器公司霍桑工厂进行的，长达九年的实验研究——霍桑试验，真正揭开了作为组织中的人的行为研究的序幕，在此基础上形成了人际关系学说。分别于1933年发表了《工业文明的人类问题》、1945年发表了《工业文明的社会问题》，这两本著作对霍桑试验进行了总结，也是梅奥人际关系学说的代表性著作。

(一)梅奥的人际关系理论的主要内容

梅奥的人际关系理论来源于对霍桑试验的总结。霍桑试验的初衷是试图通过改善工作条件与环境等外在因素，找到提高劳动生产率的途径。从1924年到1932年，先后进行了四个阶段的实验：照明试验、继电器装配工人小组试验、大规模访谈和对接线板接线工作室的研究。但试验结果却出人意料：无论工作条件(照明度强弱、休息时间长短、厂房内温度高低等)改善与否，试验组和非试验组的产量都在不断提高；在试验计件工资对生产效率的影响时发现，生产小组的大部分工人有意限制自已的产量，否则就会受到小组的冷遇和排斥，奖励性工资并未像传统的管理理论认为的那样，能使工人最大限度地提高生产效率；而在历时两年的大规模的访谈试验中，工人由于可以不受拘束地谈自己的想法，发泄心中的不满，从而态度有所改变，生产率相应地得到了提高。对这种“传统假设与所观察到的行为之间神秘的不相符合”，梅奥做出了如下解释：①影响生产效率的根本因素不是工作条件，而是工人自身。参加试验的工人意识到自己“被注意”，是一个重要的存在，因而拥有归属感，正是这种人的因素导致了劳动生产率的提高。②在决定工人工作效率因素中，工人为团体所接受的融洽性和安全感，较之奖励性工资有更为重要的作用。

霍桑试验的研究结果否定了传统管理理论对于人的假设，表明了工人不是被动的、孤立的个体，他们的行为不仅仅受工资的刺激；影响生产效率的最重要因素不是待遇和工作条件，而是工作中的人际关系。据此，梅奥提出了以下人际关系理论的主要内容。

1. 工人是“社会人”而不是“经济人”

梅奥认为，人们的行为并不单纯出自追求金钱的动机，还有社会方面和心理方面的需要。因此，不能单纯从技术和物质条件着眼，而必须首先从社会心理方面考虑合理的组织与管理。

2. 企业中存在着非正式组织

这种非正式组织的作用在于维护其成员的共同利益，使之免受其内部个别成员的疏忽或外部人员的干涉所造成的损失。为此非正式组织中有自己的核心人物和领袖，有大家共同遵循的观念、价值标准、行为准则和道德规范等。梅奥指出，非正式组织与正式组织有重大差别。在正式组织中，以效率逻辑为其行为规范；而在非正式组织中，则以感情逻辑为其行为规范。如果管理人员只是根据效率逻辑来管理，而忽略工人的感情逻辑，必然会引起冲突，影响企业生产率的提高和目标的实现。

3. 新的领导能力在于提高工人的满意度

在决定劳动生产率的诸多因素中，居于首位的因素是工人的满意度，而生产条件、工资制度等只是第二位的。职工的满意度越高，其士气就越高，从而生产效率就越高。高的满意度来源于工人个人需求的有效满足，不仅包括物质需求，还包括精神需求。

（二）梅奥的人际关系理论对现代管理理论的影响

人际关系学说第一次把管理研究的重点从工作和物质的因素上转到人的因素上来，不仅在理论上对古典管理理论作了修正和补充，开辟了管理研究的新理论，还为现代行为科学的发展奠定了基础，而且对管理实践产生了深远的影响。

1. 人才是企业发展的动力之源

人、财、物是企业经营管理必不可少的三大要素，而人力又是其中最为活跃、最富于创造力的因素。即便有最先进的技术设备，最完备的物质资料，若没有人的准确而全力的投入，所有的一切将毫无意义。对于人的有效管理不仅是高效利用现有物质资源的前提，而且是一切创新的最基本条件。但是人的创造性是有条件的，是以其能动性为前提的。硬性而机械式的管理，只能抹煞其才能。“只有满意的员工才是有生产力的员工。”因此，企业的管理者既要做到令股东满意、顾客满意，更要做到令员工满意。在管理过程中为了满足员工的社会需求，可以加强员工参与管理的程度，通过民主管理，民主监督的机制，增加他们对企业的关注，增加其主人翁的责任感和个人成就感，将他们的个人目标和企业的经营目标完美地统一起来，从而激发出更大的工作热情，发挥其主观能动性和创造性。

2. 有效沟通是管理中的艺术方法

管理是讲究艺术的，对人的管理更是如此。那种高谈阔论，教训下属，以自我为中心的领导方式已不适用了。早在霍桑访谈试验中，梅奥已注意到亲善的沟通方式，不仅可以了解到员工的需求，更可以改善上下级之间的关系，从而使员工更加自觉地努力工作。倾听是一种有效的沟通方式，具有成熟智慧的管理者会认为倾听别人的意见比表现自己渊博的知识更重要。适时地赞誉别人也是管理中极为有效的手段。采用“与人为善”的管理方式，不仅有助于营造和谐的工作氛围，而且可以提高员工的满意度，使其能继续坚持不懈地为实现企业目标而努力。

3. 企业文化是寻求效率逻辑与感情逻辑动态平衡的有效途径

发现非正式组织的存在是梅奥人际关系理论的重要贡献。员工不是作为一个孤立的个体存在，而是生活在集体中的一员，他们的行为很大程度上是受到集体中其他个体的影响。怎样消除非正式组织施加于员工身上的负面影响也是当代管理者必须正视的一个问题。只有个人、集体、企业三方的利益保持均衡时，才能最大限度地发挥个人的潜能。培养共同的价值观，创造积极向上的企业文化是协调好组织内部各利益群体关系，发挥组织协同效应和增加企业凝聚力最有效的途径。

4.“以人为本”是梅奥人际关系理论的哲学意义

梅奥的人际关系理论富含着人本主义哲学的思想，并且梅奥在管理学的理论和实践上开创性地实现了作为第一要素的人在管理方面的回归，因而在伦理学等方面也具有重要意义。基于“经济人”假说的古典管理理论认为，企业家的目的是追求最大经济利润，工人的目的是获得最大限度的工资收入。因此，古典的管理理论对于人的管理采取了粗暴的“胡萝卜 + 大棒”政策，完全无视人的存在和人的能动作用。而梅奥的人际关系理论首先澄清了对于人的性质和本质的认识，认为人(工人)是“社会人”。其次，人(工人)的“社会人”的本性根本决定了管理方式。所以，管理的理论和实践就不能单纯从技术和物质条件着眼而必须首先从社会心理方面考虑合理的组织与管理。梅奥的人际关系理论着重强调的是对人性的理解和尊重，可以说，是梅奥及其人际关系理论发现了管理中的“人”，发现了“人”的重要价值和意义，并且在人的工业社会化的存在状况和环境中给人以“人”的存在和价值的意义。

附：霍桑试验

1924—1932 年，在西方电气公司所属的霍桑工厂，梅奥进行了著名的霍桑试验，为测定相关因素对生产效率的影响程度进行了一系列试验，共分四个阶段：

(1)照明实验：时间从 1924 年 11 月至 1927 年 4 月。当时关于生产效率的理论占统治地位的是劳动医学的观点，认为影响工人生产效率的是疲劳和单调感等，于是当时的实验假设便是“提高照明度有助于减少疲劳，使生产效率提高”。可是经过两年多实验发现，照明度的改变对生产效率并无影响。具体结果是：当实验组照明度增大时，实验组和控制组都增产；当实验组照明度减弱时，两组依然都增产，甚至实验组的照明度减至 0.06 烛光时，其产量亦无明显下降；直至照明减至如月光一般、实在看不清时，产量才急剧降下来。研究人员面对此结果感到茫然，失去了信心。从 1927 年起，以梅奥教授为首的一批哈佛大学心理学工作者将实验工作接管下来，继续进行。

(2)福利实验：时间是从 1927 年 4 月至 1929 年 6 月。实验目的总的来说是查明福利待遇的变换与生产效率的关系。但经过两年多的实验发现，不管福利待遇如何改变(包括工资支付办法的改变、优惠措施的增减、休息时间的增减等)，都不影响产量的持续上升，甚至工人自己对生产效率提高的原因也说不清楚。后经进一步的分析发现，导致生产效率上升的主要原因如下：①参加实验的光荣感。实验开始时 6 名参加实验的女工曾被召进部长办公室谈话，她们认为这是莫大的荣誉。这说明被重视的自豪感对人的积极性有明显的促进作用。②成员间良好的相互关系。

(3)访谈实验：研究者在工厂中开始了访谈计划。此计划的最初想法是要工人就管理当局的规划和政策、工头的态度和工作条件等问题作出回答，但这种规定好的访谈计划在进行过程中却大出意料之外，得到意想不到的效果。工人想就工作提纲以外的事情进行交谈，工人认为重要的事情并不是公司或调查者认为意义重大的那些事。访谈者了解到这一点，及时把访谈计划改为事先不规定内容，每次访谈的平均时间从 30 分钟延长到 1 ~ 1.5 个小时，多听少说，详细记录工人的不满和意见。访谈计划持续了两年多，工人的产量大幅提高。工人们长期以来对工厂的各项管理制度和方法存在许多不满，无处发泄，访谈计划的实行恰恰为他们提供了发泄机会。发泄过后心情舒畅，士气提高，使产量得到提高。

(4)群体实验：梅奥等人在这个试验中是选择 14 名男工人在单独的房间里从事绕线、焊接和检验工作，对这个班组实行特殊的工人计件工资制度。实验者原来设想，实行这套奖励办法会使工人更加努力工作，以便得到更多的报酬。但观察的结果发现，产量只保持在中等水平上，每个工人的日产量平均都差不多，而且工人并不如实地报告产量。深入的调查发现，这个班组为了维护他们群体的利益，自发地形成了一些规范。他们约定，谁也不能干的太多，突出自己；谁也不能干的太少，影响全组的产量，并且约法三章，不准向管理当局告密，如有人违反这些规定，轻则挖苦谩骂，重则拳打脚踢。进一步调查发现，工人们之所以维持中等水平的产量，是担心产量提高，管理当局会改变现行奖励制度，或裁减人员，使部分工人失业，或者会使干得慢的伙伴受到惩罚。这一试验表明，为了维护班组内部的团结，可以放弃物质利益的引诱。由此提出“非正式群体”的概念，认为在正式的组织中存在着自发形成的非正式群体，这种群体有自己的特殊的行为规范，对人的行为起着调节和控制作用。同时，加强了内部的协作关系。

霍桑试验的结论主要有：①工人是社会人，不是经济人，即工人除了物质需要外，还有社会心理方面的需求，因此不能忽视社会和心理因素对工人工作积极性的影响，否定了当时科学管理学派认为金钱是刺激工人积极性的唯一动力的说法。②企业中存在非正式的组织。企业成员在共同工作的过程中，相互间必然产生共同的感情、态度和倾向、形成共同的行为准则和惯例，非正式组织独特的感情、规范和倾向，左右着成员的行为。非正式组织不仅存在而且与正式组织相互依存，对生产率有重大影响。③生产率主要取决于工人的工作态度以及他和周围人的关系。梅奥认为提高生产率的主要途径是提高工人的满足度，即工人对社会因素、人际关系的满足程度。如果满足度高，工作的积极性、主动性和协作精神就高，生产率就高。

二、麦格雷戈的人性管理理论

道格拉斯·麦格雷戈(Douglas M. Mc Gregor，1906—1964)，美国著名的行为科学家，人性假设理论创始人，管理理论的奠基人之一，X—Y 理论管理大师。道格拉斯·麦格雷戈是人际关系学派最具有影响力的思想家之一。1948—1954 年期间，麦格雷戈对当时流行的传统的管理观点和对人的特性的看法提出了疑问。1957 年 11 月在美国《管理评论》杂志上发表了《企业的人性方面》(*The Human Side of Enterprise*)一文，提出了有名的“X—Y 理论”，该文于 1960 年以书的形式出版。他曾两次去印度讲解“管理科学”。他的许多学生将他的学说广泛传播，因此他在学术界有着很大影响。由于广泛接触了各种工人，所以在以后的企业管理研究工作中，他有着维护普通职员和工人利益的倾向。领导力大师本尼斯给予他很高的评价：“道格拉斯是一个不折不扣的变革推动者，他能够改变整个空洞的组织人的概念，代之以一个强调人的潜力以及成长能力的理论，一个提升人在企业社会中的作用的理论。事实上，我们现在的大部分职业生活都是在他所营造的一个环境中运行。”

(一)麦格雷戈的人性管理理论的主要内容

麦格雷戈认为，有关人的性质和人的行为的假设对于决定管理人员的工作方式来讲是极为重要的。各种管理人员以他们对人的性质的假设为依据，可用不同的方式来组织、控制和激励。基于这种思想，麦格雷戈提出了有关人性的两种截然不同的观点：一种是消极的 X 理论，特点是管理者对人性作了一个假定——人性本恶，人们基本上厌恶工作，对工作没有热诚，如非必要就会加以逃避。人类只喜欢享乐，凡事得过且过，尽量逃避责任。所以要使之就范，雇主必须用严密的控制、强迫、惩罚和威逼利诱的手段来对付之，例如扣减工资，取消休假等，使工人能够保证生产水平。另一种是基本上积极的 Y 理论，即人性本善。Y 理论对于人性假设是正面的，假设一般人在本质上并不厌恶工作，只要循循善诱，雇员便会热诚工作，在没有严密的监管下，也会努力完成生产任务，而且在适当的条件下，一般的人不仅愿意承担责任，而且会主动寻求责任感。X 理论阐述了独裁式的管理风格，而 Y 理论则阐述了民主式的管理风格。两种理论的区别从以下三个方面体现出来：

1. 人的本性不同

X 理论认为一般人都对工作具有与生俱来的厌恶，因此只要有可能便会逃避工作。Y 理论认为：①工作对于体力和智力的消耗是再正常不过的事情，就像游戏和休息一样自然。一般人并非天生厌恶工作。工作到底是满足的来源还是惩罚的来源完全是可以人为控制的。②在现代企业模式下，大部分人都只是发挥了一部分智能潜力。③以高度的想象力、智力、创造力来解决组织中的各项问题，这是大多数人都具有的能力，而不是少数人特有的能力。

2. 每个人对责任的承担能力不同

X 理论认为一般人都愿意接受监督，希望逃避责任，胸无大志，安于现状。Y 理论认为在正常情况下，人不但能学会承担责任，还会争取责任。常见的逃避责任、胸无大志、贪图保障等现象是后天形成的结果，而并非先天本性。

3. 管理控制的措施不同

X 理论认为由于人们具有厌恶工作的本性，因此必须对他们进行强制控制、监督以及予以惩罚的威胁，才能促使他们努力向组织目标奋进。Y 理论认为要想促使人朝着组织目标而奋斗，外在的控制及惩罚的威胁并非唯一的方法。人为了达到自己承诺的目标，自然会坚持自我指导与自我控制。人之所以对目标做出承诺，是为了得到实现目标后的各种酬劳。在各种类型的酬劳中，尊重需要及自我实现需要的满足可以趋使人们朝着组织的目标而努力。

（二）麦格雷戈的人性管理理论对现代管理理论的影响

自 X 理论和 Y 理论诞生以来时间已经过去了近 60 年，然而纵观各个行业的管理实践，其影响力仍然无处不在。就管理方式来讲，以加强薪酬工资、加大福利、改善工作环境、授责授权等 Y 理论方式应该是推动人们工作积极主动性产生的主体方式，而作为以 X 理论实施的监控则又是保障 Y 理论公正实施不可缺少的关键环节。

（1）阐述了人性假设与管理理论的内在关系，即人性假设是管理理论的哲学基础。提出了“管理理论都是以人性假设为前提的”重要观点，这表明麦格雷戈已揭示了“人本管理原理”的实质。

（2）“X—Y 理论”关于“不同的人性假设在实践中就体现为不同的管理观念和行为”的观点，动态地分析了人性假设的变化对管理理论的影响，进而提出了管理理论的发展也是以人性假设的变化为前提的研究课题。

（3）“X—Y 理论”提出的管理活动中要充分调动人的积极性、主动性和创造性，实现个人目标与组织目标一体化等思想以及参与管理、丰富工作内容等方法，对现代管理理论的发展和管理水平的提高具有重要的借鉴意义。

（4）“X—Y 理论”的局限性。麦格雷戈对人性的基本估计过于绝对和偏激。X 理论过低地估计了人的能动性，Y 理论则把人完全理性化。X 理论并非一无是处，Y 理论也未必普遍适用。管理应针对不同的情况，科学地选择和综合运用科学理论。

三、马斯洛的人类需要层次论

亚伯拉罕·马斯洛(Abraham Harold Maslow，1908—1970)，曾就读于美国康乃尔大学，后来在威斯康辛大学获博士学位。1967 年他任美国心理学会会长，长期研究人的自我实现的理论。他是人本主义心理学的先驱。马斯洛在 1943 年发表的《人类动机的理论》(*A Theory of Human Motivation Psychological Review*)一书中提出了需要层次论。

(一)马斯洛的人类需要层次论的主要内容

在马斯洛看来，人类价值体系存在两类不同的需要，一类是沿生物谱系上升方向逐渐变弱的本能或冲动，称为低级需要和生理需要。另一类是随生物进化而逐渐显现的潜能或需要，称为高级需要。马斯洛的需要层次论反映了人本主义心理学的特点，这个需要层次，是一个活生生的社会人的需要层次的模式，是符合人的实际需要的。在他的理论中，反映了人的需要是从低层次的生存的需要逐级发展到高层次的精神需要，最后达到最高的层次的精神需要，即实现自我价值，简称自我实现(self-actualization)。

1. 马斯洛的需要层次论的构成根据 3 个基本假设

①人要生存，他的需要能够影响他的行为。只有未满足的需要能够影响行为，满足了的需要不能充当激励工具。②人的需要按重要性和层次性排成一定的次序，从基本的(如食物和住房)到复杂的(如自我实现)。③当人的某一级的需要得到最低限度满足后，才会追求高一级的需要，如此逐级上升，成为推动继续努力的内在动力。

2. 马斯洛的需要层次论的五个层次

在希尔加德(E. Hilgard)和阿特金森(C. Atkinson)与阿特金森(R. Atkinson)合著的《心理学导论》(*Introduction to Psychology*，1961)中，他们直接引用马斯洛的需要层次论。马斯洛指出，在他的需要层次论中，共有七个层次：①生理需要：饥饿及渴等；②安全需要：感到安全、有保障、没有危险；③归属和爱的需要：和别人亲近、为人接受、有归属；④自尊需要：成就、能够胜利、获得赞美及赏识；⑤认知需要：知道、了解及探索；⑥美的需要：对称及美；⑦自我实现需要：发现自我满足的方式，及实现个人的潜能。在我国诸多引述马斯洛的动机论的论著中，绝大部分将马斯洛动机理论中的需要层次，分成五个层次：①生理需要：这是人类维持自身生存的最基本要求，包括饥、渴、衣、住、性的方面的要求。如果这些需要得不到满足，人类的生存就成了问题。在这个意义上说，生理需要是推动人们行动的最强大的动力。②安全需要：这是人类要求保障自身安全、摆脱事业和丧失财产威胁、避免职业病的侵袭、接触严酷的监督等方面的需要。马斯洛认为，整个有机体是一个追求安全的机制，人的感受器官、效应器官、智能和其他能量主要是寻求安全的工具，甚至可以把科学和人生观都看成是满足安全需要的一部分。③爱与归属的需要：这一层次的需要包括两个方面的内容，一是友爱的需要，即人人都需要伙伴之间、同事之间的关系融洽或保持友谊和忠诚，人人都希望得到爱情，希望爱别人，也渴望接受别人的爱；二是归属的需要，即人都有一种归属于一个群体的感情，希望成为群体中的一员，并相互关心和照顾。④尊重需要：尊重的需要又可分为内部尊重和外部尊重。内部尊重是指一个人希望在各种不同情境中有实力、能胜任、充满信心、能独立自主；外部尊重是指一个人希望有地位、有威信，受到别人的尊重、信赖和高度评价。马斯洛认为，尊重需要得到满足，能使人对自己充满信心，对社会满腔热情，体验到自己活着的用处和价值。⑤自我实现需要：这是最高层次的需要，它是指实现个人理想、抱负，发挥个人的能力到最大程度，完成与自己的能力相称的一切事情的需要。也就是说，人必须干称职的工作，这样才会使他们感到最大的快乐。

(二)马斯洛的人类需要层次论对现代管理理论的贡献

在20世纪末，马斯洛的需要层次论问世后，引起人们的重视。心理学界认为它是动机理论中有创见的理论。马斯洛的需求层次理论，在一定程度上反映了人类行为和心理活动的共同规律。马斯洛从人的需要出发探索人的激励和研究人的行为，抓住了问题的关键；马斯洛指出了人的需要是由低级向高级不断发展的，这一趋势基本上符合需要发展规律。因此，需要层次理论对企业管理者如何有效地调动人的积极性有启发作用，阐明了人在学习、社会活动、个性发展、教育发展、管理、组织、劳动与人事等方面的问题，这说明马斯洛的动机理论是当今动机理论中受到重视的理论。但是，马斯洛是离开社会条件、离开人的历史发展以及人的社会实践来考察人的需要及其结构的。其理论基础是存在主义的人本主义学说，即人的本质是超越社会历史的，抽象的“自然人”，受到历史社会发展的局限，理论尚不够完善。

第三节　现代管理理论

现代管理理论是继古典管理理论、行为科学理论之后，西方管理理论和思想发展的第三阶段，特指第二次世界大战以后出现的一系列学派。与前阶段相比，这一阶段最大的特点就是学派林立，新的管理理论、思想、方法不断涌现。其中，主要代表学派包括管理过程学派、管理科学学派、社会系统学派、决策理论学派、系统理论学派、经验主义学派和经营管理学派等。美国著名管理学家哈罗德·孔茨(H. Koontz)在发表的《管理理论的丛林》中提出，现代管理学派林立，形成了“管理理论丛林”。

现代管理理论形成和发展有其特有的时代背景：①经济发展的要求：在20世纪40年代，工业生产的机械化、自动化水平不断提高以及电子计算机进入工业领域，在工业生产集中化、大型化、标准化的基础上，也出现了工业生产多样化、小型化、精密化的趋势。另一方面，工业生产的专业化、联合化不断发展，工业生产对连续性、均衡性的要求提高，市场竞争日趋激烈、变化莫测，即社会化大生产要求管理改变孤立的、单因素的、片面的研究方式，而形成全过程、全因素、全方位、全员式的系统化管理。②科学技术的发展：科学技术发展迅猛，现代科学技术的新成果层出不穷。同时，经济学、数学、统计学、社会学、人类学、心理学、法学、计算机科学等各学科的研究成果越来越多地应用于企业管理。③对人性认识的深化：资本主义生产关系出现了一些新变化，由于工人运动的发展，赤裸裸的剥削方式逐渐被新的、更隐蔽、更巧妙的剥削方式所掩盖。新的剥削方式着重从人的心理需要、感情方面等着手，形成处理人际关系和人的行为问题的管理。

一、代表性的现代管理学派

(一)管理过程学派

管理过程学派又叫管理职能学派或经营管理学派，在西方是继古典管理理论学派和行为科学学派之后影响最大、历史最久的一个学派。古典管理理论的代表人物之一法约尔就是这个学派的创始人，这个学派后来经美国的管理学家哈罗德·孔茨等人的发扬光大，成为现代管理理论丛林中的一个主流学派。管理过程学派是以管理的职能及其发挥作用的过程为研究对象，认为管理就是通过别人或同别人一起完成工作的过程。管理过程与管理职能是分不开的，管理的过程也就是管理的诸职能发挥作用的过程。以这一认识为出发点，管理过程学派试图通过对管理过程或管理职能的研究，把管理的概念、原则、理论和方法加以理性概括，从而形成一种“一般性”的管理理论。在研究方法上，这一学派一般是首先把管理人员的工作划分为各种职能，然后对这些职能进行分析研究，并结合管理实践探索管理的基本规律和原则。管理过程学派认为，运用这种研究方法，可把管理工作的一切主要方面加以理论的概括，从而建立起可指导管理实践的管理理论。相对于其他学派而言，管理过程学派是最为系统的学派。管理过程学派首先从确定管理人员的管理职能入手，并将此作为他们理论的核心结构。孔茨认为管理学这样分类具有内容广泛、能划分足够多的篇章、有利于进行逻辑性分析等优点。该学派对后世影响很大，许多管理学原理教科书都是按照管理的职能写的。

（二）管理科学学派

管理科学学派又称数量学派，或计量学派，也称数量管理科学学派，是现代管理理论中的一个主要学派。该学派将数学引入管理领域，用电子计算机作为工具，把科学的原理、方法和工具应用于管理的各种活动，使管理问题的研究由定性分析发展为定量分析，制定用于管理决策的数学统计模型，并进行求解，以减低管理的不确定性，使投入的资源发挥最大的作用，得到最大的经济效果。管理科学学派可以追溯到 20 世纪初泰勒的“科学管理”，然而正式成立于 1939 年由英国曼切斯特大学教授布莱克特领导的运筹学小组，该小组运用运筹学解决英国雷达系统的合理布置问题。管理科学学派借助于数学模型和计算机技术研究管理问题，重点研究的是操作方法和作业方面的管理问题。现在管理科学也有向组织更高层次发展的趋势，但目前完全采用管理科学的定量方法来解决复杂环境下的组织问题还面临着许多实际困难。管理科学学派一般只研究生产的物质过程，重视管理中应用的先进工具和科学方法，不够重视管理中人的作用，这是它的不足之处。

（三）社会系统学派

美国的切斯特·巴纳德（Chester I. Barnard）是该学派的创始人。1938 年，巴纳德发表了《经理人的职能》一书，在这本著作中，他对组织和管理理论的一系列基本问题都提出了与传统组织和管理理论完全不同的观点。他认为组织是一个复杂的社会系统，应从社会学的观点来分析和研究管理的问题。由于他把各类组织都作为协作的社会系统来研究，后人把由他开创的管理理论体系称作社会系统学派。巴纳德的管理职能理论和古典管理理论大不相同。古典组织理论关于管理职能的划分，是从对管理的过程的分析中提炼出来的，而巴纳德是以自己的组织理论为基础来展开管理职能的分析，把管理者的职能归结为提供信息交流的体系、促成个人付出必要的努力和规定组织的目标，从而把管理者的职能作用同组织的要素联系起来，同组织的生存和发展联系起来，从组织的要素来分析管理的职能，这是其他学派所没有的。以巴纳德组织理论为代表的社会系统学派的观点也奠定了现代组织理论的基础，对管理思想的发展，特别是组织理论的发展产生了深远的影响。

（四）决策理论学派

决策理论学派是在第二次世界大战之后发展起来的，以社会系统论为基础，吸收了行为科学和系统论的观点，运用电子计算机技术和统筹学的方法的一门新兴的管理学派。主要代表人物有赫伯特·西蒙，詹姆斯·马奇，核心理论是赫伯特·西蒙提出的决策理论。从管理职能的角度来说，决策理论提出了一条新的管理职能。针对管理过程理论的管理职能，西蒙提出决策是管理的职能，决策贯穿于组织活动全部过程，进而提出了“管理的核心是决策”的命题，而传统的管理学派是把决策职能纳入到计划职能当中的。由于决策理论不仅适用于企业组织，而且适用于其他各种组织的管理，具有普遍的适用意义。因此，“决策是管理的职能”已得到管理学家普遍的承认。首次强调了管理行为执行前分析的必要性和重要性。在决策理论之前的管理理论，管理学家的研究重点集中在管理行为的本身的研究中，而忽略管理行为的分析，西蒙把管理行为分为“决策制定过程”和“决策执行过程”，并把对管理的研究的重点集中在“决策制定过程”的分析中。但是，该理论的缺陷也显而易见，管理是一种复杂的社会现象，仅靠决策无法给管理者有效的指导，实用性不大。决策学派没有把管理决策和人们的其他决策行为区别开来。

(五)系统理论学派

在企业管理中，系统理论学派亦称系统学派，是指将企业作为一个有机整体，把各项管理业务看成相互联系的网络的一种管理学派。该学派重视对组织结构和模式的分析，应用系统理论的范畴、原理，全面分析和研究企业及其他组织的管理活动和管理过程，并建立起系统模型以便于分析。这一理论是弗理蒙特·卡斯特(F. E. Kast)、罗森茨威克(J. E. Rosenzweig)和约翰逊(R. A. Johnson)等美国管理学家在一般系统论的基础上建立起来的。弗理蒙特·卡斯特是美国管理学家、美国华盛顿大学的教授，他于1963年与约翰逊和罗森茨威克三人合写了《系统理论和管理》，1970年与罗森茨威克两人合写了《组织与管理——一种系统学说》中，这两本书比较全面地论述了系统管理理论，该理论的主要观点是：①组织是一个由许多子系统组成的；②在一定的目标下组成的一体化系统；③运用系统观点来考察管理的基本职能；④系统理论通过对组织的研究来分析管理行为；⑤从系统的观点来考察和管理企业。

系统理论研究的对象是组织，系统理论是通过对组织的研究来分析管理行为，虽然在理论上是正确的，但系统理论对组织的构成因素的分析存在一定的问题，导致其理论并未能提出具体的管理行为和管理职能，只是笼统地提出一些原理和观点，初学者在实践中会无所适从。因此，与其他管理理论相比较，它在解决具体的管理问题上的研究显得不足，许多人只是把它看作解决管理理论的一种崭新的方法，而不是一种新的管理理论。

(六)经验主义学派

经验主义学派，又称为经理主义学派，是研究实际管理工作者的管理经验教训和企业管理的实际经验，强调用比较的方法来研究和概括管理经验的管理学派。创始人是彼得·德鲁克，代表人物有欧内斯特·戴尔，艾尔弗雷德·斯隆等。这一学派认为，古典管理理论和行为科学都不能完全适应企业发展的实际需要。有关企业管理的科学应该从企业管理的实际出发，以大企业的管理经验为主要研究对象，以便在一定的情况下把这些经验加以概括和理论化，把实践放在第一位，以适用为主要目的。对实践经验高度总结是经验主义学派的主要特点。经验主义学派批评了传统管理学派不假思索地采取偏重于狭隘的归纳法的实证主义，从管理学者自己作为行动主义者而不是旁观者的立场，在复杂的动态关系中不断形成和再造管理的未来。其次充分肯定了人在企业管理中的重要作用，同时把人的发展和企业发展一起列为了管理的目标。经验主义学派的主要方法是以描述性的历史方法说明组织及其管理对象，反对在管理学中运用自然科学的概括方法，为管理学提出了现代管理学运用最多的管理方法，目标管理法。但经验主义学派的缺陷是由于强调经验而无法形成有效的原理和原则，无法形成统一完整的管理理论，管理者可以依靠自己的经验，而无经验的初学者则无所适从。而且，过去所依赖的经验未必能运用到将来的管理中。

（七）权变理论学派

权变理论学派，又被有的学者称为因地制宜理论或权变管理，是20世纪60年代末70年代初在美国经验主义学派的基础上发展的管理学派，该学派认为没有什么一成不变、普遍适用的“最好的”管理理论和方法，权变管理就是依托环境因素和管理思想及管理技术因素之间的变数关系来研究的一种最有效的管理方式。该学派是从系统观点来考察问题的，它的理论核心就是通过组织的各子系统内部和各子系统之间的相互联系，以及组织和它所处的环境之间的联系，来确定各种变数的关系类型和结构类型。它强调在管理中要根据组织所处的内外部条件随机应变，针对不同的具体条件寻求不同的最合适的管理模式、方案或方法。其代表人物有弗雷德·卢桑斯、菲德勒、豪斯等人。

现代管理理论是近代所有管理理论的综合，是一个知识体系，是一个学科群，它的基本目标就是要在不断急剧变化的现代社会面前，建立起一个充满创造活力的自适应系统。要使这一系统能够得到持续地高效率地输出，不仅要求要有现代化的管理思想和管理组织，而且还要求有现代化的管理方法和手段来构成现代管理科学。纵观管理学各学派，虽各有所长，各有不同，但不难寻求其共性，可概括为：①强调系统化；②重视人的因素；③重视“非正式组织”的作用，即注意“非正式组织”在正式组织中的作用；④广泛地运用先进的管理理论与方法；⑤加强信息工作；⑥把“效率”（efficiency）和“效果”（effectiveness）结合起来；⑦重视理论联系实际；⑧强调“预见”能力；⑨强调不断创新。

二、主要代表理论

（一）西蒙的管理决策理论

赫伯特·西蒙（Herbert A. Simon，1916—2001），是美国著名的管理学家和社会科学家，当代西方管理理论中流派之一的管理决策理论的主要创始人。由于他在决策理论的研究方面作出了杰出的贡献，被授予1978年度的诺贝尔经济学奖。在西蒙的众多学术著作中，出版于1947年的《管理行为》是其决策理论的重要代表作，这本书也被誉为社会科学思想方面最具影响的经典著作之一。在该书中，西蒙在吸收了系统理论、行为科学、运筹学和计算机科学等学科研究成果的基础上，把决策提升到管理的核心地位，创造性地提出“管理就是决策”的经典命题，从而为分析复杂组织的管理行为提供了一套系统的科学工具，也标志着寻求如何从各种可能抉择方案中选择一种“令人满意”的行动方案的决策理论学派作为管理学科中一个重要新兴学派的正式形成。

1. 西蒙的管理决策理论的主要观点

（1）决策贯穿管理的全过程，决策是管理的核心。西蒙指出，组织中经理人员的重要职能就是作决策。他认为，任何作业开始之前都要先作决策，制订计划就是决策，组织、领导和控制也都离不开决策。

（2）系统阐述了决策原理。西蒙对决策的程序、准则、程序化决策和非程序化决策的异同及其决策技术等作了分析。西蒙提出决策过程包括4个阶段：搜集情况阶段；拟定计划阶段；选定计划阶段；评价计划阶段。这四个阶段中的每一个阶段本身就是一个复杂的决策过程。

（3）在决策标准上，用“令人满意”的准则代替“最优化”准则。以往的管理学家往往把人看成是以“绝对的理性”为指导，按最优化准则行动的理性人。西蒙认为事实上这是做不到的，应该用“管理人”假设代替“理性人”假设，“管理人”不考虑一切可能的复杂情况，只考虑与问题有关的情况，采用“令人满意”的决策准则，从而可以做出令人满意的决策。

(4)一个组织的决策根据其活动是否反复出现可分为程序化决策和非程序化决策。经常性的活动的决策应程序化以降低决策过程的成本，只有非经常性的活动，才需要进行非程序化的决策。

2. 西蒙管理决策理论的贡献

(1)使决策目标从追求最优转到追求满意。西蒙决策理论提出了决策研究的途径，使研究管理学科的学者重视组织成员在不同情况下所作的决策，探讨了实事前提与价值前提对决策的影响。他批判了经济学上的“经济人”模型，即绝对的、全知全能的纯理论性决策，而提出“管理人”模型，即合乎实际的、相对的有限理性的决策。西蒙提出企业的决策目标是追求满足利润，即满意决策而非最优决策，使企业建立起适当的，合理的组织目标，更符合实际需要，更切实可行。

(2)使管理科学的研究从静态转向动态。西蒙在《管理行为》一书中，提出了决策研究的方法，使管理科学研究由静态地研究制度、法制、结构而转向动态地研究决策活动过程。他在《组织》一书中，又提出组织研究的重心是对决策活动过程的研究，如研究组织中的群体行为，则必须对决策知觉，思考过程进行深入的动态分析。他把决策的定义扩大到包含组织中的所有行为，从决策行为出发来研究，观察组织行为。

(3)使管理学科的研究由单学科转向多学科。西蒙把心理学、社会学、电子计算机科学等新学科引进到管理科学尤其是决策理论的研究之中，扩大了研究的领域，建立了新的人类知识体系，不仅有力地推进了管理学科的发展，而且为当代科学研究的发展指出了方向。

(4)使电子计算机在决策中的应用由处理信息转向人工智能。电子计算机在决策中的应用，通常主要用于程序决策，即备选方案已知，决策目标明确，可以定量判断的决策，用来处理情报信息而抉择方案提供有效的数量的证据。西蒙进一步把电子计算机应用于非程序决策，即环境极复杂，其不确定性主要不是随机性，而是模糊性，如备选方案之间的区别不明，不可能在作出决策之前求得决策所需的全部信息，用电子计算机模拟人类的思维过程，这就是人工智能的研究。人脑与电子计算机密切配合，大大加强管理决策的效力。

(5)使决策由最高领导层决策向层次决策转化。西蒙提出在组织管理中“层次决策”的观念。改变了以往由最高领导层决策，下层仅执行的传统行政学观念。层次决策进一步发展成为系统决策。层次决策提高了决策的民主性，保证了决策的科学性。

3. 西蒙的管理决策理论的局限性

(1)决策在管理中的地位与作用。从系统论的观点看，管理系统是由若干子系统组成的，如目标系统、决策系统、执行系统、监督系统、调节系统等。决策系统仅是管理系统中的一个十分关键的子系统，其作用决不能与管理系统等同。

(2)过分强调电子计算机在决策系统中的地位与作用。西蒙把电子计算机这一新技术应用于决策研究，使决策理论由经验转为科学，这是他的杰出贡献。但西蒙强调电子计算机的认知能力和对环境的适应能力与人类不相上下，这就过分强调了电子计算机在决策中的作用。

(二)组织变革理论

20 世纪 80 年代初开始，经济全球化使市场机制和跨国公司在更广阔范围、更深程度上发挥着主导和支配作用，福特、ABB、通用电器等许多大企业纷纷进行了组织变革的尝试，使原有的企业组织方式发生了巨大的变革。到 20 世纪 90 年代初，基于信息技术而对企业运作流程进行重新设计的组织变革技术被总结为组织再造。组织变革是指组织为适应内外环境及条件的变化，对组织的目标、结构及组成要素等进行的各种调整和修正。

1. 组织变革的类型

不同学者根据所研究的侧重点不同，可以将组织变革划分为不同的类型。目前对组织变革的分类大致如下：①按变革的程度与速度分：渐进式与激进式；②按工作的对象分：以组织为重点的变革、以人为中心的变革、以技术为中心的变革；③按组织所处的经营环境分：主动性与被动性变革；④按组织变革的不同侧重：战略性变革、结构性变革、流程主导性变革、以人为中心的变革。

其中，战略性变革是指组织对其长期发展战略或使命所做的变革。结构性变革是指组织需要根据环境的变化适时对组织的结构进行变革，并重新在组织中进行权力和责任的分配，使组织变得更为柔性灵活、易于合作。流程主导性变革是指组织紧密围绕其关键目标和核心能力，充分应用现代信息技术对业务流程进行重新构造。以人为中心的变革是指组织必须通过对员工的培训、教育等引导，使他们能够在观念、态度和行为方面与组织保持一致。

2. 组织变革的模型

(1) Lewin 变革模型。由美国管理学家库尔特・勒温于 1951 年提出，是最具影响力的组织变革模型。Lewin 提出一个包含解冻、变革、再冻结三个步骤的有计划组织变革模型，用以解释和指导如何发动、管理和稳定组织变革过程，这个组织变革模型也叫做“力场”组织变革模型。他认为，组织是包含任务、技术、结构和人员四个重要变量的系统，四个变量具有很强的依赖性和相关性。因此，组织变革有时主要针对一个变量，有时借助一个变量的变革来影响其他变量，有时对组织的多个变量同时实施变革。这就要求不能孤立、片面地看待组织变革，而应该有步骤、有计划、有系统地来进行。

(2) Kast 系统变革模型。由弗里蒙特・E・卡斯特(Fremont E. Kast)于 1973 年提出，卡斯特在系统理论学派的“开放系统模型”的基础上(融合了“一般系统理论”)，加入组织变革因素分析，形成了“系统变革模型”。所谓“开放的系统模型”主要强调组织既是一个人造的开放系统，同时也是由各个子系统有机联系而组成的一个整体。该模型包括输入、变革元素和输出三个部分。卡斯特提出了实施组织变革的六个步骤：审视状态、觉察问题、辨明差距、设计方法、实行变革、反馈效果。

(3) Leavitt 的变革模型。由美国的哈罗德・莱维特(Harold Leavitt)于 1983 年提出的整个企业或其他组织变革的系统模式。他指出，组织变革的内容包括 4 个方面，即任务、人员、技术和组织结构。Leavitt 认为组织变革主要通过结构途径、技术途径和行为途径实现，这三种途径高度相关。

(4) Kotter 的变革模型。由变革管理专家约翰・科特(John P. Kotter)于 1995 年在其专著《变革》中提出，组织变革失败往往是由于高层领导犯了以下错误：没有重视和认识到变革需求的急迫性；没有创设负责变革过程管理的强有力领导联盟；没有确立指导变革过程的愿景和规划；缺乏对愿景规划进行有效的沟通；没有扫清实现愿景规划的障碍；没有系统计划并获取短期利益(或胜利)；过早地宣布大功告成；未能让变革在企业文化中根深蒂固等。科特制订了一个指导重大改革的八阶段流程，他认为，如果组织按此八个阶段往前推进，则组织变革成功的机率就会大大增加，这八个阶段是：认识变革的需求；创设领导联盟；开发愿景与战略；沟通变革愿景；授权员工为远景而努力；系统计划并夺取短期利益；巩固并再接再厉推动组织变革；将新行为模式深植于企业文化。

3. 组织变革的动力与阻力

从组织变革的动力和阻碍因素的变化和演进过程看，不同学者对组织变革的因素划分越来越细和日益复杂，同时也反映了对组织变革的认识日益深入。

(1)组织变革的动力。包括企业经营环境的改变(经济增长速度、科学技术发展、竞争的加剧、产业结构调整、环保的要求等)；企业自身成长的需要(生产规模扩大、产品品种增多、面向市场的拓展、产品性能的升级等)；企业内部条件的变化(组织结构的变化、人员条件的变化、管理条件的变化等)。

(2)组织变革的阻力。包括个人阻力(选择性信息加工、对未知的恐惧、习惯、安全感)和组织阻力(对已有资源分配的威胁、对已有权力关系的威胁、对专业知识的威胁、有限的变革关注、结构惰性、群体惰性)。

目前，组织变革已经成为世界潮流，组织变革的内涵也不断地得到丰富和拓展，注重企业内部的调整向企业整体的系统变革及企业间的组织变革拓展。同时也反映了影响企业组织变革的因素和阻碍企业变革的阻力发展演进的过程及组织变革的内容日益复杂。

(三)标杆管理理论

标杆管理法由美国施乐公司于1979年首创，是现代西方发达国家企业管理活动中支持企业不断改进和获得竞争优势的最重要的管理方式之一，西方管理学界将其与企业再造、战略联盟一起并称为20世纪90年代三大管理方法。实际上标杆就是榜样，这些榜样在业务流程、制造流程、设备、产品和服务方面所取得的成就，就是后进者瞄准和赶超的标杆。标杆管理方法较好地体现了现代知识管理中追求竞争优势的本质特性，因此具有巨大的实效性和广泛的适用性。如今，标杆管理已经在市场营销、成本管理、人力资源管理、新产品开发、教育部门管理等各个方面得到广泛的应用。

1. 标杆管理的要素

标杆管理的要素是界定标杆管理定义、分类和程序的基础。标杆管理主要有以下三个要素：①标杆管理实施者，即发起和实施标杆管理的组织。②标杆伙伴，也称标杆对象，即定为“标杆”被学习借鉴的组织，是任何乐于通过与标准管理实施者进行信息和资料交换，而开展合作的内外部组织或单位。③标杆管理项目，也称标杆管理内容，即存在不足，通过标杆管理向他人学习借鉴以谋求提高的领域。

2. 标杆管理的类型

根据标杆伙伴选择的不同，通常可将标杆管理分为五类：

(1)内部标杆管理。标杆伙伴是组织内部其他单位或部门，主要适用于大型多部门的企业集团或跨国公司。由于不涉及商业秘密的泄露和其他利益冲突等问题，容易取得标杆伙伴的配合，简单易行。另外，通过展开内部标杆管理，还可以促进内部沟通和培养学习氛围。但是其缺点在于视野狭隘，不易找到最佳实践，很难实现创新性突破。

(2)竞争性标杆管理。标杆伙伴是行业内部直接竞争对手。由于同行业竞争者之间的产品结构和产业流程相似，面临的市场机会相当，竞争对手的作业方式会直接影响企业的目标市场，因此竞争对手的信息对于企业在进行策略分析及市场定位有很大的帮助，收集的资料具有高度相关性和可比性。但正因为标杆伙伴是直接竞争对手，信息具有高度商业敏感性，难以取得竞争对手的积极配合，获得真正有用或准确的资料，从而极有可能使标杆管理流于形式或者失败。

(3)非竞争性标杆管理。标杆伙伴是同行业非直接竞争对手，即那些由于地理位置不同等原因虽是同行业但不存在直接竞争关系的企业。非竞争性标杆管理在一定程度上克服了竞争性标杆管理资料收集和合作困难的弊端，继承了竞争性标杆管理信息相关性强和可比性强的优点。但可能由于地理位置等原因而造成资料收集成本增大。

(4)功能性标杆管理。标杆伙伴是不同行业但拥有相同或相似功能、流程的企业。其理论基础是任何行业均存在一些相同或相似的功能或流程，如物流、人力资源管理、营销手段等。跨行业选择标杆伙伴，双方没有直接的利害冲突，更加容易取得对方的配合；另外可以跳出行业的框框约束，视野开阔，随时掌握最新经营方式，成为强中之强。但是投入较大，信息相关性较差，最佳实践需要较为复杂的调整转换过程，实施较为困难。

(5)通用性标杆管理。标杆伙伴是不同行业且具有不同功能、流程的组织，即看起来完全不同的组织。其理论基础是即使完全不同的行业，功能、流程也会存在相同或相似的核心思想和共通之处。从完全不同的组织学习和借鉴会最大程度地开阔视野，突破创新，从而使企业绩效实现跳跃性的增长，大大提高企业的竞争力，这是最具创造性的学习。而其信息相关性更差，企业需要更加复杂的学习、调整和转换过程才能在本企业成功实施学到的最佳实践，因此困难更大。

企业最好的选择就是根据需要实施综合标杆管理，即将各种标杆管理方式根据企业自身条件和标杆管理项目的要求相结合，取长补短，以取得高效的标杆管理。

3. 标杆管理的作用与局限性

标杆管理是现代企业最重要的管理方法之一，它会让企业形成一种持续学习的文化，企业的运作永远是动态变化的，只有持续追求最佳才能获得持续的竞争力。这种直接的、中断式的渐进的管理方法，使企业可以寻找整体最佳实践，也可以发掘优秀“片断”进行标杆比较，由于现实中不同的企业各有长短，所以这种“片断”标杆可以使企业的比较视角更开阔，也更容易使企业集百家之长。

但是企业(产业或国家)实施标杆管理的实践业已证明，仅仅依赖标杆管理未必就一定能够将竞争力的提高转化为竞争优势，表现在：①标杆管理导致企业竞争战略趋同。模仿使得从整体上看企业运作效率的绝对水平大幅度提高，然而企业之间相对效率差距却日益缩小。②标杆管理陷阱。通过相对简单的标杆管理活动能否获得、掌握复杂的技术和跟上技术进步的步伐。如果标杆管理活动不能使企业跨越与领先企业之间的“技术鸿沟”，则会使企业陷入繁杂的“落后—标杆—又落后—再标杆”的“标杆管理陷阱”之中。

第四节　管理原理

管理原理是对管理工作的实质内容进行科学分析总结而形成的基本真理，它是现实管理现象的抽象，是对各项管理制度和管理方法的高度综合与概括，因而对一切管理活动具有普遍的指导意义。管理原理具有客观性、概括性、稳定性和系统性四个基本特征。在当今的社会技术经济环境下，管理原理体系包括系统原理、人本原理、动态原理和效益原理等基本组成部分，它们都是现代管理不可缺少的指导思想和管理哲学，是不可违背的管理的基本规律，它们既相互独立，又相互联系、相互渗透，从而构成一个有机体系。研究管理原理，有助于提高管理工作的科学性，避免盲目性，掌握管理的基本规律，并迅速找到解决管理问题的途径和手段。

一、系统原理

（一）系统的概念

系统是指若干相互联系、相互作用的部分（如信息、人力、财力、设备、材料、能源、任务等）组成，在一定环境中具有特定结构和功能的有机整体。系统具有以下四个特征：

1. 目的性

通常系统都具有某种目的，要达到既定目的，系统就必须具有一定的功能，不同的系统有不同的目的，需要具有不同的功能。系统的目的一般通过更具体的目标来体现，复杂的系统通常不止一个目标。因此，需要一个指标体系来描述系统的目标。

2. 整体性

指系统要素之间的相互关系及要素与系统的关系以整体为主进行协调，局部服从整体，使整体效果为最优。从系统目的的整体性来说，局部与整体存在着复杂的联系和交叉效应。从系统功能的整体性来说，系统的功能不等于要素功能的简单相加，而是往往要大于各个部分功能的总和即“整体大于部分之和”。

3. 层次性

层次性是系统的本质属性，是系统内各组成要素构成多层次递阶结构，多层次递阶结构通常呈金字塔形。从静态看，系统向下可以分解，向上可以综合，任何复杂系统都具有一定的层次结构。从动态看，目标的推进要循序渐进，注重层层推进，不可能一蹴而就。

4. 环境适应性

系统不是孤立的，它与其所处的环境通常都有物质、能量和信息的交换，外界环境的变化会引起系统功能和系统内各部分相互关系的变化。系统只有具有对环境的适应能力，才能保持和恢复系统的特性，发挥自身作用，实现可持续发展。

（二）系统原理的内涵

管理的系统原理源于系统理论，它认为应将组织作为人造开放性系统来进行管理。它要求管理应从组织整体的系统性出发，按照系统特征的要求从整体上把握系统运行的规律，对管理各方面的前提做系统的分析，进行系统的优化，并按照组织活动的效果和社会环境的变化，及时调整和控制组织系统的运行，最终实现组织目标，这就是管理系统原理的基本涵义。

（三）相应原则

1. 动态性原则

任何系统都是一个动态的系统，各要素是运动和发展的，它们相互联系又相互制约。任何系统的正常运转，不仅要受到系统本身条件的限制和制约，还要受到其他有关系统的影响和制约，并随着时间、地点以及人们的不同努力程度而发生变化。

2. 整分合原则

该原则的基本要求是充分发挥各要素的潜力，提高系统的整体功能，即首先要从整体功能和整体目标出发，对系统有一个全面的了解和谋划。其次，要在整体规划下实行明确、必要的分工或分解。最后，在分工或分解的基础上，建立内部横向联系或协作，使系统协调配合、综合平衡地运行。

3. 相对封闭原则

该原则是指在任何一个系统内部，管理手段、管理过程等必须构成一个连续封闭的回路，才能形成有效的管理活动。该原则的基本精神是系统内各种管理机构之间，各种管理制度、方法之间，必须相互制约，管理才能有效。

（四）系统原理在护理管理中的应用

将医院的护理管理视为一个系统，则各个不同层次的护理部门就是它的构成要素或子系统，各级护理部门必须有明确的分工，并需要有明确的权利范围和责任制度，同时又要有效地合作，才能保证护理系统总目标的实现。同时，护理系统又是医院大系统中的子系统，护理系统的各项工作应与医院目标一致，并且与其他部门协调发展、通力合作。在临床管理工作中，护理管理者要把握整体和全局，正确处理好护理系统内部各部门、护理系统与医院大系统之间的关系，更好地完成护理系统目标和医院的总目标。

二、人本原理

（一）人本原理的概念

是指在管理活动中，管理者把实现以人为中心的管理作为最根本的指导思想，坚持一切从人的需要出发，以调动和激发人的积极性和创造性为根本手段，从而达到提高工作效率，满足人的不断发展的目的。

（二）人本原理的内涵

管理必须以人为中心，注重人的思想、感情和需求，充分调动人的能动性和创造性，激发人的积极性，最大程度地发挥人的潜力。人本原理特别强调人在管理中的主体地位，它不是把人看成是脱离其他管理对象的要素而孤立存在的人，而是强调在作为管理对象的整体系统中，人是其他构成要素的主宰，财、物、时间、信息等只有在为人所掌握，为人所利用时，才有管理的价值。具体地说，管理的核心和动力都来自于人的作用。

（三）相应原则

1. 能级原则

是指管理者在从事管理活动时，为了使管理活动高效、有序、稳定和可靠，必须在组织系统中建立相应的管理层次，设置与各管理层次相应的管理职责和工作规范标准，规定相应的管理工作任务，设置相应的管理权力，形成纵向、横向上严密的组织体系，从而构成相对稳定的组织结构系统。

2. 动力原则

建立有效的动力机制，目的是针对不同的动力源采取不同的激励、引导、控制和制约行为，消除和调整与目标不一致的动力源，使各种动力源产生的动力尽可能与目标的实现方向保持一致。动力是在管理活动中可导致人们的活动朝向有助于实现组织整体目标方向作有序的、合乎管理要求的定向活动的一种力量。管理中的三种动力源：

(1)物质动力：通过一定的物质手段，推动管理活动向特定方向运动的力量。管理活动中的物质刺激，是开发人力资源、督促员工努力工作的最基本手段。

(2)精神动力：是在长期管理工作中形成，大多数人认同和恪守的理想、奋斗目标、价值观念和道德规范、行为准则等，对个体行为推动和约束的力量。精神动力不仅可以补偿物质动力的不足，在特定条件下，可成为决定性的动力。

(3)信息动力：是指信息的传递所构成的反馈对组织活动发展的推动作用。从管理的角度来看，信息作为一种动力，有超越物质和精神的相对独立性。在信息化社会，信息冲击产生的压力会转变成你追我赶的竞争动力，它对组织活动起着直接的、整体的、全面的促进作用。信息动力的主要作用：①用获取的信息资料并通过信息分析，提高员工水平。②提高劳动效率，通过信息资料，及时借鉴别人的经验教训，可以减少无效的劳动。

3. 行为原则

是指管理者在管理活动时，必须对组织成员的行为进行全面的了解和科学的分析，并掌握其特点和发展规律。在此基础上采取合理的政策和措施，以求最大限度地调动大家的积极性，使其产生的行为有助于实现组织的奋斗目标。要求管理人员对系统中各类人员的多种行为进行科学地分析和有效地管理。这要注意两点，一要抓住对行为的科学分析，二要对行为进行有效的管理。行为分析包括组织群体行为的分析和组织个体行为的分析，要借鉴行为科学研究的成果来进行。科学地分析和研究组织成员的需求特点，处理好组织的发展与组织需要的关系；要建立和健全各种管理的规章制度，形成有效的行为约束和激励机制，使组织成员的行为指向与组织目标的方向完全保持一致。

(四)人本原理在护理管理中的应用

在护理管理过程中，强调以人为本的原则，目的是最大限度地调动各级护理人员的工作积极性，顺利实现管理目标。根据组织成员自身特点、能力和素质，赋予合适的组织层次，并根据不同的岗位赋予相应的权利和利益，使他们在所安排的岗位上充分发挥自己的能力和作用；根据组织成员的需求和职业动机，掌握各种不同的动力源对护理人员的不同作用，建立有效的激励机制，最大限度发掘员工的潜能。

三、动态原理

(一)动态原理的概念

是指管理者在管理活动中，要明确管理的对象、目标都是在发展变化的，要根据组织内部、外部情况的变化，注意及时调节，保持充分的弹性，有效地实现动态管理。

(二)动态原理的内涵

动态原理认为管理是一个动态过程，是管理人员与被管理人员共同达到既定目标的活动过程。管理的要素人、财、物、时间和信息等，都处在一定的时间和空间之中，并随着时空的运动而发展、变化。管理的动态原理体现在管理主体、管理对象、管理手段和方法的动态变化上。同时，组织的目标以至管理的目标也是处于动态变化之中，因此有效的管理是一种随机制宜，因情况而调整的管理。动态管理原理要求管理者应不断更新观念，避免僵化的、一成不变的思想和方法，不能凭主观臆断行事。

(三)相应原则

1. 反馈原则

反馈是指控制系统把信息输送出去，又把其作用结果返送回来，并对信息的再输出发生影响，起到控制作用，以达到预定目标的过程。反馈分为正反馈和负反馈。①反馈信息使系统的输入对输出的影响增大，导致系统的运动加剧发散，使系统趋于不稳定状态，使输出值偏离目标值，称正反馈。②反馈信息使系统的输入对输出的影响减少，使系统偏离目标的运动收敛，趋于稳定状态，使输出值近于目标值，称负反馈。负反馈是维护和保存系统的因素。反馈的本质就是根据过去的操作情况去调整未来的行为。它的主要作用是对执行决策引起的客观变化及时作出应有的反应，并提出相应的新决策建议。

2. 弹性原则

在对系统外部环境和内部情况的不确定性给予事先考虑并对发展变化的诸种可能性及其概率分布，作较充分认识、推断的基础上，在制订目标、计划、策略等方面，相适应地留有余地，有所准备，以增强组织系统的可靠性和管理对未来态势的应变能力。卓有成效的管理追求的是积极弹性，它是在对变化的未来作科学预测的基础上，留有灵活余地。积极弹性也就是“多一手”或“多几手”，组织系统应当备有多种方案和预防措施，它的目的在于一旦态势有重大变故，能够不乱方寸、有备无患地作出灵活的应变反应，从而能保证系统的可靠性。消极弹性则是降低可能实现的目标，做什么都“留一手”，闲置部分资源，准备用不图上进或巨大浪费为代价，来增强所谓的“弹性”。

（四）动态原理在护理管理中的应用

1. 弹性管理

护理管理者需要根据具体实际情况研究“弹性工作时间制”和“弹性工资”等具体内容，以提高组织员工的积极性，但更为重要的是应将弹性管理贯穿于管理的全过程中去。具体来讲，要求整个计划应具有应变能力，要在行动方案、计划指标上保持适当的可调节度，注意在组织结构设计和人员配备上要保持一定的弹性。只有这样将弹性管理落到实处，才能更好地推动动态管理。

2. 权变管理

护理管理者必须树立权变观念，从思想上明确管理的环境、对象和目的都可能在发展变化。因此，管理者有意识地训练和提高权变控制能力，增强权变意识，尽可能考虑到各种有关的变动因素，并以此来决定采取什么样的管理方式，这对组织的长远发展是大有裨益的。从某种意义上讲，管理的成效取决于组织管理者对环境以及与管理对象之间的适应性。

3. 创新管理

管理创新要求护理管理者从自身的角度认识管理职能发展的核心在于创新，管理创新是技术创新实现的保证。因为只有通过管理创新，才能充分调动员工的积极性，形成良好的创新氛围，促使护理人员不断地推出新技术和新方法。

四、效益原理

（一）效益原理的概念

效益是指在社会活动的物化劳动和活动的消耗同取得的符合社会需要的劳动成果的对比关系，即有效产出与其投入之间的一种比例关系。人们习惯把效益分为经济效益和社会效益。经济效益是人们在经济活动中所取得的收益性成果。社会效益是指人们的社会实践活动对社会发展所起的积极作用或所产生的有益的效果。管理学中的社会效益多指经济效益之外的，由人们的活动为社会生活发展所带来的效益。

（二）效益原理的内涵

指管理过程的各个环节、各项工作，都要围绕提高效益这个中心，有效地使用有限的资源，以创造最大的社会效益和经济效益。效益原理提示了管理的目的性。为了达到这一目标获取最佳的管理效益，一方面，管理活动必须反映生产力发展的要求，用最新的技术和设备、科学的手段和方法去进行管理；另一方面，这种追求最佳效益的管理活动，又总是受一定的社会关系制约，始终带有占统治地位的生产关系的印记，并为维护这种生产关系服务。

（三）相应原则

1. 价值原则

即效益的核心是价值，必须通过科学而有效的管理，对人、对组织、对社会有价值的追求，实现经济效益和社会效益的最大化。

2. 投入产出原则

即效益是一个对比概念，通过以尽可能小的投入来取得尽可能大的产出的途径来实现效益的最大化。

3. 边际分析原则

即在许多情况下，通过对投入产出微小增量的比较分析来考察实际效益的大小，以作出科学决策。

(四)效益原理在护理管理中的应用

在护理管理中运用效益原理必须做好以下几方面工作：

1. 要不断提高管理工作的有效性

而管理的有效性是效果、效率与效益的统一，其实现的重要途径是确立有效管理的评价体系，这涉及到评价标准、评价方法、评价主题等。

2. 要树立正确的效益观

要追求局部与全局、当前与长远、直接与间接、经济与社会等效益的统一，并能正确处理好这几者之间的关系。

3. 管理者应追求长期稳定的高效益

即管理活动要符合可持续发展的要求。护理管理者应善于把长远目标与当前任务相结合，增强工作的预见性，减少盲目性、随意性，以便促进管理工作的可持续发展，获取长期稳定的高效益。

思考题

1. 解释泰勒的科学管理理论的主要观点及其对现代管理理论的影响？
2. 梅奥的霍桑试验得到了哪些管理学结论？
3. 请结合四个管理原理，阐述如何在护理管理中做到有效管理？

（梁秀凤）

第三章 计 划

计划是管理最基本的职能，计划职能的核心在“计”和“划”。“计”指统计、分析、归纳和总结，具有战略性；“划”是依据“计”来制定具体的措施和方法，具有战术性。“凡事预则立，不预则废”，强调计划在管理活动中具有特殊重要的地位和作用。护理计划职能是护理管理者为达到预先制定的目标，制定可采用或可实施的方案，制定计划后的各项活动都围绕计划展开，随时跟进计划的执行情况，一步一步达到预先制定的目标。

第一节 计划概述

计划是连接目标和目标、目标和行动之间的桥梁，没有计划，实现目标将可能成为一句空话。没有人计划失败，但失败总追随没有计划的人。计划是管理职能中最基本的职能，是对未来活动进行预先的行动安排，是一种针对未来的筹谋、谋划、规划、策划、企划等。决胜千里之外，运筹帷幄之中，是古人对计划职能最形象的概括。

一、计划的概念及内涵

1. 计划的概念

计划(plan)是为实现组织目标而对未来的行动进行设计的活动过程，是为了实现决策所确定的目标预先进行的行动安排。管理学上的计划有两重含义：①计划工作。根据对组织外部环境和内部条件的分析，提出在未来一定时期内要达到的组织目标以及实现目标的方案途径。②计划形式。用文字和指标等形式所表述的组织以及组织内不同部门和不同成员，在未来一定时期内关于行动方向、内容和方式安排的管理事件。

2. 计划的要素

计划包含六个要素(5W1H)：①What(做什么?)，明确计划的目标和内容；②Why(为什么做)，明确计划的宗旨和目标战略；③Who(谁去做)，计划由何人执行和监督；④Where(什么地方做)，规定计划的实施地点或场所；⑤When(什么时候做)，规定计划的进度；⑥How(怎么做)，制定实施计划的措施、政策和规则。

3. 计划的特征

计划工作具有五大特征：目的性、首位性、普遍性、效率性和前瞻性。

(1)目的性。每一个计划及其辅助计划都是为了实现组织的总目标或一定时期内的目标服务的，没有计划，一个组织不可能实现其目标。

(2)首位性。计划工作相对于其他管理职能处于首位。从计划、组织、领导和控制等管理过程看，计划贯穿于管理的整个过程，必须首先做好计划，其他管理职能才能发挥作用。

(3)普遍性。计划是各级管理者的一个共同职责，具有普遍性，但基层管理者的工作计划和高层管理者制定的战略计划不同，高层管理者的主要任务是作决策，决策本身就是计划工作的核心，基层管理者必须根据上级部门的决策制定好各自的计划，保证组织目标的全面完成。

(4)效率性。计划工作的效率，是以实现组织的总目标和一定时期的目标所得到的利益，扣除制定和执行计划所花的费用以及预计不到的损失之后的总额来测定，是指投入与产出之间的比率。通过计划工作的步骤，选择最优的资源配置方案，在实现总目标的过程中合理地利用资源和提高效率。

(5)前瞻性。计划工作是针对未来需要解决的新问题和可能发生的各种形势变化做出的决定，只有针对未来的决定才可能称之为计划，如年度护理工作计划总是在年前或年初制定的。

二、计划的分类和表现形式

计划的分类因为组织活动的复杂性而呈现不同的分类方法，常用的分类方法见表3－1。

表3－1　计划的不同类型

分类标准	类型
范围与重要性	战略性计划、战术性计划、作业计划
职能	业务计划、财务计划、人事计划
时间跨度	短期计划、中期计划、长期计划
活动内容	综合计划、专项计划
执行者的约束力	指令性计划、指导性计划

(一)计划的分类

1.按计划的范围和重要性分类

(1)战略性计划：是关于组织活动总体目标和战略方案的计划(应用于整体组织，为组织设立总体目标和寻求组织在环境中的地位计划)。侧重于组织要做什么事(What)以及为什么(Why)要这么做，具有长期性、不确定性和单一用途的特点。如全国护理事业发展规划(2016—2020年)《全国医疗卫生服务体系规划(2015—2020年)》《“健康中国2030”规划》。

(2)战术性计划：是局部性、阶段性、针对具体工作问题的计划。多用于指导组织内部某些部门的共同计划，是战略性计划的具体化，提供确定性的目标和政策，并规定达到目标的确切时间。如新进护士岗前培训计划、护士排班计划。

(3)作业计划：给定部门和个人的具体行动计划。包括计划期内的预算、利润指标，流程、单位、人选的确定，任务、资源和权责的分配，作业计划支持战术性计划。

2.按计划设计的职能分类

(1)业务计划：是业务部门从事业务活动所实施的计划，包括产品开发、物资采购、仓储后勤、生产作业以及销售促进等。如针对患者病情制定的标准护理计划。

(2)财务计划：研究如何从资本的提供和利用上促进业务活动的有效进行，是考核各部门工作业绩的依据。如科室绩效二次分配计划。

(3)人事计划：分析如何为业务规模的维持或扩大提供人力资源的保障，能保证组织活动的正常进行。如护理人力资源调配计划。

3. 按计划的时间长短分类

(1)长期计划：通常指5年以上的计划，描述了组织在较长时期的发展方向和方针，规定了组织的各个部门在较长时期内从事某种活动应达到的目标和要求，绘制了组织长期发展的蓝图，具有战略性、纲领性指导意义。如医院护理事业发展规划(2016—2020年)、医院重点学科带头人的培养计划等。

(2)中期计划：通常指1~5年的计划，抓住阶段性目标中的主要矛盾和关键问题，制定具体的计划，保证总目标的实现。如护理人员在职培训计划。

(3)短期计划：通常指1年或1年以下的计划，具体地规定了组织的各个部门在目前到未来的各个较短的时期或阶段，特别是最近的时段中，应该从事何种活动，从事该种活动应达到何种要求，因而为各组织成员在近期内的行动提供了依据。如护士长月工作计划。

4. 按计划的内容分类

(1)综合计划：又称整体计划，涉及整个组织和系统一切工作的计划，具有长期性和抽象性。如医院年度发展计划。

(2)专项计划：又称局部计划，针对某个局部领域或某项具体工作而制定的计划，具有中短期性和具体性。如减少非计划性拔管发生率的工作计划，提高住院患者满意度的工作计划。

5. 按计划对执行者的约束力分类

(1)指令性计划：由上级主管部门向下级下达的带有强制性质的，下级执行部门必须保证完成的计划。指令性计划明确地规定了计划的方法和步骤，不允许偏离目标，必须严格遵照执行。

(2)指导性计划：由上级主管部门颁发，并按隶属关系逐级下达到执行部门，用以指导工作的开展，指标不具有强制性的计划。指导性计划只规定一般的方针，指出重点但不限定具体目标和行动方案。

(二)计划的形式

管理学家哈罗德·孔茨和海因·韦里克从抽象到具体，把计划划分为：目的或使命、目标、战略、政策、程序、规则、方案以及预算8种形式。

1. 目的或使命

指明一定的组织机构在社会上应起的作用或社会职能，决定组织的性质以及该组织区别于其他组织的标志。如医院的使命是治病救人，大学的使命是教书育人和科学研究，法院的使命是解释和执行法律。

2. 目标

是指在目的或使命支配下，组织的各个部门在一定时期内的活动要达到可测量的、具体的预期成果。如本年度护理急救物品的完好率要达到100%，优质护理服务开展率要达到100%，护士的三基考核合格率≥95%等。

3. 战略

战略是为了实现总目标而采取的行动和利用资源的总计划。为组织提供支持性计划任务如指出统一的发展方向，确定各种资源分配的重点避免资源浪费等。

4. 政策

是组织为达到目标而制定的一种限定活动范围的计划。政策有3个基本作用：为组织成员指出行动的方向；保证组织成员活动协调一致；树立和维护组织尊严。

5. 程序

详细列出需要完成的某类活动的切实方式，并按时间顺序对必要的活动进行排列，是制定处理未来活动的一种必需方法的计划。如护理程序将要开展的各类护理活动列出具体的步骤和方法，同时规定了首优问题优先解决的排列顺序。

6. 规则

是最简单形式的计划，它详细、明确地阐明必需行动或无需行动，其本质是一种管理决策，没有酌情处理的余地，也可以理解为规章制度、操作规则等。如护理操作“三查八对”原则、护士值班交接班制度等。

7. 方案(或规划)

方案是一个综合的计划，它包括目标、政策、程序、规则、任务分配、要采取的步骤、要使用的资源以及为完成既定行动方针所需要的其他因素。方案可大可小，一个主要方案(规划)可以有很多支持性计划。如提高护理人员科研能力的培养方案，不同层级护士的在职继续教育方案。

8. 预算

预算是计划的最后一步，是一份用数字表示预期结果的报表，也称为数字化的计划。实质上是资源的分配计划，是衡量计划、完成进度的重要标准。如5.12护士节经费预算。

三、计划的原则

1. 灵活性原则

指在计划中加进灵活性会减少由于突发事件带来损失的危险，这个原则要求在制定计划时必须留有余地。

2. 限定因素原则

又称为“木桶理论”。限定因素指妨碍组织目标实现的决定性因素，限定因素原则指在备选方案中选择时，人们越准确地识别并解决那些妨碍既定目标实现的限定因素或关键性因素，也就会越容易、越准确地选定最有利的备选方案。

3. 许诺原则

计划期限应当延伸到足够远，以便在此期限中能够实现当前的承诺。计划对太长的期限和太短的期限都是无效的。

4. 改变航道的原则

计划制定后，在执行计划的过程中，必要时根据实际情况作必要的检查和修订，以确保计划朝既定的目标发展。执行计划要有应变能力。

四、计划的步骤

计划是一个连续不断的程序，了解计划的步骤有助于管理者更好地掌握计划职能的内容构成，计划的步骤可分为以下8个阶段。

1. 确定目标

目标为组织整体、各部门和各成员指明了方向，描绘了组织未来的状况，并且作为可以衡量实际绩效的标准。如医院优质护理服务的目标是：进一步规范临床护理工作，切实加强基础护理，改善护理服务，提高护理质量，保障医疗安全，努力为人民群众提供安全、优质、满意的护理服务，让患者满意、社会满意、政府满意。

2. 认清现在

认清现在的目的在于寻求合理有效的通向成功的路径，也即实现目标的途径。不仅需要有开放的精神，还要有动态的精神。认清现在主要包括：①目前的社会环境、社会需求对组织的影响；②目前组织的资源情况；③目前组织内部的实力、政策、人力资源的利用等；④目前服务对象的需求。

3. 研究过去

不仅要从过去发生过的事件中得到启示和借鉴，更重要的是探讨过去通向现在的一些规律。常用演绎法、归纳法。

4. 预测并有效地确定计划的重要前提条件

前提条件是关于要实现计划的环境的假设条件，是行动过程中的可能情况，限于那些对计划来说是关键性的，或具有重要意义的假设条件。计划工作的前提条件可以根据不同分类方法分为如下几类：①按照组织的内外环境，可以将计划工作的前提条件分为外部前提条件和内部前提条件；②按可控程度，将计划工作前提条件分为不可控的、部分可控的和可控的三种前提条件。外部前提条件大多为不可控的和部分可控的，而内部前提条件大多数是可控的。不可控的前提条件越多，不肯定性越大，就愈需要通过预测工作确定其发生的概率和影响程度的大小。

5. 拟定和选择可行性行动计划

拟定尽可能多的计划，评估计划、选定计划，常用头脑风暴法、提喻法。拟定和选择行动计划要注意以下几点：①认真考察到每一个计划的制约因素和隐患。②要用总体的效益观点来衡量计划。③既要考虑到每一个计划的许多有形的可以用数量表示出来的因素，又要考虑到许多无形的不用数量表示出来的因素。④要动态地考察计划的效果，不仅要考虑计划执行所带来的利益，还要考虑到计划执行所带来的损失，特别注意那些潜在的、间接的损失，评价方法分为定性和定量两类。⑤按一定的原则选择出一个或几个较优计划。

6. 制定主要计划

将所选择的计划用文字形式正式地表达出来，作为一项管理文件。清楚地确定和描述5W1H的内容。

7. 制定派生计划

制定主要计划后，必须要有派生计划辅助和支持该方案的落实，如专科护理发展计划制定后，就要有相应的与之配套的专科护理人才培养计划、专科护理经费使用计划、专科设施设备引进计划等。

8. 制定预算

计划的最后一步就是将计划方案数字化，即预算。编制预算可以使计划的指标体系更加明确，也可以使组织更易于对计划的执行进行控制。

五、计划在护理管理中的应用

护理部年初要求临床科室加强患者健康教育，目标是每个科室至少有1项及以上患者的健康教育的有效率达到90%以上。内分泌科护士长根据护理部的工作要求着手制定本科室的健康教育计划。

(1)确定目标。进一步规范内分泌科健康教育工作流程，提高护士健康教育宣教的有效率，让住院的糖尿病患者切实掌握一项及以上的自我管理技巧。

(2)认清现在。应用糖尿病知识、态度量表以及糖尿病患者的自我管理活动问卷对目前住院糖尿病患者的糖尿病知识、态度及自我管理行为进行调研：糖尿病知识量表包括饮食/物，治疗，病情变化，足部护理，锻炼身体的影响，吸烟，喝酒的影响，减少并发症的危险，低血糖8个维度，共111个条目。糖尿病态度量表包括糖尿病医务人员专业培训的必要性、2型糖尿病的严重性、糖尿病的心理影响、严格控制血糖的价值、患者的自主权5个维度，共33个条目。糖尿病自我管理活动问卷修订版，包括饮食行为、运动行为、血糖监测行为、足部护理行为、用药行为、吸烟6个因子，共18个条目。加上患者的一般资料组成对目前住院患者糖尿病知识、态度及自我管理行为的现况调查表，通过问卷调查得到目前糖尿病患者健康教育效果的基线数据：患者对糖尿病的基础知识、药物治疗及饮食控制等知识比较欠缺，存在一些盲区和误区。医务人员对糖尿病知识掌握的程度对教育效果有着非常重要的影响；对医务人员进行有关激励访谈技巧的培训能促进糖尿病患者由态度到自我管理行为的改变。糖尿病患者自我管理总体较差，最低的是血糖监测行为。

(3)研究过去。分析目前住院患者糖尿病知识、态度及自我管理行为的现况调查结果，调查糖尿病患者过去接受健康教育的途径、方法、频次，通过访谈获取糖尿病患者健康教育有效率低、健康生活方式依从性低的原因，通过头脑风暴法、投票法分析影响糖尿病患者健康教育效果的主要原因，找到解决问题的突破点。

(4)预测并有效地确定计划的重要前提条件。通过第二和第三个环节获得的循证资料，进一步组织科内护理人员利用头脑风暴法，分析住院糖尿病患者健康教育有效执行率低的外部原因和患者的自身原因，护理人员对患者健康教育效果可以控制的因素和不可以控制的因素，确定改善糖尿病患者健康教育效果的关键环节。

(5)拟定和选择可行性行动计划。根据前面环节获得的资料：目前糖尿病患者的糖尿病知识、态度及自我管理行为的基线数据，影响糖尿病患者健康教育效果的主要原因以及护理人员对患者健康教育效果可以控制的因素等，组织科内护理人员利用头脑风暴法拟定提高患者健康教育的有效对策，每个人拟定3～5条对策，并依据可行性、经济性、实效性以5分、3分、1分进行评分，根据二八法则，将得分在80%以上的项目作为采用对策。

(6)制定主要计划。将所选择的计划用文字形式正式地表达出来，作为一项管理文件。清楚地确定和描述5W1H的内容。

第二节 目标管理

一、目标管理的概念及内涵

目标管理是1954年管理学家彼德·德鲁克吸收了Y理论和马斯洛人本主义的思想，针对提高“知识工作者”生产率提出来的一种管理思想和管理哲学。德鲁克认为：管理就是制定目标，以目标作为管理的核心，组织根据目标规定每个人的权限，让组织中的个人充分发挥特长，确定共同的愿景和一致的努力方向，实行团队合作，调和个人的目标并实现共同的福祉。目标管理的概念及内涵如下：

1. 目标的概念

目标是行动(任务)的先导，是组织要达到的可以测量、最终的具体成果。组织在实现任务的过程中必须有多个目标，不同的目标之间相互联系、相互制约形成一个目标系统，管理者在各种各样的需求和目标之间进行权衡，按照目标的重要程度进行排序，选择和区分主要目标与支持性目标，通过目标把人、财和物等重要资源集中起来，用在组织最需要的地方，促成组织目标的实现。

2. 目标管理的概念

目标管理(management by objectives，MBO)是指组织内的管理者与被管理者共同参与目标的制定，并在工作中实行自我控制并努力完成工作目标的管理方法。目标管理的本质和精髓是：成就激励；目标管理的内在逻辑是：目标→责任→(自我)控制→成就。

3. 目标管理的内涵

(1)责任心是目标管理的起点：目标管理强调员工的责任感，没有“有责任感的员工”，目标管理就是空谈。一个“有责任心的员工”会同管理者一样，视工作本身为目的，以满腔的工作热情，指导自我控制自我，为组织作出贡献，实现自我价值。在责任心的驱动下，员工由“要我做”转变为“我要做”，以自律型管理替代支配型管理；共同的责任感和团队合作正是目标管理的精髓所在。

(2)成就激励是目标管理的本质：目标是计划和行动的先导，具有激励性，目标管理的本心正在于通过目标去激励员工提高工作的效率并取得成就，从而实现组织的目标。目标管理剔除了泰罗的“监督式管理”，尝试建立一种非独裁的、能够充分发挥员工积极性、主动性和创造性的工作环境和管理方式，因为作为一名知识工作者，衡量其工作成效的是他在其专业领域内的表现和成就，而不是金钱和管理者的评价。

(3)共同目标是目标管理的核心：一个组织必须有一个及以上的共同目标，共同目标中融入了员工的需求和组织的利益，员工在实现个人目标的同时完成个人的责任，扩展个人的能力和机遇，实现组织的目标，组织目标和个人目标相互协调并相互统一，是实现目标管理的关键和核心。

(4)自我控制和参与式管理是实现目标管理的途径：自我控制是目标管理的主要贡献，它把组织的工作由监控员工变成给员工设定客观的标准和目标，让他们靠自己的积极性去实现目标，取得成就，获得真正的自由，是更强劲的激励。参与式管理是目标管理的优点，它打破了横亘在组织与员工之间的樊篱，通过上下结合的方式对组织目标进行反复平衡和协商，激发员工“作为人”的主体性和创造精神，增强组织目标的执行力。自我控制和参与式管理是行为科学理论在目标管理中的具体运用，是实现目标管理的途径。

(5)信息反馈是实现目标动态管理的内在要求：信息的反馈和分析在目标的制定、实施和评价过程中非常必要，特别是在组织的绩效管理中，考核员工绩效的信息必须及时有效地传递给员工本人，这些信息是员工自律的手段而不是管理者控制员工的手段；外部环境和内部条件的变化又要求管理者对目标要进行动态调整，以适应环境的变化要求。

4. 目标管理的特点

(1)目的性：通过自我管理达到个人的生命意义和全面发展。

(2)主体性：通过反省和自我评价唤起个人的主体意识，调动个人的自主性、积极性和独创性。

(3)责任性：个人的选择是以自己的职责义务和对社会价值的态度为基础的，成就感是以责任感为前提的，责任感带来主动性。

(4)有效性：必须最大可能地激发和使用自己的潜力和优势，通过成就来追求自己的价值观。

二、目标管理过程

目标管理分为设置目标、实施目标、评价目标 3 个阶段。

(一)设置目标阶段

设置目标阶段主要是建立完整的目标体系，是实施目标管理的第一步，也是最为关键的一步。目标的设置要符合 SMART 原则：specific(具体)、measurable(可衡量)、achievable(可达到)、realistic(相关的)、timetable(有时限的)。目标的制定常采取自上而下和自下而上相结合的方式，分三步走：

1. 设立总体目标

高层管理者预先根据组织的长远计划和客观环境，与下级充分讨论后，修改、调整、确立一个明确的组织总目标。

2. 制定下级目标和个人目标

在总体目标的指导下，根据组织结构和职责分工，制定下级目标和个人目标，明确目标的责任主体，个人目标要和组织目标相协调。

3. 形成目标责任

上级和下级就实现目标所需的各项条件达成协议，上级授予下级相应的权利和利益，下级履行相应的责任并写出书面协议。

(二)目标实施阶段

目标实施阶段强调员工自觉、自主、自治和自我控制，员工按照总体目标的要求采用自主管理的方式选择实现目标的手段和方法，管理者不能过多干涉，但管理者并不是放任不管，而是通过指导、督查、收集下级员工反馈的信息及问题，及时给予协调、支持。提供良好的工作环境和信息情报，促成各级组织目标的实现。

(三)目标的检查评价阶段

在达到预定的期限之后，管理者要及时对目标的实施情况进行检查和评价，主要有 3 项工作：

1. 考评成果

各级部门和员工对照各自的目标及目标值先进行自我评估，提交书面报告，上下级共同考核目标完成情况，决定管理绩效。

2. 实施奖惩

目标实施者自检后，管理者与自检者进行商谈，通过预先制定的评价和奖惩协议实施奖惩。

3. 考核评价

将目标管理中的经验和教训进行总结找出不足，讨论下一轮的目标，开始新一轮的循环。

三、目标管理在护理管理中的应用

某医院护理部在分析前三年的年度护理不良事件中发现：患者跌倒的不良事件呈逐年上升趋势，并稳居 2014 年年度护理不良事件的首位。于是制订了 2015 年护理质量目标管理重点工作：降低住院患者跌倒发生率，切实保障患者安全。

护理部通过讨论决定，在降低住院患者跌倒发生率方面实施目标管理，成立全院的目标管理领导小组及实施小组：

设置总体目标：

(1)确定总目标值：分析近三年医院不良事件非惩罚性上报管理系统运行中住院患者跌倒事件，结合国内外跌倒有关的研究成果，以及国家等级医院评审标准的有关指标，计算得出医院年度跌倒控制的总目标值为0.2%。

(2)分解目标：护理部根据各科室收治患者情况，如患者总数、疾病种类、患者年龄结构、患者跌倒数等派出目标管理领导小组下临床与各科室护士共同讨论，制定分目标值和科室目标管理实施计划，然后对目标管理实施中的注意事项、追踪内容及方法、结果评价及激励措施、科室的具体执行计划和要求等一一进行全院护理培训，形成全员参与层层关联统一的目标连锁体系。

(3)执行目标：护理部鼓励科室开展全员参与的"降低住院患者跌倒发生率"的品管圈质量控制活动，对于已经发生的跌倒事件，鼓励各科室做好根因分析，积极上报；护理部目标管理实施小组按照"护理安全目标管理(跌倒项目)检查追踪表"内容对全院各临床科室进行季度监督和跟进，并根据各科室的反馈意见，整理制定预防住院患者跌倒发生的标准操作流程。

(4)评价目标：比较管理前后住院患者的跌倒发生率以及管理前后护理人员对跌倒高风险患者管理的正确率，评价目标达成率、护理人员执行目标的努力程度、目标达成的复杂程度。年度总结时，护理部鼓励目标完成优秀的科室及个人上台演讲进行经验分享，并表彰优秀的病区和个人，激发护理人员的成就感和自豪感。

在对住院患者跌倒发生不良事件进行目标管理的1年中，全院住院患者的跌倒发生率由8.0%下降到0.15%，护理人员对跌倒高风险患者管理正确率由41.67%上升到93.06%，效果显著。在年度工作总结中护士长反映，在实施目标管理过程中，通过护理部的全院培训让护士了解目标管理的目的和意义。同时，目标领导小组与护士共同讨论并科室分目标值和工作计划的制定，使护士明确自己在目标管理中的职责和任务，从而使得这次目标管理能顺利进行。有效预防和控制住院患者跌倒事件发生，是实现"加强护理质量控制和提高护理安全"的管理目标中的一环，如果将质量控制的每个环节通过目标体系的建立将目标细化和量化，完成各个环节的目标值，就会使得"加强护理质量控制和提高护理安全"的管理目标得到保证，实现由定量到定性的转变。目标管理值得在护理质量管理中推广应用。

(虞建英)

第三节　时间管理

随着竞争的日益激烈及社会发展的日新月异，人们对时间的价值有了越来越深刻的认识。因此，管理人员必须要学会科学管理时间，才能在同等的时间消耗条件下，提高时间的利用率及效率，为组织创造更大的价值。

一、时间管理的概念及内涵

(一)时间管理的概念

时间管理(time management)是指在同样的时间消耗情况下，为提高时间的利用率和效率而进行的一系列活动，它包括对时间进行的计划和分配，以保证重要工作的顺利完成，并留出足够的余地处理那些突发事件或紧急变化。

(二)时间管理的内涵

时间的本质是一种有价值的无形资源，它赋予每一个人都是固定而有限的。时间具有客观性、一维性、无储存性等特点。它具有以下意义：

1. 提高工作效率

通过研究时间消耗的各种规律，深刻认识时间的特征，探索科学安排及合理使用时间的方法。时间管理可以使管理者自己控制时间而不被时间左右，控制自己的工作而不被工作控制，从而对时间资源进行合理安排和分配。

2. 激励员工的事业心

员工若能有效利用时间，则可以提升工作效率，为团队创造更大的价值，同时，能激发事业心及成就感，满足自我实现的需要。

3. 有效利用时间

管理者若能科学管理时间，则可在有限的时间资源条件下，通过合理安排与分配，提高时间的利用率。通过有效地管理时间，可以以最少的资源收获最大的效益，做到事半功倍。

二、时间管理过程

(一)评估

1. 评估时间的使用情况

首先，应评估时间是如何用掉的。管理者可以依据自身情况准备一本日志或者记事本，按照时间的顺序记录所从事的活动，每一项活动标明所耗费的时间。当记录条目足以代表管理者的日常活动内容时，将所有活动划分为几大类。例如：计划拟定、分析预算、指导、决策、评价、建立人际关系等，然后计算每一类活动所消耗的时间占整个工作日的时间百分比。如果分析结果显示时间分配不均或与重要程度不符，则管理者必须重新拟定工作方针，以提升管理效率。

2. 了解个人时间浪费的原因

浪费时间是指所耗费的时间对实现目标毫无益处。评价浪费的时间是时间管理的重要组成部分。通常情况下，造成时间浪费的原因有内在与外在因素两个方面：外在因素可能涉及社交应酬、信息不足、沟通不良、计划外的来访或电话、计划内或计划外的会议过多、突发事件等；内在因素可能包含有自身拖拉的习惯、未经充分授权、不懂得拒绝、工作日程计划不周或无计划、处理问题犹豫不决或缺乏决策能力、没有时间利用知识等。管理者需要了解自身时间浪费的原因，才能更好地实现时间管理。

3. 确认个人最佳工作时间段

从生理学角度来讲，人的25~50岁是最佳工作年龄；作为管理者，35~55岁是最佳工作年龄。每个人的个人最佳工作时间段可能不尽相同，充分认识个人最佳工作时间段是提高工作效率的基础。管理者应评估自身每天身体机能的周期性，了解自身精力最旺盛及最低潮的时间段，然后依据个人内在生理特性安排工作内容。在个人感觉精神体力最好的时间段内，可以安排从事需要高度集中精神及具有创造性的管理活动，在个人精神体力不佳的时间段内安排团体活动，通过人际交往中的互动效用，提升时间的利用率。

4. 集中使用时间

管理者在处理关键工作时，注意保持时间的相对连续性和弹性，集中精力、排除干扰，有利于提升时间利用率。当然，在作时间规划时，应当留有余地，以免意外情况的发生，同时，管理者应当注意劳逸结合，有利于保持工作的持久性。

（二）时间管理方法

1. ABC 时间管理法

美国著名管理学家莱金（Lakein）建议每个人都需要将自己的目标分为 3 个阶段，以便有效地管理及利用时间。即：今后 5 年内欲达到的目标（长期目标）、今后半年欲达到的目标（中期目标）、现阶段欲达到的目标（短期目标）。将各个阶段的目标分为 ABC 三类：A 类目标最重要（必须达成），B 类目标较重要（很期望完成），C 类目标不重要（可暂时搁置）。使用 ABC 时间管理法，可以帮助管理者优先处理紧急、重要的时间，提出处置措施，提升工作效率。ABC 事件的分类特征及管理要点见表 3－2。

表 3－2 ABC 事件的分类特征及管理要点

分类	比例（占工作总数）	特征	管理要点	时间分配（占工作时数）
A 类	20%～30%	最重要、最迫切、后果影响大	重点管理（现在做好、现在必须做好、亲自做好）	60%～80%
B 类	30%～40%	重要、迫切、后果影响不大	一般管理（最好自己处理，必要时可授权）	20%～40%
C 类	40%～50%	无关紧要、不迫切、影响小或忽略不计	不必管理	0

ABC 时间管理法的核心要点即：抓主要问题解决主要矛盾，保证重点，兼顾一般。ABC 管理法的具体步骤为：①列出清单：管理者在每天工作开始（或者工作结束），列出全天工作日清单。②按工作分类：对工作进行分类，常规工作按程序办理。如召开交班会、核对各项医嘱等。③工作排序：根据时间的特征、重要性、紧急性确定 ABC 顺序，先重急后次缓。④填写分类表：按 ABC 类别划分工作项目、预计时间、实际完成时间等记录。⑤实施：首先全力投入 A 类工作，直至完成，取得效果即转入 B 类工作，若有人催问 C 类工作，则可将其纳入 B 类。大胆减少 C 类工作，避免时间浪费。⑥作出总结：每日循环往复，不断进行自我训练，作出总结评价，提高时间管理的效率。

2. 制定时间进度表

管理者在时间管理上所遇到的困难，有时候无法精确掌握，因而，可以事先拟定时间安排进度表。时间进度表力求详细，尽可能地将可能出现的各种情况安排到计划之中，并留有余地，以防意外事件出现。可通过台历或是效率记录手册作为简单的时间进度表（表 3－3），作出分析与总结，找出时间浪费的原因，提出整改措施。

表 3－3 台历或效率手册

	上午	下午
5 月 11 日（星期四）	8:00～9:00	14:00～15:00
	9:00～10:00	15:00～16:00
	10:00～11:00	16:00～17:00

3. 学会授权

成功的领导者必须学会适当地授权，才能使自己的工作时间更加有价值，同时，也提升了下属的工作能力，实现双赢的局面。“授权”指在不影响个人原本工作责任的情形下，将某人的责任授予另一个人，并给予执行过程中所属职务上的权利。管理者授权的工作内容应该包括该工作授予何人、授予的权力等，使下属有动力、有条件、有信心做好授予的工作。授权应该是一种法定合约行为，管理者和下属都应该了解和同意授权行为及附带的条件。为了执行工作方便，管理者应当赋予下属一些特定的权力，并以书面通知的形式向其他相关人员说明该员工已授权，使其可以运用必要的资源、接受批示、实施管理及提出报告等。

4. 学会拒绝

时间对于每个人而言是均等固定的，为使时间得到最有效的利用，管理者应当学会拒绝。大多数人因为内疚以及人际关系的考量，很难拒绝他人的请求。但在下列情况下，管理者应当合理拒绝承担不属于自己工作范畴的责任：①请求的事项不符合个人的专业或目标。②请求的事项非自己力所能及，且需花费大量时间。③请求的事项自身感觉很无聊或者不感兴趣。④承担该请求后会阻碍个人完成另一件更有意义或更吸引自身的工作。拒绝是一门艺术，管理者应当学会巧妙而坚决地说“不”，避免类似事件占用管理者大量时间，给自身带来困扰，同时，不要解释为什么“不”，避免对方当作条件性拒绝。拒绝应当注意时间、地点及场合，避免伤害他人。

5. 养成良好的工作习惯

为了更有效地利用时间，避免“时间陷阱”是至关重要的。最危险的“时间陷阱”即活动轮回，指漫无目的行为。计划开展初期，管理者有明确的目标，随着计划的深入，注意力由特定的目标转移到其他方向，不自觉地从事无实质效益的工作。因此，管理者在日常工作中应当注意节约时间和提升工作效率，养成良好的工作习惯。具体可以采取以下措施：①尽量减少电话干扰：避免社交性电话，通话时尽量抓住要点，备好纸、笔，便于随时记录。②尽量节约谈话时间：可以选择在办公室以外的走廊或过道谈话，若内容重要，则再选择进办公室详谈；若察觉谈话内容不重要，可起身、或看看表、或向门口走去、或是礼貌性地解释需要立即处理一些紧急文件等，表示谈话可以结束。③鼓励预约谈话：可定期安排短会，加强联系，也可安排在每日工作不忙的下午时间段进行会谈。④控制会议时间：准时开始，减少会议，缩短会议时间。不开无准备的会议，不开无主题的会议。⑤档案管理：对档案资料进行分档管理，按重要程度或者使用频繁程度而分类，并及时阅读、及时处理。

(三)时间管理评价

时间管理评价既是时间管理的重要内容，也是反馈程序的基础。它是根据人们时间管理的实际状况，通过定性和定量的鉴别与测定，对人们时间管理的效果进行综合分析、系统评价，把管理与效果联系起来，以促进工作效率提高的过程。它可以考察时间的利用程度，对管理者找到提高效益及成果的方向提供指导。根据评价对象不同，时间管理可划分为对无形劳动的时间管理评价和对有形劳动的时间管理评价。前者是对护理管理工作时间的评价，后者是对护理生产劳动时间的评价。在进行时间管理评价的过程中，应当注意以下原则：

1. 时间管理评价是对成果的评价

时间管理评价的标准即工作成果与工作目标相对照的比率。没有任何成果的时间其价值为零。

2. 时间管理评价重点存在不同

有形劳动的时间管理评价关注效率和质量，无形劳动的时间管理评价侧重“效能”，即产生的有效性和贡献性。

3. 时间管理评价追求效果

“投入—产出”分析为时间管理评价的关键，即最少的时间支出获得最大的成果与收益。

三、时间管理在护理管理中的应用

护理管理者在应用时间管理时，应充分发挥时间管理的优势，提升时间的利用效率。所应把握的关键点如下：①护理管理者应当掌握节约与灵活运用时间的技巧；②护理管理者应当为自己所负责的部门设定切实可行的工作目标及目标完成的时间；③护理管理者应当具备时效观念及时间成本效益观念，能够有效控制自己有限的时间；④护理管理者应当对最重要的目标及事件给予优先权，对每日的工作计划应当进行具体的活动排序。

第四节 管理决策

美国著名管理学家西蒙(H. A. Simon)曾说：“管理就是决策”。这充分说明了管理与决策相辅相成的关系，决策贯穿于管理活动的始终。同时，良好的管理活动对决策的产生及执行具有重大影响。一个完整的决策过程就是完整的管理过程，决策作为管理工作的核心，其正确与否对组织的发展具有至关重要的意义。现今，决策作为管理学的一个重要内容，已发展成为一门决策学科。护理管理者必须深刻认识到决策的重要性，掌握科学的决策程序及方法，最终作出科学的决策，有利于护理管理科学化。

一、管理决策的概念及内涵

(一)管理决策的定义

决策(decision making)，顾名思义，就是决定策略。管理决策是指管理者在领导活动的过程当中，为实现预定的目标而做出的各种选择和决定。传统的管理学认为：决策是最高领导关于全盘方针政策的决定。而在现代管理学派中，以美国管理学家和社会学家赫博特·亚历山大·西蒙(Herbert Alexander Simon)为代表的决策管理理论学派认为：管理就是决策。

狭义的决策通常指决策者对多个备选方案的最终选择，广义的决策包括决策者分析、选择、实施、反馈等一系列过程，指组织或个人为了实现某种目标，提出不同的策略方案并根据某一准则选择最佳行动方案的分析及判断过程。

(二)管理决策的基本要素

管理决策的构成要素主要包括决策主体、价值主体、实施主体、决策对象以及决策目标、决策环境及决策结果等。

1. 决策主体

指作出决策的人，可以是组织，或是个人。在传统观念中，决策主体是组织中的最高领导，以西蒙为代表的决策管理理论学派则认为，决策主体是组织中的所有阶层，包含作业人员。

2. 价值主体

指为谁决策。决策主体可以与价值主体重合，也可与价值主体分离。

3. 实施主体

指实施政策的人。可能既不是决策主体，也不是价值主体。

4. 决策对象

指决策客体。即针对什么进行决策。

5. 决策目标

指所期望实现的目标或成果。

6. 决策环境

即自然状态，不以决策者的主观意志为转移。决策者采取方案后可能遇到或发生的情况。

7. 决策结果

通过决策所形成的方案。

个人决策由于决策主体、价值主体、实施主体都为个人自身，相对而言较为简单，而组织决策可能存在三者相对分离的情况，因而较为复杂。如护理组织中，患者或护士为大多数情况下的价值主体，护理管理者为决策主体，而实施主体为护士。因而，在此种复杂情况下，决策者更应慎重决策，尽量使决策体现价值主体的需求。

(三)管理决策的类型

按照不同的分类依据，管理决策分为不同的类型。

1. 按决策主体及决策权利制度的不同

可划分为个体决策和群体决策：①个体决策指组织中个人作出的决策。个体决策效率高、责任明确、创造性好，但其有效性完全依赖于个体的知识水平、经验等，受个体有限性的影响大，即个人知识、能力、个人价值观存在差异、决策环境的变化等都会影响理性决策的产生。②群体决策指群体作为决策主体，群体决策拥有更广泛的知识、经验、信息及更多的方案，更具有可接受性及可行性。但其耗费时间、倾向于折中、责任不明、容易受到少数集权人的控制，也易出现从众心理。

2. 按决策条件的可控程度

可划分为确定型决策、风险型决策及不确定型决策。①确定型决策指在各个可行方案已知的条件下，可以准确预测其各自所产生的后果。方案的最终选择，取决于对各个方案结果的比较及权衡。确定型决策的特点有：有两个或两个以上可行方案可供选择，每种方案只与一种结果对应，可计算每种方案的损益值。②风险型决策即随机决策，指可供选择的所有方案中，其中大部分条件已知，但方案的执行可能会出现几种结果，评估最终结果只能按照概率来确定，具有一定的风险性。风险型决策的特点有：有两个或两个以上可行方案，每种方案可能出现多个结果，其概率可知，可计算每种方案的损益值。③不确定型决策指在不稳定的条件下进行决策，方案的执行可出现不同的结果，其概率无法评估。不确定型决策与风险型决策区别仅在于其结果发生的概率是否可知。不确定型决策的特点有：有多个可行方案；每种方案有两种或两种以上结果，且其发生的概率未知；难以估计每种方案的损益值。

3. 按决策内容

可划分为战略决策、战术决策及业务决策。①战略决策指涉及全局性、长远性的大政方针政策。此类决策侧重于理性规范的制定，一般由组织中的最高领导层制定，可包括组织的目标、发展方向、原则、路线等。②战术决策即管理决策、策略决策，指带有局部性的具体决策。此类决策侧重于对实践行为过程的调控与设计，一般由组织中的中层领导制定，可包括方式、方法、实施政策等。③业务决策即日常管理决策，是日常工作中为提升效率而作出的决策，主要由组织基层管理者制定，可包括制度的制定及执行、工作安排日常分配等。

4. 按决策问题的常规性

可划分为程序化决策及非程序化决策。①程序化决策即常规决策、重复决策，指对重复发生的问题进行决策，能按照原来已规定的程序、处理方法及标准进行。其特点有：日常重复出现，大多数情况下有政策和法规可循，多数情况下由中层或基层管理人员作出。②非程序化决策即非常规决策、例外决策，具有偶然性、随机性，且无先例可循。其方法步骤难以程序化、标准化，且不能重复使用。其特点有：偶然发生，无例可循，决策过程具有创新性，多数情况下由高层管理人员作出。

(四)管理决策的基本原则

科学的决策可以提高决策的有效性，减少决策失误。因此，决策过程中需要遵循科学的原则。决策的基本原则是指所有决策者都必须遵循的指导原理与一般原则，它主要包括以下几点：

1. 可行性原则

所谓可行性是指在现有的主客观条件下，决策能够实施的程度。保证决策遵循可行性原则，首先，决策必须符合客观事物的发展规律；其次，管理者应当分析组织现有的人力、物力、财力等基础条件及可创造的潜在条件，研究可能出现的变化，预测其所产生的后果。注意从实际出发，量力而行。

2. 信息准全原则

信息充分准确是进行科学决策的基础，其包括各种数据、资料的全面性和真实性。掌握的信息越多、越充分、越准确、越及时，决策的正确性越高。

3. 目标原则

组织中的任何决策，都应以预定目标而进行。管理者应根据所处的环境及条件，作出符合实际的决策。

4. 对比择优原则

对多种方案的对比，有利于进行正确的决策。只有进行充分比较，权衡利弊，才能择优。因此，应至少制定两种或两种以上方案，管理者从中选出最优方案。

5. 民主参与原则

决策坚持民主参与原则有利于体现价值主体的期望和要求，体现实施主体的实施期望及能力。决策者要充分发扬民主作风，集中及依靠集体的智慧进行决策。

6. 反馈原则

由于各种主客观因素的影响，如：决策者的经验、知识、能力、时间等，决策不一定正确，或是决策在当时正确，随着形势的变化，需要及时修正。因而，实施决策后需要长时间的跟踪反馈，才能取得最终的成功。

(五)管理决策的影响因素

影响管理决策的因素有很多，主要包括以下几个方面：

1. 环境因素

包括宏观环境、微观环境等。前者如政治环境、经济环境、社会文化环境、自然环境、技术环境等；后者如政府、公众、服务对象，竞争者等。不同的环境条件下，决策的过程和方法也不尽相同。

2. 决策者因素

管理决策者个人价值观、对问题的感知方式、个人能力、与决策群体的关系融洽程度等存在差异。

3. 组织自身的因素

主要包括组织文化、组织的信息化程度及组织对环境的应变模式等。保守型组织文化易使组织固步自封，难以适应社会发展潮流，进取型文化则使组织具有积极性及创造性，易适应社会形势的变化。信息化程度高的组织有利于决策效率的提升。组织对环境的应变模式僵化，则难以推行变革性决策。

4. 决策问题的因素

主要涉及问题的紧迫性及问题的重要性。涉及的问题紧迫，则急需处理，此种情形下的决策即时间敏感型决策；问题若不紧迫，则可从容应对，此种情形下的决策即知识敏感型决策。决策问题越重要，越需要慎重决策。

管理决策的影响因素还有情境因素、以往决策因素等。管理决策者应综合考虑各种影响因素，从而作出正确决策。

二、管理决策过程

管理决策过程是一个集发现问题、分析问题、解决问题集一体的系统分析判断过程。一般包含以下几个基本步骤：

1. 发现问题

这是进行科学决策的前提。只有发现问题，探究问题的性质，发现其主要原因及相关因素，才能确定决策目标并围绕目标进行决策。

2. 确立目标

决策目标是指决策者对未来一段时间内所期望达到的目的和结果的确定。没有正确的决策目标，决策活动则失去了方向。

3. 收集信息

信息是准确预测的基础和原动力。管理者应充分估计决策对象及其所处的外环境可能发生的变化，全面收集相关信息，并进行分析和归纳。收集资料时，应避免信息遗漏、信息过多等情形，将精力集中在重要信息上，作出科学决策。

4. 拟定方案

方案的拟定直接决定了决策的质量。制定者须应用现代科学理论及技术对方案进行详细的技术设计及定量论证，拟定出各种条件下的最佳决策。必要时，还可利用模型进行模拟实验，增强决策的科学性。需要强调的是，多数情况下，十全十美的方案并不存在，只有满意与否、合适与否之分，不能苛求完美无缺。

5. 比较方案

进行方案的比较应根据所要解决的问题的性质，充分考虑决策目标、组织资源和方案可行性，并结合自身的经验，依据科学的标准进行。要研究方案的各种限制因素，综合评价方案的合理性、可操作性、时效性、环境适应性以及对社会、生态的影响等，分析其可能出现的问题、风险、困难，综合权衡利弊。

6. 选定方案

此为决策过程最关键的一步。决策者在众多备选方案中选择一个作为最优方案，决策者可从全局性、适宜性、经济性等参考要点出发，作出正确的决策。

7. 实施反馈

实施决策为领导活动的最终目的，决策只有付诸实践，才能达到预期目的；方案在施行过程中可能不与实际状况完全一致，则信息反馈有利于发现偏差、及时修正，保证决策目标的实现。

8. 检查评价

即“后评价”，指决策实施后，检验和评价实施的结果，检查是否达到预期目标，总结经验教训，为今后的决策提供信息和借鉴。

决策需要按照一定的程序进行，但其步骤和程序并不是固定不变的，甚至没有明显的前后顺序。决策者应当根据具体情况具体对待，运用自身的经验及智慧，作出高效率、高质量的决策。

三、管理决策在护理管理中的运用

管理决策贯穿于护理管理过程的始终，对护理管理效果具有深远影响。因而，护理管理者应当掌握科学决策的基本程序及方法，不断提升决策能力及水平。主要的决策方法包括以下几种：

1. 互动群体法

指通过召开会议的形式，让成员面对面地坐在一起相互启发，从而获得决策意见和观点的方法。此种方法最为简单，在日常管理中也最为常用。

2. 头脑风暴法

最早由美国创造学家奥斯本(A. F. Osborn)提出，指群体集中在一起，针对某一问题，广开思路，畅所欲言，提出可选方案。原则上无须考虑意见或建议的质量、不对这些建议作出任何评价，防止屈从压力、不重复相同的建议，但可在已有建议的基础上作出补充和完善。此种决策方法适用于收集新设想的阶段。

3. 名义群体法

指决策过程中小组成员须独立思考，互不协商，小组只是名义上存在。组织者将问题告知群体成员后，成员独立思考后写出自己的建议或意见，然后逐个说明自己的想法。对各种想法的评价结束后，成员独立将想法排序，综合排序最高的想法就是此次的决策方案。此种方法鼓励成员独立思考，防止屈从压力。

4. 德尔菲法

即专家意见法，需耗费较多的步骤与时间，它包括：设计解决问题的问卷、每一成员独立完成自己的问卷、汇总结果、将结果复制寄给每位成员、每位成员在第一次结果的基础上再次提出方案、重复4、5步骤，直至成员间意见基本一致。此法不需将成员聚集在一起，成本低，且成员之间相互影响较少，可在一定程度上避免心理暗示和从众行为，但耗时长，难以通过相互启迪获得有创造力的设想及方案。

5. 电子会议法

其实质是群体预测与计算机技术相结合。将群体集中后，群体成员将自己的方案输入计算机终端，然后将它投影在大屏幕上。此法具有匿名、可靠、快速等优点，局限性则在于不适用于计算机能力较差的成员、由于匿名无法对提出可行性建议的成员进行奖励、“人—机对话”不如“人—人对话”丰富等。

思考题

1. 简述计划工作的五大特征?
2. 什么是目标管理?
3. 什么是目标管理的内涵?
4. 管理决策过程包含哪些基本步骤?
5. 管理决策的基本原则有哪些?

(曹立芳)

第四章　组　织

组织是管理的基本职能之一，组织管理是进行人员配备、领导、控制的基础。组织职能是指根据组织的任务和目标，设计及维持合理的组织结构，将组织的各项资源及生产要素进行最有效的安排，并通过组织运作，实现既定目标的工作过程。同时，根据外界环境的变化，随时对组织结构进行调整使之日趋完善。组织职能对发挥集体力量、合理配置资源、提供工作效率具有重要的作用。

第一节　组织概述

一、组织的基本概念

（一）组织的概念

组织（organization）一般是指有目的、有系统、有秩序地结合起来的人群集合体，也指为了实现共同目标而协作的人群活动系统。如医院、护理部、护理单元、护理小组等。管理学上的组织是指按一定目标所形成的权责角色结构，是职、权、责、利四位一体的机构。组织包含四层含义：

1. 组织是一个人为的系统

组织是由两个或两个以上的个体组成的集合。管理学中的个体主要是指个人。组织是一个开放的系统，是由各个相互联系、相互影响的子系统构成的整体，并与其他组织发生联系，受到周围环境的影响。

2. 组织有共同的目标

目标是组织存在的前提和基础，组织作为一个整体，首先要有共同的目标，才能有统一的意志、指挥和行动。

3. 组织有不同层次的分工协作

组织的目标是单独的个体无法达到的，组织的高效率也是个体无法实现的。组织为了达到目标和效率，就必须分工与协作，根据管理跨度原则划分出不同的管理层次，规定不同层次的机构或成员职位、职责和分工，赋予相应的权力和责任，保证目标的实现。

4. 组织不断变化发展

组织是为了实现某个目标而进行分工合作，建立某种权责关系而形成的。当目标变动时，组织也随之相应调整，才能发挥组织的最大功能。

（二）组织的职能

组织工作作为一项管理职能是指整合各种有效的资源，为实现管理目标而进行的活动。组织的职能包括：①组织设计，根据组织目标设计和建立一套组织机构和职位系统。②组织联系，联系组织内各部门，明确各层次之间分工协作关系，使组织成员了解自己在组织中的工作关系和所属关系。③组织运转，与管理的其他职能相结合，以保证所设计和建立的组织机构能有效地运转。④组织变革，根据组织内外部要素的变化，适时调整组织结构。

（三）组织的基本要素

组织的基本要素是每个组织结构、组织活动以及组织生存和发展的最基本的条件，包括四个要素：资源、精神、时机和任务。

1. 资源

组织的资源即组织内所需的人员、经费、房屋、设施、仪器设备等。如医院护理组织，有护理部主任、科护士长、病区护士长、护理人员等专业工作者；有完成各项工作的经费预算和支出；有护理部办公室、病区护士站及工作所需的基本仪器设备等，这些均是保证护理组织实现自身目标必要的资源。

2. 精神

组织的精神是指组织内成员的职责、权力、工作规范、生活准则、服务精神、认同感和归属感等，如医院的院训、各项规章制度、护理服务宗旨、护理哲理、护理团队文化、护士的职业观和价值观等。

3. 时机

组织的时机是指组织形成的时间和环境等。组织为实现目标，必须与周围环境进行物质、能量和信息的交换，而组织的内外环境处于不断变化的过程中。因此，组织必须不断获取信息，根据环境变化调整组织设计，以保证自身的存在和发展。如医院为保证和增加护士的直接护理时间，适时完善保障支持系统，建立了静脉输液配置中心及分包机房，将静脉用药及口服药品统一配送至病房。

4. 任务

组织是为实现一定目标而设立的，组织目标是组织机构和成员进行活动的指南和工作的努力方向，组织目标明确后，就要为实现目标进行工作任务分配。护理组织的工作任务一般分为两大类：一类是院内护理服务，主要服务对象是患者及其家属；另一类是院外延续护理服务，主要服务对象是出院患者、亚健康及健康人群。

（四）组织的分类

根据巴纳德的观点和霍桑试验的研究结果，将组织分为正式组织和非正式组织。现代管理学以正式组织为研究对象，群体行为理论以非正式组织为研究对象。

1. 正式组织

正式组织（formal organization）是为了实现组织目标，有目的、有意识地按一定程序设计和建立的具有一定结构、目标和特定功能的关系体系。该关系体系主要包括组织中各种职位或部门之间的责任、权力和利益关系。正式组织一般有组织系统图、组织章程、职位及工作标准说明书等文件。如医院、医务部、护理部、人力资源部、党支部等均属于正式组织。

正式组织有以下特点：①有共同的目标；②有明确的信息沟通系统；③有协作的意愿，即人们在组织内积极协作，服从组织目标；④讲究效率；⑤分工专业化，且强调协调和配合；⑥有组织赋予的正式权力和上下隶属关系；⑦强调群体或团队的功能和作用，不强调成员的独特性，组织成员的工作及职位可以互相替换。

2. 非正式组织

非正式组织（informal organization）是指没有自觉的共同目标的人们根据个人需要自发地形成的非正式关系体系。非正式组织不是由组织或职能部门组建，也无特定目的，而是由于地理上相邻、兴趣相似或利益相同等自发形成的组织。非正式组织虽然没有特定的目的、章程和规范等，但却对正式组织有相当的影响力。如同乡、校友、牌友、驴友等均属于非正式组织。

非正式组织有以下特点：①自然或自发形成，一般无章程和确定的权利、义务；②组织成员之间有共同的思想和兴趣，彼此之间具有情感心理需要；③组织内成员一般都有自己的领袖人物。这种领袖人物是自然产生的，没有法定领导权力、但具有较大的个人影响力；④有不成文的行为规范来控制成员的行为；⑤有较强的内聚力和行为的一致性；⑥组织内部信息交流和传递具有渠道通畅、传递快的特点，常带有感情色彩。

非正式组织的作用：①有利于成员之间的相互理解、信任、支持和帮助；②有利于增强正式组织的凝聚力；③有利于提供更多的沟通渠道，加强沟通。

非正式组织的存在及其活动是一个客观现实，管理者应学会处理正式组织与非正式组织的关系，尽可能引导、支持和发挥非正式组织的积极作用，以提高正式组织的运作绩效和促进正式组织目标的实现。

二、组织结构的基本类型

组织结构(organizational structure)是指构成组织各要素之间相对稳定的关系模式。表现为组织各部分排列顺序、空间位置、聚散状态、联系方式以及各要素之间相互关系的一种模式，是整个管理系统的框架，使组织工作中的人流、物流、信息流正常流通。由于组织内外环境的不同，组织结构的类型也不尽相同。

组织结构可用组织图或组织树来描述，是指用图表形式表明组织整体结构、各部门职权关系及主要职能。纵向形态实现权力与责任的关系，水平形态表示部门划分与分工情况。从组织图可了解纵向的各部门或各职位之间的指导、指挥、管辖等关系；也可以了解横向的各部门或各职位的分工和任务，人、财、物的流向；还可以了解组织的规模、集中与分散状况及管理的功能与范围。

组织结构的基本类型：直线型、职能型、直线 - 职能参谋型、矩阵型等。在实际管理工作中，大部分组织不是某一单纯的类型，而是多种类型的综合体。

(一)直线型组织结构

直线型组织结构又称单线型组织结构(图 4 - 1)，是最简单的一种组织结构类型。组织系统从最高管理层到最低管理层按垂直系统建立管理形式，下属部门只接受一个上级的指令，各级主管负责人对所属部门的一切问题负责。其优点是组织关系简明，各部门目标明确，对企业员工业绩的评价较为方便。缺点是组织结构简单，管理职能集中一人承担，如组织规模大，则难以应付，也有违专业化分工的原则。另外，由于权力集中在最高领导者，权力过分集中，易导致权力的滥用。直线型组织结构适用于组织规模较小，任务简单的小型组织。

(二)职能型组织结构

职能型组织结构又称多线型组织结构(图 4 - 2)，主要管理层按专业分工设置管理职能部门，分管某项业务，并有一定的职权，各职能部门在其业务范围内有权向下级发布命令，直接指挥下属。其优点是管理工作分工较细，能充分发挥职能部门的专业化管理，提高专业管理水平，同时可减轻上层管理者的负担。缺点是多头领导，不利于组织的集中领导和统一指挥，各职能部门间横向联系差，环境改变时适应较慢。职能型组织结构适用于中小型组织。

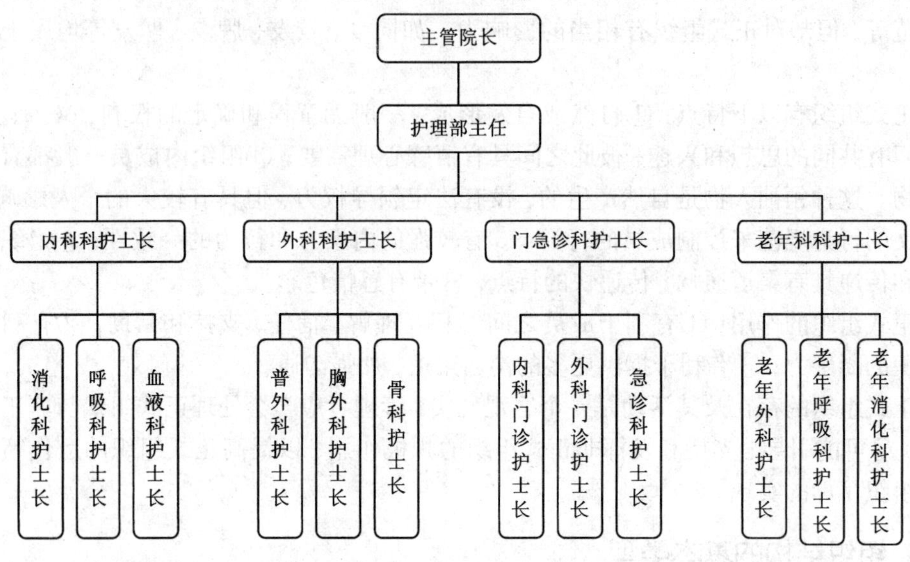

图4－1　直线型组织结构

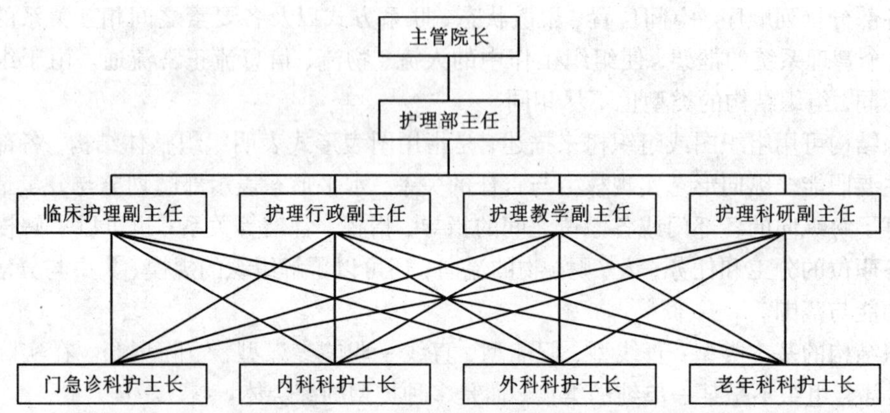

图4－2　职能型组织结构

(三)直线－职能参谋型组织结构

直线－职能参谋型组织结构(图4－3，图4－4)，是一种下级成员除接受一位直接上级命令外，又可以接受职能参谋人员指导的组织结构。直线指挥人员在分管的职责范围内拥有直接指挥权，职能部门可提供建议与业务指导，在特殊情况下也可指挥下属，并对直线主管负责。其优点既可以统一指挥，严格责任制，又可根据分工和授权程度，发挥职能部门的作用。缺点是如果职能部门权限过大，有可能破坏统一指挥原则，整个组织的适应性较差，反应不灵敏。直线－职能参谋型组织结构适用于大、中型组织。

(四)矩阵型组织结构

矩阵型组织结构(图4－5)，是一种按组织目标管理与专业化分工管理相结合的组织结构。该组织结构中，命令路线有纵向和横向两个方面。直线部门管理者有纵向指挥权，按职能分工的管理者有横向指挥权。其优点是机动、灵活，可随项目的开发与结束进行组合或解散，加强了纵向职能部门与横向项目部门之间的配合和信息交流，各项工作有布置、有检查、

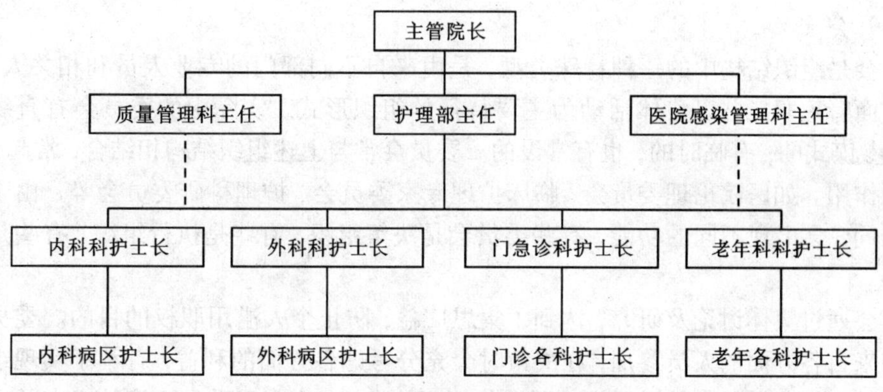

图 4-3　直线-职能参谋型组织结构

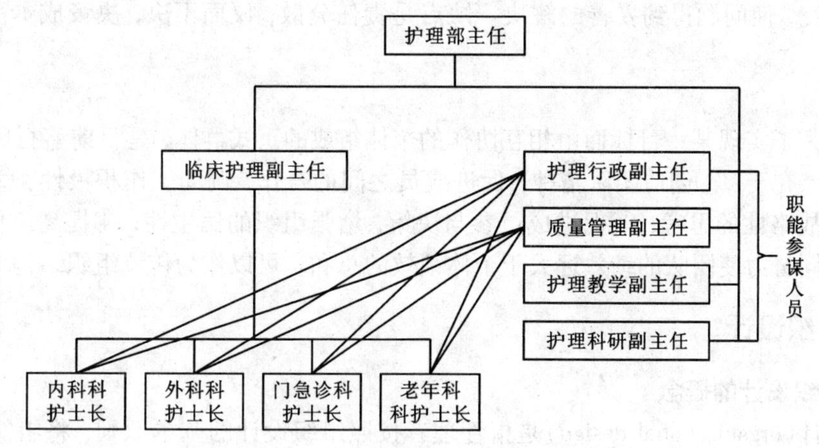

图 4-4　直线-职能参谋型组织结构

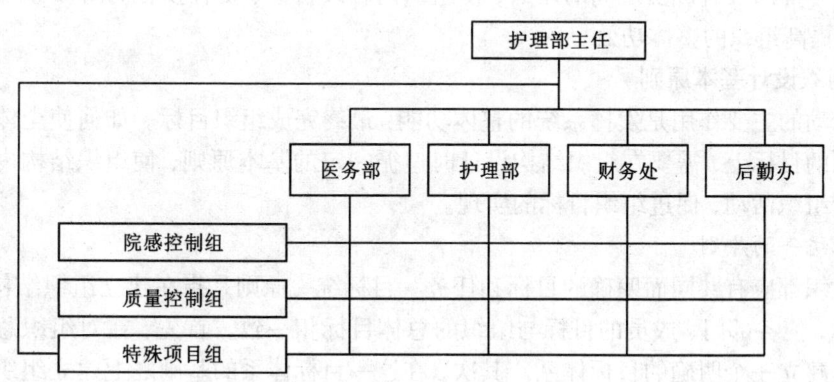

图 4-5　矩阵型组织结构

有督促，有利于提升工作质量。缺点是横向项目负责人的责任大于权力，组织中的信息和权力等资源一旦不能共享，纵横部门之间可能会产生矛盾，而下属人员则要接受双重指挥与领导，信息沟通和协调难度加大。这种组织结构适用于大型组织。

(五)其他

1. 委员会

委员会是组织结构中的一种特殊类型，是由来自不同部门的专业人员和相关人员组成，执行某方面管理职能并以集体活动为主要特征的组织形式。实际中的委员会有直线指挥式的，也有参谋式的；有临时的，也有常设的。委员会常与上述组织结构相结合，常起咨询、合作和协调作用。如医院伦理委员会、临床护理专家委员会、护理科研委员会等。由于委员会的类型不同，会出现不同的功能，有些委员会是决策组织，有些是执行组织，有些是参谋咨询组织。

委员会通过集体讨论及研究，达到了集思广益，防止个人滥用职权的目的。委员会的讨论由于有来自各方面的人员参加，在决策时会充分考虑各方面的利益，有利于实现组织整体上的统一及团结。委员会的设置推动了参与管理的发展，有利于动员更多的人来关心组织的发展，为组织培养了管理人才。有些委员会是为了解决专门的问题而设置的，可以对问题进行专门的研究，使问题得到妥善的解决。缺点是责任分散，议而不决，决策成本高，少数人专制等。

2. 团队

团队是为了实现某一目标而由相互协作的个体组成的正式群体，是目前盛行的一种组织形式。其优点在于：①创造团队精神，促进成员之间的合作，调动工作积极性；②使管理层有时间进行战略性的思考；③促进成员参与决策，增强组织的民主性；④提高工作绩效，团队成员的共同努力使团队的绩效远大于个体绩效的总和。可以作为传统组织结构的补充。

三、组织设计

(一)组织设计的概念

组织设计(organizational design)是指管理者按照组织设计的基本原则，将组织内各要素进行科学、合理组合，建立和实施一种特定组织结构的过程。组织设计是有效管理的必备手段之一。通过组织设计，可以协调组织内各部门、各成员之间的关系，明确组织的沟通渠道，减少组织中各部门及各成员之间的矛盾，使组织内各级目标、责任及权力等要素发挥最大的效应，从而提高组织的整体功效。

(二)组织设计基本原则

组织活动的主要作用是发挥系统的整体功能，最终完成组织目标。如何使全体成员统一到组织共同的目标上，需要在组织结构设计时遵循一定的基本原则，使组织结构内各部门及要素有利于组织活动，促进组织目标的实现。

1. 目标统一的原则

任何组织都应有共同而明确的目标和任务。目标统一原则是指在建立组织结构时，要有明确的目标，使各部门、成员的目标与组织的总体目标相一致。首先，在对组织总体目标分解的基础上建立一个明确的目标体系。其次，在这一目标体系的基础之上建立组织结构的总体框架，包括组织内部管理层次的划分，部门结构的建立，员工职责、权力以及工作任务的确立等，都要服从于组织的总体目标。

2. 专业化分工与协作原则

分工协作原则是指组织结构应能反映为实现组织目标所必需的各项任务及工作分工，以及这些任务和工作之间的协调。组织活动应贯彻专业化分工和协调配合的原则，一方面要合理划分组织内各部门的工作范围，分工要适应组织内外环境的变化，切实反映组织活动的客观需要和现有条件。另一方面，要明确专业化分工之间的相互关系，明确上下管理层及各管理部门之间的协调方式和控制手段，这样才有利于从组织上保证目标的实现。

3.有效管理幅度原则

(1)管理幅度又称管理宽度，是指一个指挥监督者或主管人员能直接有效管理下属的人数。上级监督、指挥、管辖的人数越多表示管理幅度越大，人数越少则表示管理幅度越小。有效管理幅度原则是指组织中的管理者直接管辖的下属的人数应该是适当的，才能保证组织的有效运行。有效管理幅度原则产生的根本原因在于主管人员的知识、能力、经验和精力是有限的，其能有效领导的下属人数也是有限的，如果超过了这一限度，就不能保证有效的领导。对于组织中任何一个层级的管理部门来说，其管理幅度都不是随意的，均应有一定的限度。幅度过小，会导致机构臃肿，人浮于事，造成人力资源的浪费；幅度过大，会导致管理者的工作量过多，容易造成工作的失控。

(2)确定管理幅度应考虑的因素主要有：主管人员和下属的能力、组织机构的健全程度等。①管理人员的能力：如果管理者具有较强的领导能力、组织能力、理解能力、协调能力，能与下属融洽相处，并受到下属的信任、尊重及爱护，善于处理各类问题，从而减少了上下级之间的频繁的接触时间，则管理宽度可以适当增加。反之，管理宽度应该缩小，以防管理中出现差错。②下属人员的素质及能力：如下属受过良好的训练，工作中自我控制的能力较强，不但所需的协调及监督、控制减少，而且与管理人员接触的次数也会减少，使管理宽度加大。③授权是否明确：管理人员的部分负担是由于组织结构设计不善和组织关系的混乱造成的。混乱的原因之一可能是任务不明确，需要下属多次地请示。也可能是权限不明确，或授权与下属的能力不符合，迫使上级事必躬亲，事事指点，管理宽度缩小。④政策的稳定性：政策越稳定，工作的程序性及重复性会越强，则管理宽度可以适当加大。反之，如果政策不稳定，变化快，程序不明确，下级不能及时处理问题，事事需要上级指导，则管理宽度必须减小。⑤计划是否周密：良好的计划，可以使每个工作人员都能了解各自的目的及任务，减少管理人员指导和控制的时间，使管理宽度加大。⑥沟通渠道的畅通：如果沟通的渠道畅通、效率高，则管理宽度可以适当加大。⑦考核是否明确：如果有比较明确的考核及评价标准，奖惩分明，则不需要事事研究协商解决，则管理宽度可以适当地加大。⑧组织内部的凝聚力：如果组织内的凝聚力强，大家相互理解，配合默契，则工作效率增加，管理的宽度可适当加大；反之，管理宽度要适当减小。

(3)管理宽度的确定：一般认为，一个上级能够有效管理下属的人数是8～12人，即8～12人是理想的管理宽度。从护理管理的角度看，一个护士长有效的管理宽度是12～15名护士。现代管理认为，管理宽度应根据具体的情况来确定，管理宽度应该是一个弹性的数据，而不是通用或规定的数据。在确定管理宽度时，应该综合考虑各种影响因素对管理宽度的作用。

4.最少层次原则

管理层次是组织结构中纵向管理系统所划分的等级数量。最少层次原则是指在保证组织合理有效运转的前提下，应尽量减少管理层次。凡是组织都有层次结构，组织中管理层次的多少，应根据组织的任务量与规模的大小而定。管理层次的多少与管理幅度有密切的关系，管理幅度、管理层次与组织规模相互制约，管理幅度＋管理层次＝组织规模。一般情况下，组织规模越大，层次越多。组织中的指令和情报必须逐层下达和上报，如果层次过大，对于上传和下达是不利的；另外，层次过多，管理成本也会增加。因此，管理层次数以保证组织结构合理、有效运转的最少层次为宜，从高层领导到基层领导以2～4层为宜。

在组织规模一定的条件下，管理层次与管理幅度成反比。按照管理幅度的大小与管理层次的多少，形成了两种基本组织结构，即扁平结构和高耸结构。扁平结构是指管理层次少而管理幅度大的结构，其优点是组织结构管理层次少，控制幅度大，管理费用低，纵向沟通快，被管理者有较大的自主性，有宽松的感觉，下属的工作满意感增加，缺点是部门之间的沟通较难，也不利于协调。高耸结构是指管理层次多而管理幅度相对较小的结构，其优点是组织结构具有管理严密、分工明确、上下级易于协调等特点，但层次多，费用增加，上下级之间的沟通时间长，容易出现沟通障碍。同时由于控制严密，可能会影响下属人员的主动性及创造性，减少了下级人员的工作满意感。随着计算机技术的日益发展和成熟，组织结构中的中层功能正逐步由计算机来处理，使得管理幅度变窄和管理层次变少，组织也由高耸型走向扁平化。

5. 责权一致原则

职责是担任某一职位时应履行的责任。职权是指管理职位所具有的发布指令的强制权力。职责是岗位任务的具体化，职权是形式职责的工具。责权一致原则是指为保证组织结构的完善和组织工作的有效进行，在组织结构的设计过程中，职权与职责要对等一致。首先要做到因事设职，因职设人，并明确规定每个职位、每个成员的工作任务和相应的责任，增强成员的责任感。其次要对负有责任的组织成员授予明确的权力，做到责任到人，权力到人。最后要使权力和责任相适应，权力是责任的基础，有了权力才能负起责任，责任是权力的约束，有了责任，在使用权力时就必须考虑可能产生的后果。有权无责或权大责小常会导致权力滥用，出现瞎指挥和官僚主义；权力过小会使组织成员无法尽职尽责，难以完成任务。

6. 集权与分权相结合原则

集权是指把组织结构中的权力较多地集中在组织较高管理层；分权是指把组织结构中的权力适当分散到较低管理层。集权与分权相结合原则是指组织工作中必须要正确处理集权与分权的关系，这样才能保证组织工作的有效进行。

首先，应充分认识到集权与分权是组织管理必不可少的手段，集权有利于统一指挥，保证组织目标的实现和组织绩效的提高；分权有利于调动各级成员的积极性。其次，应充分认识到集权与分权是相对的。集权过度，会妨碍组织成员工作的正常开展，制约成员积极性的发挥；分权过度，则会导致管理上的失控，造成组织工作无法顺利进行。集权与分权是相辅相成的，是矛盾的统一，因此，应把握好集权与分权的程度，集权应以不妨碍下属成员履行职责，以下级能够正常履行职责为准；分权则应充分考虑下属的能力，以有利于调动积极性，上级对下级的管理不至失控为准。

7. 稳定性与适应性相结合原则

稳定性与适应性相结合原则是指要保证组织的正常运行，就必须在组织结构的稳定性与适应性之间取得平衡。组织的内部结构稳定，有利于组织的正常运转和协作关系的稳固。此外，组织结构不是一成不变的，要随着内外环境的变化，相应地调整组织结构的内部构成和分工协作关系，强化组织功能，增强组织对环境的适应能力。组织结构若一成不变，就不能适应环境的变化；反之，若经常调整组织结构，又会影响组织的正常秩序。管理者必须在稳定和动态变化之间寻找一种平衡，既保证组织结构的相对稳定，又使组织有一定的动态发展和适应性。

（三）组织设计的要求

1. 精简

精简是组织设计的基本要求。机构精简，人员精干，才能实现高效，组织结构既要机构健全，以保证组织功能的充分发挥，又要避免机构重叠，人浮于事。

2. 统一

组织结构设计时要使组织内的权力相对集中，按管理层次建立统一的指挥系统，形成从上到下的指挥链。各级部门及成员原则上只接受一个上级主管的指挥，也只对一个上级负责。

3. 高效

效能是组织生存的关键。组织设计时要根据自身的实际情况，以组织目标为中心，是各部门、各成员组合成高效的结构形式。

总之，良好的组织设计应具备如下特点：清晰的职责层次、畅通的沟通渠道、及时准确的信息反馈系统、有效协作的部门体系、相对稳定的内部结构、灵活的环境适应性。

（四）组织设计的步骤

1. 确立组织目标

通过收集及分析资料，进行设计前的评估，以确定组织目标。具体资料包括：①同类组织的结构形式、管理思想和人员配备等方面的资料。如专科护理小组设计时，学习、借鉴国内外同类医院的专科护理小组的结构形式、管理思想和人员配备等，可以节省精力，少走弯路。②外部环境的各种资料。③组织内部现状，如现有组织资源、规模、形式、运行及存在的问题等。

2. 划分业务工作

一个组织是由若干部门组成的，根据组织的工作内容和性质，以及工作之间的联系，将组织活动组合成具体的管理单位，并确定其业务范围和工作量，进行部门的工作划分。

3. 提出组织结构的基本框架

按组织设计要求，决定组织的层次及部门结构，形成层次化的组织管理系统。

4. 确定职责和权限

明确规定各层次、各部门以及每一职位的权限、责任。一般用职位说明书或岗位职责等文件形式表达。

5. 设计组织的运作方式

包括：①联系方式的设计，即设计各部门之间的协调方式和控制手段。②管理规范的设计，确定各项管理业务的工作程序、工作标准和管理人员应采用的管理方法等。③各类运行制度的设计。

6. 决定人员配备

按职务、岗位及技能要求，选择配备恰当的管理人员和员工。

7. 形成组织结构

根据组织目标和设计要求对组织设计进行审查、评价及修改，并确定正式组织结构及组织运作程序，颁布实施。

8. 调整组织结构

根据组织运行情况及内外环境的变化，对组织结构进行调整，使之不断完善。

(五)组织设计的结果

组织设计的结果是形成组织结构。组织结构的模式可用组织图、职位说明书及组织手册来表示。

1. 组织图

也称组织树，用图形表示组织的整体结构、职权关系及主要职能。组织图的垂直形态，表达权责关系；而组织图的水平形态显示分工与部门化的情况。组织图一般描述下列几种组织结构及管理关系方面的信息：①权力结构：表明各阶层的上级与下属之间的正式权力分配关系，管辖范围及垂直指挥关系。一般用方块表示各个权力职位，上下关系从方块的位置体现，上面的权力大于下面的权力，用实线箭头连接表示。如果两者之间是指导关系，则用虚线表示。②沟通关系：表明组织中的正式沟通关系，包括垂直沟通与水平沟通关系。③管理范围及分工情况：根据组织的规模及部门、职位的名称，可以显示专业化与组织分工、各部门的功能与控制范围。水平关系表示各部门、职位的分工及必须执行的基本任务。④角色结构：表明组织中个人所承担的职权，将个人在组织中的头衔置于方块内，如院长、护理部主任、护士长等。⑤组织资源的流向：垂直关系可以显示人、财、物等组织资源的流向。

2. 职位说明书

是说明组织内部的某一特定职位的责任、义务、权力及其工作关系的书面文件。其目的是帮助组织明确组织内各工作职务的任务及要求，一般包括以下几个部分：①职位的名称及素质能力要求：具体规定职位的名称，担任该职位的人员所应具有的素质、教育程度、基本知识、能力、相关的工作经验等要求。②工作内容：职位的重要职能、职责及职权。③工作关系：说明职位与组织内其他职位的关系，职位与其他工作人员的关系。

3. 组织手册

是职位说明书与组织图的综合，用以说明组织内部各部门的职权、职责及每一个职位的主要职能、职责、职权及相互关系。

第二节　医疗卫生组织

一、我国卫生组织体系

我国卫生组织体系是贯彻实施国家的卫生工作方针政策，领导全国和地方卫生工作，运用卫生医疗科学技术，组织卫生专业人员和群众，实施卫生工作的专业组织。

按照性质和职能，我国卫生组织体系分为卫生行政组织、卫生事业组织和群众卫生组织。

(一)卫生行政组织

从中央、省(自治区、直辖市)、省辖市、县(市、省辖市所辖区)直到乡(镇)各级人民政府均设有卫生行政机构。中央设立卫生部为国务院组成部门，省、市、自治区设立卫生厅(局)，省辖市设卫生局，市、县区设卫生局(科)，在乡或者城市社区设立卫生专职干部，负责所辖地区的卫生工作。

卫生行政组织是贯彻执行党和政府的卫生工作方针政策、领导全国和地方卫生工作、提出卫生事业发展的战略目标、制定卫生事业发展规划、制定医药卫生法规和进行督促检查的国家行政机构。各级卫生行政组织的任务是：贯彻国家卫生工作方针、制定卫生事业发展的总体规划、制定有关卫生工作的法律法规、制定医学科研发展规划、依法监督、对重大疾病及医疗质量等实行监测、制定爱国卫生方针及措施。

(二)卫生事业组织

卫生事业组织是开展具体卫生业务工作的专业机构，包括医疗预防机构；卫生防疫机构；妇幼保健机构；有关药品、生物制品、卫生材料的生产、供销及管理、检验机构；医学教育机构和医学研究机构。

1. 医疗预防机构

医疗预防机构是以承担治疗疾病任务为主的业务组织，分布广、任务重、卫生人员多，包括综合医院、专科医院、门诊部、医疗保健所、疗养院、康复医院等。

2. 卫生防疫机构

卫生防疫机构是承担预防疾病任务为主的业务组织。《中华人民共和国传染病防治法实施办法》对卫生防疫机构的定义是：指卫生防疫站、结核病防治研究所(院)、寄生虫病防治研究所(站)、血吸虫病防治研究所(站)、皮肤病性病防治研究所(站)、地方病防治研究所(站)、鼠疫防治站(所)、乡镇预防保健站(所)及与上述机构专业相同的单位。从 2001 年起，我国又增加了各级疾病预防控制中心，这也归为卫生防疫机构。

3. 妇幼保健机构

妇幼保健机构是公共卫生服务体系的重要组成部分。各级妇幼保健机构是由政府举办，不以营利为目的，具有公共卫生性质的公益性事业单位，是为妇女儿童提供公共卫生和基本医疗服务的专业机构。妇幼保健机构应坚持以群体保健工作为基础，面向基层、预防为主，为妇女儿童提供健康教育、预防保健等公共卫生服务。在切实履行公共卫生职责的同时，开展与妇女儿童健康密切相关的基本医疗服务。妇幼保健机构由政府设置，分省、市(地)、县三级。上级妇幼保健机构应承担对下级机构的技术指导、培训和检查等职责，协助下级机构开展技术服务。设区的市(地)级和县(区)级妇幼保健机构的变动应征求省级卫生行政部门的意见。不得以租赁、买卖等形式改变妇幼保健机构所有权性质，保持妇幼保健机构的稳定。

4. 有关药品、生物制品、卫生材料的生产、供销及管理、检验机构

包括药品检定所、生物制品研究所等。承担、保证全国用药任务及用药安全。

5. 医学教育机构

医学教育机构由高等医院院校、中等卫生学校、卫生进修学院(校)等组成，是培养和输送各级各类卫生人员、对在职人员进行专业培训的专业组织。

6. 医学研究机构

医学研究机构包括中国医学科学院、中国预防医学科学院等，其主要任务是推动医学科学和人民卫生事业的发展，为国家的医学科学的发展奠定基础。

(三)群众卫生组织

群众卫生组织是由专业或非专业人员在行政部门的领导下，按不同任务所设置的机构。包括由政府牵头、人民团体中的代表参与组成的卫生组织、由卫生专业人员组成的学术团体、由广大群众及卫生积极分子组成的基层卫生组织。

1. 由政府牵头、人民团体中的代表参与组成的卫生组织

包括爱国卫生运动委员会、地方病防治委员会等，主要任务是协调有关方面的力量来推进卫生防病的群众性卫生组织。

2. 由卫生专业人员组成的学术团体

包括中华医学会、中华护理学会、中医学会等，主要是由各级党政组织负责人参加，组织有关单位和部门，支持并共同做好工作。

3. 由广大群众及卫生积极分子组成的基层卫生组织

其主要任务是协调各级政府的有关部门，开展群众卫生和社区福利救济工作。包括在各级政府领导下，在中国红十字会统一安排下的遍布全国城乡基层单位的红十字会，是人民群众团体，是国际性组织。

二、我国的医院组织体系

医院是当今社会中医疗卫生机构的主体，是对群众或特定人群进行防病治病的场所，备有一定数量的病床设施、医疗设备和相应的业务人员等，通过医务人员的集体协作，对住院或门诊患者实施科学和正确的诊疗和护理的医疗卫生事业机构。

(一)医院的基本条件

医院是运用医学科学理论和技术，备有一定数量的病床设施、医务人员和必要的医疗器械设备，通过医务人员的集体协作，对患者、特定人群或健康人群提供医疗、预防的场所。构成一所医院应具备以下基本条件：

(1)应有正式病房和一定数量的病床设施，有能力对住院患者提供安全、有效、连续、合理的诊疗、护理服务和基本生活服务。

(2)应有与医院功能任务相一致的临床科室、医技科室和行政后勤部门等。

(3)应有基本的医疗设备和设施。医院建筑符合卫生学要求。

(4)应能提供住院和门诊、急诊等多种形式的服务。

(5)应有相应的、系统的人员编配，主要包括卫生技术、行政和后勤人员等，各类人员分工协作，以构成整体医疗功能。

(6)应有相应的工作制度与规章制度，如组织制度、人事制度、医疗管理制度等。

(二)医院的社会属性

医院作为卫生服务体系的重要组成部分，坚持为人民健康服务的宗旨，体现了国家卫生事业的公益性和保障性，同时，还具有生产性和经营性等特点。

1. 公益性

《中共中央国务院关于深化医药卫生体制改革的意见》在基本原则一章中指出“坚持以人为本，把维护人民健康权益放在第一位。坚持医药卫生事业为人民健康服务的宗旨，以保障人民健康为中心，以人人享有基本医疗卫生服务为根本出发点和落脚点，从改革方案设计、卫生制度建立到服务体系建设都要遵循公益性的原则，把基本医疗卫生制度作为公共产品向全民提供”。医院是医疗服务体系和卫生事业的重要组成部分，以为人民健康服务为宗旨，实行救死扶伤、治病救人。卫生事业的社会公益性决定了医院的公益性。

2. 保障性

医疗行业特性决定了医院服务于人的生老病死全过程，为人类生存繁衍和工作生活提供医疗服务保障，是人类生存所必需的。它是社会民生保障价格体系中重要组成部分，涉及社会稳定、社会公平和国计民生，发挥着社会“基本民生安全保障网”的功能，对社会经济发展起着不可或缺的重要作用。

3. 生产性

医院是具有生产属性的单位，其主要产品是提供医疗服务。首先，医院是运用医学科学技术提供医疗服务的生产单位。它通过卫生技术人员的分工协作，借助一些必备的医疗设备、并消耗一定的药品和卫生材料，以物化劳动和活劳动的服务方式来进行生产，所提供的医疗服务则是一种无形的劳动产品，生产和消费同时发生。同时医院提供的医疗服务不是纯粹的消费性服务，其医疗服务活动是保护社会劳动生产力。它通过一系列医疗、预防、保健及康复活动，使患者恢复健康，延续生命，是社会劳动力的维护与再生产活动。其次，医院的医学科研活动发展和提高了医学科学技术水平。医院是研究、开发和利用先进医学科学技术防治疾病的主要场所，并在这过程中不断发展医学科学技术。医学科学技术属于生产力范畴，与其他科学技术共同推动了生产力发展。同时，医院的教学活动培养了大量合格的卫生技术人员。医院是培养医务人员的主要场所之一，集中了大量医疗资源和丰富病例，培养并产生了大批优秀医学人才。

4. 经营性

医疗活动需要人力、物力、财力的投入，必须讲究投入与产出的关系。在社会主义市场经济条件下，医疗服务活动中存在着社会供求的关系，医院是一个独立的经济实体，既要遵循医疗工作的内在规律与要求，又要遵循市场规律。因此医院在市场竞争的环境中要生存、发展，就应利用市场规则加强对医院的运营管理。

(三) 医院的分类

1. 按收治范围分，医疗机构分为综合医院、专科医院

(1) 综合医院：综合医院设有一定数量的病床，采取对各科疾病进行诊疗的体制，重点收治急性病患者。分为内、外、妇产、儿、眼、耳鼻喉等各专科及药剂、检验、影像等医技部门，同时配备相应专业人员、设备等。

(2) 专科医院：专科医院是专门从事某一病种诊疗的医院，如结核病医院、妇产科医院、传染病医院、精神病防治医院、眼科医院、口腔医院、胸科医院、肿瘤医院等，对集中人力与物力、发挥技术设备优势、开展专科疾病的预防治疗与护理等方面起到了很好的作用。

2. 按特定任务分，医疗机构分为军队医院、企业医院、医学院附属医院

(1) 军队医院：军队医院是为军队伤病员进行门诊和住院治疗的机构。是实施平时和战时卫生勤务的主要力量。基本任务是运用医疗护理设施和医药技术手段救治伤病员，帮助和指导部队的医疗预防工作，保障军人健康，巩固部队战斗力。

(2) 企业医院：企业医院是在计划经济时期特定的历史条件下企业自办的医疗机构。为保障企业职工身体健康、为国家现代化建设作出过贡献。涵盖了航空、油田、电力、矿业、农垦、军工、三线工厂等行业。

(3) 医学院附属医院：医学院附属医院是一般的医学研究机构或院校所设置的用于临床或实践性的医院，是培养高层次临床医学专家的摇篮。医学院附属医院是医学学生理论联系实际的课堂。而临床医学是学校的传统优势学科。多年来，大学与附属医院合在一起，培养了一大批高素质医学人才。

3. 按经营目的分，医疗机构分为非营利性医疗机构、营利性医疗机构

(1) 非营利性医疗机构：非营利性医疗机构指为社会公众利益服务而设立运营的医疗机构，不以营利为目的，其收入用于弥补医疗服务成本。其实际运营中的收支结余不能用于投资者的回报，只能用于自身的发展。如改善医疗条件、引进技术、开展新的医疗服务项目等。

(2)营利性医疗机构：营利性医疗机构指医疗服务获得的收益可用于投资者经济回报的医疗机构，其医疗服务项目的价格依法由市场进行调节。

4. 按卫生部分级管理制度分，医疗机构分为一级医院、二级医院、三级医院

医院分为三级十等，分别是一级医院(甲、乙、丙等)、二级医院(甲、乙、丙等)、三级医院(特、甲、乙、丙等)。

5. 按地区分，医疗机构分为城市医院(市、区、街道医院)、农村医院(县、乡、镇医院)；按所有制分，医疗机构分为全民所有制医院、集体所有制医院、个体所有制医院、中外合资医院等。

(四)医院的组织结构

1. 医院病床的编设

医院病床编设的数量，从一定意义上来说代表了医院的规模和收治患者的能力，但不能代表该院业务水平的高低。根据医院分级管理标准，医院病床编设的原则如下：一级医院病床数为20~99张；二级医院病床数为100~499张；三级医院病床数不少于500张。

调整医院病床的编设应考虑以下因素：

(1)当地卫生行政主管部门的要求。当地卫生行政部门应根据对医院的业务发展规划和本地区人群医疗服务需要，经充分论证后申报上级卫生行政部门审定，调整各级医院病床编设。

(2)医院承担的任务。不同级别的医院依据所承担任务的大小，并结合医院的人力、物力、设备、条件和所在地区的医院分布情况考虑病床编设。

(3)医院特色以及社会需求。即使是常见病、多发病，也应考虑特色专科的病床编设。

对三级综合医院的重点学科或者重点专科，也要重视它在医疗、教学、科研工作中的需要，保证病床的编设比例。

(4)病床使用情况、实际效益。保证卫生资源的充分合理利用，进行合理调整、随机化管理。

2. 医院的组织结构

(1)一级医院是直接为一定人口的社区提供预防、治疗、保健、康复服务的基层医院、卫生院。主要负责社区内居民常见病、多发病的门诊、住院、家庭病床的诊治，抢救一般的急诊患者及社区预防保健工作，是城乡三级医疗网的基层卫生机构。一级甲、乙、丙等医院由地(市)卫生局审批。

(2)二级医院是向多个社区提供综合医疗卫生服务和承担一定教学与科研任务的地区性医院。除收治部分常见病、多发病患者以外，还承担重点专科的疑难重症诊疗与危重患者的抢救工作，负责基层医疗单位医士、医师及以上各类医护人员的进修和培训，同时还承担部分科研工作。通常县、区、市级医院都是二级以上医院。

(3)三级医院是向几个地区提供高水平专科性医疗卫生服务和执行高等教育、科研任务的区域性以上的医院。医院等级评定重新启动后还采用三级九等划分等级，民营医院可以与公立医院平等地参与等级评定。三级医院主要是提供专科(包括特殊专科)的医疗服务，解决危重疑难病症，接受二级转诊，对下级医院进行业务技术指导和培训人才；完成培养各种高级医疗专业人才的教学和承担省以上科研项目的任务；同时参与和指导一、二级预防工作。

（五）医院的基本功能

1. 医疗

是医院的主要功能。医院医疗工作是以诊治和护理两大业务为主体，并与医院医技部门密切配合形成医疗整体为患者服务。医院医疗分为门诊医疗、住院医疗、急救医疗和康复医疗。门诊急诊诊疗是第一线；住院诊疗是针对疑难、复杂、危重的患者进行；康复医疗是运用物理、心理等方法，纠正因疾病引起的功能障碍或心理失衡，达到预期效果。

2. 教学

任何医院都有此功能。医学教育的特点是：每个不同专业不同层次的卫生技术人员，经过学校教育后，必须进行临床实践教育和实习阶段。即使毕业后在职人员也需不断进行继续教育，更新知识和技术训练，才能熟练掌握各种医疗技能和提高医疗质量，以适应医学科技发展的需要。医学教育任务的比重，可根据医院性质作决定。

3. 科学研究

是医院另一个基本任务。医院是医疗实践的场所，许多临床上的问题是科学研究的课题，通过研究既解决了医疗中的难点，又能推动医疗教学的发展。因此，医学科学的发展需要医院的参与。

4. 预防和社区卫生服务

医院不仅要诊治患者，更要进行预防保健工作，成为人民群众健康保健的服务中心。在人人享有卫生保健的这个全球目标中，各级医院要发挥预防保健作用，开展社区医疗和家庭服务；进行健康教育和普及卫生知识；指导基层做好计划生育工作、健康咨询以及疾病普查工作；提倡健康的生活行为和加强自我保健意识；延长寿命和提高生活质量等等，使医院向社区提供全面的医疗卫生保健服务。

（六）医院工作的主要特点

1. 医院必须以患者为中心

医院以患者和一定社会人群为主要服务对象。医院的所有部门、所有工作和所有工作人员都必须树立以患者为中心的服务理念，以人为本，体现人文关怀，发扬救死扶伤的人道主义精神，尊重患者的知情权、隐私权和选择权等。

2. 医院必须保证医疗质量和医疗安全

医院工作面对的是人的生命和健康，人的生命和健康是最宝贵的。因此，保证医疗质量和医疗安全是医院生存的根本，是医疗管理的核心和永恒主题。

3. 医院服务具有公平性

这是由医院的公益性、保障性和实行人道主义决定的，是社会公平在医院的体现。患者不分民族、种族、性别、职业、家庭出身、宗教信仰、教育程度、财产状况等，医院应为其平等地提供诊疗服务。

4. 医院工作的科学性、技术性和规范性

医学科学技术是医院诊治患者的手段，而人体又是极其复杂的机体，这就决定了医务人员必须具有全面的医学科学理论知识、熟练的技术操作能力和丰富的临床经验，必须严格遵守医疗相关法律法规、规章制度和诊疗规范。同时，医院工作兼有知识密集型和劳动密集型的双重特点。

5. 医院工作的整体性和协作性

医院是一个专业技术强、科技含量高、部门繁多、流程交错、各类人员密集、庞大的、复杂的系统，有医疗、护理、行政、后勤、信息、医学工程等部门。医院提供的服务形式包括门诊、急诊、住院等。医院的医疗活动涉及临床、医支各科室；各科室又分为多种学科专业、亚专业等。这些构成了一个有机运行的整体，缺一不可，并通过分工协作、互相配合，共同努力，为患者提供优质、安全、有效、方便的服务。

6. 医院工作的高风险性和不确定性

医院工作关系到人的生命安全与健康，由于疾病种类繁多，病情千变万化，个体差异很大，疾病过程不尽相同，医学对许多疾病的认识还是很有限的。因此，医院活动具有高风险性和诸多不确定因素。

7. 医院工作的时间性和连续性

时间就是生命，医院在医疗活动特别是急危重症患者及抢救过程中要分秒必争。同时能够对患者提供连续的、不间断的医疗服务和照护，包括病情观察、各项临床检查、诊断、治疗和抢救等。各方面工作安排都应适应医疗工作时间性和连续性要求。

8. 医院工作的社会性和群众性

医院提供的服务涉及患者及其家庭、单位和社会，医院工作效果重要的衡量标准之一是社会和群众是否满意；同时，医院工作受到社会各种条件与环境的制约，也离不开社会各方面的理解和支持。

三、我国的护理管理组织体系

（一）各级卫生行政组织中的护理管理组织结构

1. 卫生部护理管理机构

卫生部医政司设护理处，是卫生部主管护理工作的职业机构。

2. 各省、自治区、直辖市及下属各级卫生行政部门的护理管理机构

各省（市）、自治区卫生厅（局）均有 1 名厅（局）长分管医疗护理工作。除个别省市外，地（市）以上卫生厅（局）普遍在医政处（科）配备 1 名具有一定临床护理经验和组织管理能力的中（或高）级技术职称的护理人员全面负责本地区的护理管理，并根据需要和条件，配备适当的助手，部分县卫生局也配备了专职护理管理干部。

（二）医院护理管理组织结构

我国医院护理组织系统经过多次变更，20 世纪 50 年代初，各医院实行科主任负责制，取消护理部，削弱了护理工作的领导；50 年代末到 60 年代，卫生系统总结了经验教训，恢复了护理部而加强了护理工作的领导；“文革”期间，护理部再一次被取消，从而严重影响了护理质量；1978 年卫生部发布了《关于加强护理工作的意见》，整顿医院护理工作，再次恢复护理部；1986 年卫生部召开全国首届护理工作会议，总结经验教训，明确了护理管理工作的重要性，提出了护理管理工作职能加强、不能削弱的要求。接着卫生部发布了《关于加强护理工作领导，理顺管理体制的意见》，要求建立与医院相适应的院长领导下护理部主任、科护士长、护士长三级管理体制，对医院做出了“护理部垂直领导体制”的规定。护理部的职权不断扩大，部分护理部主任进入医院领导层，参与整个医院管理活动。

根据卫生部的规定，医院护理管理组织系统设置情况如下：县和县以上医院及 300 张床位以上医院都要设护理部，实行在分管医疗护理工作或专职护理副院长领导之下的护理部主任、科护士长、护士长三级负责制。300 张床位以下医院实施总护士长、护士长二级负责制。护理部主任或总护士长由院长聘任，副主任由主任提名，院长聘任。

(三)医院护理部的地位、作用与管理职能

1. 护理部的地位和作用

护理部是医院的一个管理职能部门，是医院护理指挥系统的中枢，护理部在护理副院长或业务副院长的直接领导下负责计划、组织、指挥，协调、控制全院的护理业务、行政管理、在职教育、科学研究等工作，在医院护理全过程中始终起着主导作用。具体有如下作用。

(1)参谋助手：根据护理工作特点与任务，在调查与评估的基础上及时提供有关信息，并提出建设性的意见来协助领导决策。同时要贯彻实施领导的决策，主动搞好跟踪观察，及时发现问题并反馈信息，有利于领导调整计划来实现医院的总体目标。

(2)组织指挥：护理部还可以合理组织护理活动中的人财物等资源，统筹安排与指挥、监督全院临床护理、科研、教学等工作。

(3)协调沟通：护理组织系统结构是由各个相互联系又相互区别的专业组成的多层次的有机整体，内部关系错综复杂，同时与外界环境有着千丝万缕的联系。因此，协调沟通是护理部的另一个重要工作内容。

(4)人员培训：护理部要加强和鼓励护理人员的长期、短期培训教育，促进护理队伍素质的提高。

2. 护理部的管理职能

护理部在医院管理中的地位决定了它的主要工作职能如下：

(1)在院长和分管护理院长的领导下，实行护理部主任负责制，实施垂直管理；全面负责医院护理行政管理、护理人力资源管理及护理质量管理等，完成与医院医疗、护理、教学、科研、预防保健等相关的工作任务。

(2)根据医院工作重点，制定全院护理工作计划与实施方案，经主管院领导审批后组织实施和总结。

(3)根据医院功能、任务及规模，明确临床护理岗位设置，科学配备全院各护理单元护理人力及应急状况下护理人力资源的调配。

(4)建立健全并落实各项护理管理制度、各级护士岗位职责、护理工作关键流程、常用护理技术操作规程、常见疾病护理常规、突发事件应急预案和处理程序等；建立护理查房、护理会诊、护理病例讨论制度并组织落实，提高护理专业水平。

(5)建立医院护理质量控制与评价标准，实施指导、检查、分析讲评、信息通报和监督整改，促进护理质量持续改进。

(6)落实护理安全管理制度，处理患者投诉，做好记录并反馈。

(7)加强医院护理队伍建设和人才培养，对护士实施培训、考核、奖罚，参与护士录用、职称晋升工作，选拔、培养各级护理管理人员。

(8)定期组织护理部各种会议，如护理部部务会、科护士长例会、护士长例会等，及时传达各种精神和要求，部署工作安排。

(9)关心全院护士的思想、工作和学习情况，帮助解决实际问题，充分调动护士工作的积极性。

(10)管理相关护理文件档案，严格遵守保密制度。

3. 护理部工作的基本要求

(1)加强计划，开拓进取：制订护理规划，对工作进行总结，是护理管理的基本职能之一。护理管理者要有组织、有步骤地开展常规工作，完成护理的任务并保证质量，解决存在

的问题，并具有开拓精神、发展的眼光，了解国内外护理发展的新形势，创造性地工作。

(2)重视反馈，掌握信息：信息反馈是做好护理质量管理和作出科学决策的基础。一个护理管理者应有灵敏的信息反馈渠道和分析处理能力。

(3)培训骨干建设梯队：护士长是第一线管理者，是护理队伍的骨干，是完成各项任务和实施计划的具体承担者。各级护理管理者均应充分发挥下属的积极性，培养各方面的骨干以促进全院护理队伍的发展。

(4)抓好继续教育、在职教育，提高护士素质：护理工作是知识型的工作，需要终身的接受教育和知识更新，这是护理学科发展的保证。既要重视医德、医风等思想教育，也要重视业务、技术素质教育。

(5)调动每个员工的积极性，共同参与管理：护理工作的主体是广大护理人员，繁重的护理任务是由广大护理管理者和护理工作者共同来完成的。只有使每个人的积极性都能充分发挥，都来关心队伍的建设，专业的发展和质量的管理才能全方位地提高。所以，一个好的管理者首先应该是一个好的激励者。

(6)深入实际，掌握准确的第一手资料：了解实际情况，加强面对面的领导，发现问题及影响因素，密切上下级间的关系，避免官僚主义及偏听偏信，正确作出决策。

(7)加强部门间的协作：加强护理组织系统与行政、医疗、医技、后勤等部门间的协调，以及建立必要的工作制度，使工作秩序井然，也是护理管理工作的基本要求。

4. 护理部主任(总护士长)的基本职责

(1)在主管院长领导下，负责全院的护理质量管理工作。根据医院年度工作计划，结合临床医疗和护理工作实际，拟定全院护理工作目标、计划，具体组织实施，季度有分析讲评、年终进行总结。

(2)负责拟定、修改完善护理规章制度、护理常规、技术操作规程、岗位职责、护理工作质量标准，建立、健全维护患者应有权利的告知文本及护理应急报案，并检查、督促落实。

(3)针对全院护理人员工作、思想、学习情况，加强护士职业道德素质教育，开展以患者为中心的人性化服务，不断提高护理服务水平。

(4)与人事部门共同做好护理人员的考核、任免、晋升奖惩工作，对全院护理人力资源进行合理的配置、调配和使用。

(5)运用现代管理理论，进行护理质量全程控制，抓环节质量管理、缺陷管理，减少差错、杜绝事故、确保患者安全。

(6)了解科室护士长工作能力水平，检查护理质量并指导其工作；定期召开护士长会议，分析讲评护理质量，制定持续改进措施。并通过护士长关心、爱护各级护理人员，充分调动护理人员的积极性。

(7)制定各级护理人员的岗前培训和继续护理学教育计划，抓好基础理论、专科理论及各项护理技能培训及考核。

(8)指导全院护理科研计划的制订和实施，及时引进、推广护理新业务、新技术。

(9)根据教学目标，负责组织领导护理临床教学及进修培训工作。

(10)关注国内外护理专业发展动态，注意信息分析和利用。

(11)护理部副主任协助主任负责相应工作。

5. 科护士长职责

(1)在护理部主任领导下进行工作，根据护理部工作计划，结合情况制订本片年度护理计划并组织实施；审定所辖病区年度护理工作计划，指导并督促落实。

(2)及时传达和布置医院和护理部的各项工作任务，督促和指导护士长工作。

(3)负责所辖病区护理质量与安全管理，定期召开护理质量与安全分析和讨论会，发现问题及时汇报，并组织分析讨论，提出改进措施，进行效果追踪。

(4)深入各病区参加交接班晨会，检查指导危重症患者的护理，协助解决疑难护理问题。指导复杂的护理技术和新业务。

(5)定期随同各科主任查房，了解护理工作中存在的问题，协助解决，定期检查所辖病区的护理查房和护理会诊。

(6)兼任片区教学负责人，组织和落实所辖病区在职护士、进修护士、护生的培养计划，并指导和督促护士长完成科室教学计划。

(7)负责所辖病区内护士的临时调配。协助护士长了解所辖病区内护理人员的个人困难和问题，及时提供帮助和解决措施。

(8)负责定期评价与考核所辖病区护士长工作，将结果汇报护理部作为护士长绩效考核和评优依据。

(9)做好所辖病区之间及其他部门的沟通和协调工作。

(四)科室护理组织工作

根据卫生部规定，100 张床位或 3 个护理单元以上的大科，以及三级医院中任务繁重的手术室、急诊科、门诊部设科护士长，由护理部主任提名聘任。科护士长在护理部主任的领导下，全面负责所属科室的护理管理工作。

护士长是医院病房和其他基层单位(如门诊、手术室、供应室、产房等)护理工作的管理者。病房护理管理实行护士长负责制，在护理部主任(或总护士长)、科护士长领导和科主任业务指导下进行工作，负责本病房的护理管理工作。护士长工作职责如下：

(1)在护理部主任和科护士长的领导下及科主任的业务指导下进行工作，负责病区的护理行政与业务管理。

(2)根据护理部工作计划，制订和落实本病区护理工作计划。

(3)及时做好上传下达，按时布置和完成医院工作任务。定期向科护士长、护理部汇报，提供准确信息。

(4)坚持“以患者为中心”的服务理念，负责病区护理人员的合理分工，实施弹性派班，合理安排护理人力，实施无缝隙的整体责任制护理。

(5)掌握病区动态，对病区工作全面了解，做到“九知道”(当日住院患者总数、入院、出院、危重患者人数，当日手术、次日手术患者，当日检查与治疗患者、情绪不稳定患者及特殊护理患者)。参加与指导危重患者护理和复杂的护理技术和新业务。

(6)负责病区护理质量与安全管理，把好护理环节及终末质量关。每月 1 次主持核心小组会议，组织质控小组进行质量检查，每月对病区自查结果进行讲评、分析，促进护理工作持续改进。

(7)组织病区护理查房和护理会诊，并积极开展新业务、新技术和护理科研。参加科室大查房、全院大会诊、疑难病例及死亡病例讨论。

(8)制定与落实在职护士、进修护士、护生培养计划，指定有经验和教学能力的护师及以上职称人员担任教学工作。

(9)深入病区了解患者的思想情况，定期召开护患沟通会，主动收集患者及家属意见，对意见进行分析讨论、整改并持续改进。

(10)清领本病区的药品、仪器、设备、医疗器材、被服和办公用品，并分别指定专人保管和定期检查，遇有损坏或遗失应查明原因，并提出处理意见。

(11)建立健全考核与奖惩制度，根据护士业务能力、护理工作难易程度、护理工作量、护理质量、患者满意度等要素对护士进行绩效考核。

(12)督促检查护理员、保洁员和外勤人员做好病区相关工作。

(13)副护士长协助护士长工作，负责科室分管的相关工作。

（周　雯　李小云）

第三节　组织变革与发展

一、组织变革与发展的基本概念

(一)组织变革与发展的概念

1. 组织变革

组织变革是指运用行为科学及相关管理方法对组织的权利结构、沟通渠道、组织规模、角色设定、组织与其他组织间的关系，以及对组织成员的态度、观念和行为、组织成员之间的合作精神等进行有目的且系统的调整和革新，用以适应组织所处的内外环境、组织任务和技术特征等的变化，提高组织效能。所有组织都会进行不同程度的变革，比如组织管理部门需要不断调整工作程序、录用新干部或新员工、设立新机构或新部门、改革规章制度、使用新信息技术等。组织变革过程中总是需要面临来自各方面的压力，包括来自竞争对手的、信息技术的、客户需求的等，组织变革是管理的重要任务之一。

2. 组织发展

组织发展是指以优化人员和协调组织气氛为思路，通过组织层面的长期努力，改进或更新企业组织的过程，以实现系统的组织变革。组织发展的进行需要在专家的指导和帮忙下，运用管理心理学与其他学科的理论和技术来实现预期的组织变革计划和目标。组织发展强调群体的作用，包括管理人员和员工。全面的组织发展还包括群体间的相互关系以及整个系统的问题。

3. 组织变革与组织发展的关系密切

组织发展是试图利用有计划的变革以帮助组织成员，可以看成是实现有效组织变革的手段。为了推动整个组织范围的变革活动，组织发展的重点是改变组织成员的态度和价值观，使之更容易适应组织新的发展方向。组织发展的关键在于员工的参与并培养公开交流和互相信任的组织氛围。组织发展技术包括推行有计划的变革的所有组织活动。

(二)组织变革的分类

1. 适应性变革

适应性变革是指引入比较成熟的管理实践，对组织进行小幅度的局部调整，将组织模式从初态向目的态转变。其过程是渐进性的，复杂程度低、确定性高、对员工影响小，所以变革阻力小。

2. 创新性变革

创新性变革是指引入全新的管理实践，具有较高的复杂性和不确定性，对员工影响较大，变革阻力稍大。

3. 激进型变革

激进型变革是指实行大规模、高压的变革和管理实践，以求在短时间内对组织进行全面调整，彻底打破初态，直接进入目的态，复杂性高、不确定性强、变革代价大。此类变革如果成功，成果具有彻底性；如果失败，组织将彻底毁灭。

(三)组织变革的内容

1. 结构变革

组织变革将改变组织结构的规范性、复杂性，包括改变职权关系、协调机制、管理幅度、工作设计等。工作流程重构、拓宽管理幅度、导致权力分散化的授权、创建工作团队等都可能涉及结构变革的一些类型。

2. 技术变革

技术变革包括对工作过程、方法和所使用设备、工具的改变与调整以及自动化或计算机化等。现如今，无论是管理技术还是医疗护理技术都在不断地发生变化。

3. 物理环境变革

空间结构、设备布局、内部设计等物理环境都会影响组织运行的效果。医院建筑物的采光程度、室内装修的颜色搭配、场地清洁、设施摆放等等的变化都属于物理环境变革。

4. 人员变革

人员变革指的是成员的态度、期望、行为或认知等改变。组织成员应该在这些方面达成一致，相互合作，否则需要进行人员变革，调整角色分工和授权，提高组织效率。

5. 组织文化变革

组织文化变革是对组织的宗旨、规章制度、规范等进行调整，以影响组织成员价值观、工作态度和行为，达到积极向上的效果。

(四)组织发展的方式

常见的组织发展主要依赖于群体间的相互影响与合作，包括调查反馈、过程咨询、团队建设以及群体间发展。

1. 调查反馈

调查反馈主要用于评估组织成员对变革的态度和认识。员工需要回答关于组织中的决策制定、领导、沟通效果以及对工作、同事和管理层的满意度的问题。变革者依据这些资料找出成员遇到的问题并采取相应措施解决。

2. 过程咨询

过程包括工作流程、单位成员间的关系、沟通渠道等。

3. 团队建设

组织发展的一个基本功能就是组成团队。团队建设主要是帮助团队成员确定目标、发展积极和谐的人际关系、确定团队成员角色和责任，重点是增强团队成员间的信任感和开放性。

4. 群体间发展

各个群体都以打造工作团队的凝聚力为重，群体间发展则是试着改变某群体对另一群体的态度和认识，以实现群体间的良好合作。

二、组织变革的动力与阻力

(一)组织变革的具体步骤

(1)通过组织诊断，发现变革征兆。一般组织诊断都通过心态、工具、角色和流程四个基本要素来展开。

(2)了解变革的动力，确定变革的内容，制定改革方案。

(3)克服变革的阻力，克服阻力，实施变革计划。

(4)评价变革效果，并及时对变革结果进行反馈。

(二)组织变革的动力

1. 外部因素

组织要生存和发展必须适应外部环境的变化，并随之进行一系列改革。影响组织变革的外部因素有政治、技术、市场、资源等。

(1)政治因素：政治形势、经济形势、各种政策与制度等的变化都将对各类组织形成大的推动力。对于医院来说，国家医改的推进和实行、“优质护理”等的实施等都将引起医院内相关组织的变革。

(2)技术进步：现代社会科技发展日新月异，新技术、新产品、新科技层出不穷，尤其是计算机、网络系统的应用和发展，对管理和经营都产生了重大的影响，这些都成为组织变革的推动因素。

(3)市场因素：随着市场经济的发展，全球的经济与劳务市场都发生了大的改变。一方面，市场竞争日益激烈、战略联盟和竞争格局不断变化、新产品和新功能推陈出新；另一方面，顾客的收入、价值观、服务需求也在变化，组织需要作出相应调整才能适应这些改变。

(4)资源：推动组织变革的资源方面的因素有人力资源、能源、原材料、资金等的变化。

2. 内部因素

引起组织变革的内部推动因素有人员与管理方面因素、组织结构因素及团队工作模式等。

(1)人员与管理方面因素：由于劳动人事制度改革、干部员工来源与技能背景变化、组织成员对工作的期待与个人价值观改变等，都使得组织的人力资源管理需要改革。

(2)组织结构因素：组织规模的扩张与发展、组织内部运行机制的优化、组织工作流程再造等，都对组织的变革提出了要求。组织结构是组织变革的重要内部推动因素。

(3)团队工作模式：团队建设与目标价值观的更新，已经成为组织日益关注的重点。组织成员的动机、士气、行为、态度等改变，都一定程度地推动着组织变革。

(三)组织变革的阻力

组织变革是组织战略发展的重要途径，有许多不确定性和风险，任何组织变革都会不同程度地遭遇组织和成员的抵制。组织的各种问题本是相互关联的，任何一个问题的变革势必会牵动许多其他相关的问题，这样就不可避免地会牵动各要素相互牵动的制约力。常见的组织变革的阻力分为以下三类：

1. 个体阻力

在组织变革中，成员的工作任务从稳定、熟悉和具有安全感变成高程度的不确定性，影响其职业认同，引起抵制。此外，变革也会一定程度上影响成员在企业组织中的地位或收入，并可能由于个体的个性特征、职业习惯、职业保障等原因使得个体对组织变革产生抵制。

个体抵制组织变革的可能因素有安全、习惯、对未来恐惧、经济因素和选择信息加工等方面。

2. 组织阻力

组织惰性是形成组织变革阻力的主要因素。组织惰性是指组织在面临变革时刻板而不灵活，难以适应或满足内部需求的特点。组织文化、奖励制度、变革时机等都会对组织变革产生阻力。具体而言，组织对变革的阻力主要有以下方面。

(1) 结构惯性：结构惯性是指组织习惯于原有的结构和工作模式。比如：组织制度的规范化对规章制度、工作程序等提出了要求，长期实行之后有其稳定性，变革时这种稳定性就成了反作用力。

(2) 变革点有限：组织内部的子系统是相互关联的，一个子系统的变革难免会影响其他子系统，其他子系统维护其稳定的作用力就成了组织变革的阻力。

(3) 群体惯性：群体惯性是指组织中的群体规范行为。组织中的个体如果想改变其行为，群体规范会对其制约。

(4) 对专业技术知识的威胁：比如，新的技术的使用可能会使原有的技术淘汰。

(5) 对已有权力关系的威胁：决策权力的重新分配势必会影响已有的权力关系，这种影响会形成变革的阻力。

(6) 对已有资源分配的威胁：组织中控制资源的群体和在资源分配中获利的群体在变革中容易有抵触，形成阻力。

3. 领导者的阻力

组织变革时管理者如能积极参与，则会让变革顺利许多。如果变革需要精简机构，或管理者本身观念陈旧，亦或对变革的认识不够等，管理者可能会阻碍变革。

(四) 消除组织变革阻力的管理对策

针对组织变革可能的阻力，制定相关政策，可以采取相应的措施来消除这些阻力。

1. 做好宣传和沟通，广泛听取意见

加强宣传教育，与成员深入沟通，听取多数成员意见。同时，宣传旧体制的弊端和新体制的益处，让成员了解变革的目的、内容、过程和方式等，使其愿意主动接受新的工作模式并积极参与进来。

2. 采取激励措施，鼓励成员投身改革

在制定改革政策时，鼓励成员积极参与，让成员将改革视为己任，变阻力为动力。为成员创造轻松开放的工作氛围，减少变革带来的心理障碍，提高变革的信息。

3. 适时推进改革计划，不急于求成

变革需要时间，新旧体制的更换更不能一蹴而就。

在组织变革过程中，可以把变革的总目标分解成多个小的目标，逐步过渡，循序渐进，小范围试点后再全面推广。

(五) 组织变革的理论模式

1. 科特的八阶段变革理论

科特(Kotter)是领导研究和变革管理专家。他的研究表明，组织变革的成功 70% ~90% 归结于变革领导，10% ~30% 归结于管理部门。科特提出指导组织变革规范发展的八个步骤：

(1) 紧迫感：通过调查研究了解市场竞争程度，发现危机或机遇并讨论出相应对策；

(2) 成立指导委员会：建立委员会，齐心协力解决问题；

(3)构思：制定相应的对策，指明改革方向，确定战略措施；

(4)将改革思想渗透给员工：利用各种传媒广泛传播新的设想和战略方针，委员会成员言传身教告知员工具体做法；

(5)授权：授权各级员工，发动员工尽力消除改革阻力，鼓励冒险与反传统观念；

(6)创造短期收益：制定收益计划，先注重创造短期收益，并对给组织带来收益的成员给予大力奖励与宣传；

(7)反馈：根据已得收益的经验与过程，改变原有制度、政策或结构的诟病，提拔和培养改革成功的成员，强调新计划与新观念的应用；

(8)完善：使新方法和新观念制度化，并应用于提高生产力的过程，同时，对领导严格要求，改善管理。

2."静水行船"变革观

"静水行船"变革观是把组织比喻成在风平浪静的水面行走的大船，因为熟门熟路，船上的成员都知道其目的地，只有偶遇风暴才会作出调整。这种偶遇风暴作出调整的过程对整个航行史来说只是短暂的小插曲。"静水行船"观在很长时间内都深刻影响着管理实践者和理论者，以库尔特·勒温(Kurt Lewin)的"解冻、变革、再解冻"变革过程三步描述模型最为流行。

(1)解冻：解冻是变革前的心理准备阶段。根据勒温的观点，成功的变革首先要对现状"解冻"，这一步骤的焦点在于创造变革的动机。解冻是在使成员认识到变革紧迫性的基础上，鼓励员工改变旧的行为与态度，使其适应组织战略发展。此过程需要注意创造开放的氛围，给予成员心理上的安全感，从而减少变革带来的心理障碍，提高成功的信心。

(2)变革：变革是改革过程中的转换阶段，是一个学习过程，通过获得新的概念和信息来完成。因此，在变革过程中需要给成员提供新的信息、行为模式和视角，为改革指明方向，实施改革并形成新的行为和态度。在此过程中，榜样的作用比较显著，可以通过角色模范、专家演讲、导师指导、群体培训等方式为新的工作态度和行为树立榜样。

(3)再冻结：再冻结是改革后的行为强化阶段，需要通过强化手段来使新的态度和行为固定，稳定组织变革成果。管理者可以尝试和检验新的态度和行为，并给予正面强化。再冻结的目的可以说是通过制约变革动力和变革阻力，使新的状态稳定下来。

3. 系统变革理论

系统变革理论是指在大范围讲述组织变革过程中的各种变量之间相互影响和联系的关系，包括输入、变革元素和输出三部分。

(1)输入：输入部分指内部的弱项和强项以及外部的机会和威胁。组织的使命、愿景和战略规划是其基本构架。使命表示组织存在的理由；愿景描述组织追求的长远目标；战略规划是组织为实现其长远目标而制定的有计划的行动方案。

(2)变革元素：变革元素包括人员、社会因素、目标、方法和组织体制等等，它们相互制约、相互影响。组织根据战略规划，整合相应的变革元素，实现变革。

(3)输出：输出部分是指变革的结果。

4. 本尼斯的变革理论

沃伦·本尼斯(Warren G. Bennis)提出将组织对变革的适应能力作为组织效能的判断标准。他提出，有效与健康的组织的标准有：

(1)环境适应能力：环境适应能力是指组织解决问题和灵活应对各种环境变化的能力；

(2)自我识别能力：组织的自我识别能力是指组织深刻了解自身的组织性质、组织目标、组织成员对目标的理解与拥护程度等的能力；

(3)现实检验能力：组织的现实检验能力是指组织敏锐而正确掌握同组织功能密切相关的因素的能力；

(4)协调整合能力：组织的协调整合能力是组织协调内部各部门工作、解决部门内冲突、整合组织目标和了解个体需求的能力。

(六)学习型组织

罗曼·罗兰曾说："成年人被时代淘汰最大的原因不是年龄的增长，而是学习热情减退。"1997 年世界管理大会发布世界管理变革十大趋势，其中"学习型组织"被称为"未来成功企业的模式"，学习型组织理论也被视作管理学理论的最新成果。

1. 学习型组织的定义

20 世纪 60 年代，有西方学者提出"组织学习"的概念，指组织成员通过自觉有效的活动获取信息、知识和技能的方式，以重构组织心智模式，提高组织竞争力。20 世纪 90 年代，美国学者彼得·圣吉著作《第五项修炼：学习型组织的艺术与实践》。在国外学者看来，"学习型组织"要求成员不断学习以提高自己，将学习融入工作和生活；在新的、开放的思考模式下，人们学会共同学习，通过持续地获得和共享新知识，身体力行将之运用于决策或执行工作。圣吉将学习型组织定义为"一个能持续学习、适应和改变的组织"，他认为学习型组织需要具备以下五项修炼：

(1)自我超越：自我超越是学习型组织的精神基础，要求成员能明白自己内心真正愿望，集中精力、培养耐心、客观观察，突破极限实现自我。

(2)改善心智模式：心智模式是影响人们认识周围世界的根深蒂固的特定的思维模式。改善心智模式是解放思想、打破既定的思维模式、主动进行创造性思维的过程。

(3)建立共同愿景：共同愿景是人们共同努力的方向，要求组织全体成员有统一的目标、共同的价值观和使命感，并为之主动学习。

(4)团体学习：团体学习可以发挥团体成员互相配合、整体配合和共同实现的能力，能萃取高于个人的智力，达到团体默契，形成团队力量。

(5)系统思考：系统思考是五项修炼的核心，要求成员用系统的观点看待组织发展，纵观整体，洞察事物变化背后的结构，认识各种因素的相互影响，追求动态平衡。

2. 如何创建学习型组织

(1)组织设计：破除或弱化现有的结构范围，在不同的组织层面上分享信息、协同合作。成员在无边界的环境中自由组合，取长补短，相互学习，以最佳的方法协同完成组织工作。在此过程中，团队是学习型组织结构设计的最重要特征。组织授权给团队或成员，管理者仅充当团队的促进者、支持者和倡导者。

(2)信息共享：组织成员共同学习，首先需要信息与知识共享，而且共享的信息必须公开、及时、准确。学习型组织几乎没有有形的结构障碍环境，有助于公开交流和信息共享。

(3)重视领导的作用：创建学习型组织时，领导的作用非常重要。其最重要的作用就是确保成员朝既定的目标努力，以促进共同愿景的行程。领导的支持和鼓励对学习也至关重要。

(4)组织文化：建立学习型组织，其组织文化能发挥重要的作用。因此，建立学习型组织，要让成员都有共同愿景，明白组织流程、活动、职能及外部环境之间的联系；培养成员集体意识，相互关心、信赖；营造开放、融洽的氛围，让成员可以自由、公开地交流，共享信息，而不必担心惩罚或批评。

三、组织变革与发展在护理管理中的应用

护理组织系统是医院组织系统的重要组成部分，无论是组织结构、组织规模、服务理念，还是角色设定、行为规范等都应该适应医院的整体要求。对于医院内外环境的变化，如公立医院改革、分级医院评审等，护理组织系统都应该及时配合、适时调整，通过护理组织的变革与发展，迎接挑战，以适应国家医疗卫生事业发展的变化。具体应用措施如下：

1. 调整护理组织系统，适应国家卫生事业发展的需要

根据我国卫生事业发展“十二五”规划、深化医药卫生体制改革的总体规划、《中国护理事业发展规划纲要(2011—2015)》《医药卫生中长期人才发展规划(2011—2020)》，结合各医院护理组织实际情况，加强队伍建设，改革护理服务模式，提高专业技术水平，以适应卫生事业发展需要，满足人民健康服务需求。

2. 改革临床护理服务模式

当前护理改革的重点是改革服务模式，推进优质护理服务，在各级医院深化“以患者为中心”的理念，按照责任制的整体护理服务模式为患者提供全程规范的优质护理服务。

3. 创新管理机制，提高护理组织效能

深化公立医院护理管理改革，理顺护理管理职能，建立完善的医院护理管理体制与运行体制。将护理管理科学化、专业化、精细化，建立职责明确、责权统一、精简高效、领导有方的护理管理体制。建立完善的护理专业人员聘用制度、绩效考核制度、岗位培训与管理制度、职称晋升制度等。建立稳定护士队伍、调动护理人员积极性的激励制度。

4. 拓展护理服务领域

发挥护理人员专业技术和人才优势，将护理服务延伸至社区和家庭，注重康复，拓宽护理服务领域。

5. 运用组织发展理论提高护理团队工作热情

组织发展注重群体的作用。在护理管理过程中，管理者可以建立新型组织，设计新的模式与工作原则，以提高护理团队凝聚力和成员工作热情，促进成员相互合作，实现共同目标。

6. 运用组织变革理论，创建特色护理组织

创造凸显专业特色的标志性护理组织，比如学习型、节约型、创新型、研究型、服务型等组织。

第四节　组织文化与团队建设

一、组织文化的概念及内涵

(一)组织文化的概念

每个人都有其独特个性，影响着我们的行为和交往的方式。组织也如此，我们称之为组织文化。虽然员工摸不着、看不见组织文化，但可以根据在组织中的体验中，感知到组织文化的存在。同时，组织文化也是可描述、可分享的。

广义的组织文化包括物质文化和精神文化，即组织管理中的硬件和软件、外显文化和内

隐文化。物质文化是指组织的物质状态、技术水平和效益水平等，主要指物。精神文化是指组织中具有自身特色的思想、意识、观念等意识形态和行为模式，以及与其适应的组织结构和制度，主要指人。狭义的组织文化是指在长期的实践与发展中所形成并且被组织全体成员所共同接受的具有本组织特色的价值观念、团队意识、行为准则、思维方式、工作作风、团体归属感和心理预期等群体意识的总称。

（二）组织文化的特征

组织文化是社会文化的重要组成部分，既有文化的共同属性，又有其自身特征。狭义的组织文化的基本特征包括以下几个方面：

1. 意识性

组织文化属于抽象的意识范畴，是组织内部的一种资源，属组织的无线资产。组织文化是组织内的一种群体意识现象，是意念性的精神观念与行为取向。不过，这种意识性特征可以被概括性地描述出来。

2. 系统性

组织文化是由团队精神、共享价值观、行为规范等一系列内容构成的系统，系统中各要素相互联系、相互依存。组织文化总是以一定的社会环境为基础，它是社会文化影响和渗透的结果，并且会随着社会文化的发展而不断调整。

3. 凝聚性

组织文化可向人们展示某种信仰和态度，可影响组织成员的处世哲学与世界观，也可以影响人们的思维方式。组织成员会受组织文化的驱使而聚在一起共同完成组织的任务、达到目的。在这个过程中，组织文化起到的是"粘合剂"的作用。此外，良好的组织文化可以营造良好的组织氛围，可激发组织成员的士气，增强群体凝聚力。

4. 导向性

组织文化的含义包括组织成员共同的行为准则和价值取向。因此，组织文化对成员的行为有很持久而且深刻的导向作用。

5. 可塑性

组织文化并不是组织与生俱来的，而是组织在生存和发展的过程中逐渐培育、积累和总结起来的。组织文化可以被人为的努力培育和塑造，已形成的组织文化也可随着组织内外环境的变化被不断调整。

6. 长期性

组织文化的培育和塑造是一个长期而复杂的过程，组织的价值观、群体意识和精神取向不可能短期形成。

（三）组织文化的结构

组织文化是由许多相互制约、相互联系的基本要素构成的体系，它的结构可分为物质层、行为层、制度层和精神层四个层次。

1. 物质层

组织文化的物质层是指组织创造的物质文化，是其表层部分，也是形成组织文化的精神层和制度层的基础。优秀的组织文化通过重视产品的质量、产品的开发、生产和生活环境、文化设施等表现出来。

2. 行为层

组织文化的行为层是组织的行为文化，是组织成员在工作、学习和休闲娱乐等活动中产生的活动文化，是组织经营作风、人际关系、精神风貌等的动态体现，也是核心价值观和组织精神的折射。

3. 制度层

组织文化的制度层是组织文化的中间层，是组织的制度文化，把组织的物质文化、行为文化和精神文化有机地结合在一起。组织的物质文化是对组织和成员的行为产生约束性和规范性的部分，是有组织特色的道德规范、行为准则和规则制度的总和，体现组织文化的物质层和精神层对组织和成员行为的要求。

4. 精神层

组织文化的精神层是指组织的精神文化，是组织文化的核心和灵魂。组织的精神文化是组织在长期实践过程中形成的组织成员群体的价值取向和心理定势，反映全体成员的共同认识和追求，是组织的道德观和价值观的体现，是组织生存和发展的精神支柱，主要包括组织成员共同信守的价值标准、职业道德、精神信念和精神风貌。

(四)组织文化的功能

组织文化的功能是组织文化在组织生产、经营、管理等活动中的作用，这种作用既有积极的一面，又有消极的一面。优秀的组织文化能提高组织承诺、影响组织成员、提高组织效能等，具体有以下六种功能：

1. 导向功能

组织文化的导向功能是指组织文化能对组织整体及其成员的价值观和行为取向起引导作用，使之能符合组织确定的目标。组织的整体价值观不断地向个人价值观渗透和内化，使组织生成一套自我调适机制，引导组织的行为和活动。

2. 约束功能

组织文化的约束功能是指组织文化对组织成员的心理、思想和行为的约束和规范作用，是一种软约束，通过组织的文化氛围、道德规范和群体行为准则等对组织及其成员产生约束。

3. 凝聚功能

组织文化的凝聚功能是指组织文化通过建立组织成员共同的价值观，培养其认同感和归属感，整合组织成员的目标，使组织与成员之间相互依存，团结一致，从而产生一种巨大的向心力和凝聚力，以此激发组织成员的主观能动性，使之为组织的共同目标与愿景努力，推动组织不断前进和发展。

4. 激励功能

组织文化的激励功能是指组织文化是组织成员从内心产生一种高昂情绪和发奋进取意念的效应。组织文化能最大限度地激发员工的积极性和首创精神，这种激励是一种内在引导，能通过组织文化的塑造使组织成员从内心深处产生强烈荣誉感和自豪感，以及为组织拼搏的献身精神。

5. 辐射功能

组织文化的辐射功能是指组织文化形成固定的模式后会通过各种渠道对社会产生影响。组织文化向社会辐射的渠道很多，主要有利用各种宣传手段和个人交往两大类。组织文化的传播能帮助组织在公众中树立形象，也能对社会文化的发展产生很大影响。

6. 调试功能

组织文化的调试功能是指组织文化能调整组织内部各部门之间、成员之间的关系，以及组织与社会、周围环境、顾客、竞争对手与合作伙伴等之间的关系，能帮助新成员尽快适应组织，使其自身价值观与组织相匹配。在组织变革的时候，组织文化也能帮助组织及其成员尽快适应变革后的局面，减少变革阻力。

以上为组织的积极作用，除此之外，组织也有其消极的一面，组织的消极作用主要体现在变革的障碍、跨文化的障碍和组织融合的障碍。总之，组织文化的优劣、利弊都是相对的，管理者应该因势利导，最大程度地发扬其积极作用，抑制其消极作用。组织文化也都存在相对适应性，比如某种组织文化是甲组织发展壮大的原因，却可能是乙组织毁灭的根源。因此，组织文化切忌生搬硬造。

（五）护理组织文化的内涵

医院作为一个整体，医院组织文化是由医院物质文化、行为文化、精神文化和物质文化组成。医院的物质文化包括院容院貌、员工的服饰仪表、患者就医环境等，是医院文化的硬件外壳，表现医院在社会上的外在形象；医院的行为文化是医院的员工在为患者服务时，以及员工在内部人际交往中所产生的活动文化，是医院文化的软性环境，反映医院的整体精神风貌、经营作风和人际交往方式等，是医院精神的动态反映；医院的精神文化是医院文化的核心层，指医院在经营管理中所形成的意识形态和文化观念；医院的制度文化是医院文化的、硬件外壳的支撑，是医院文化的强制性文化。

护理组织是医院组织的一部分，护理组织文化是在一定的社会文化基础上所形成的具有护理专业自身特色的一种群体文化，是被全体护理人员接受的价值观念和行为准则，同时，也是全体护理人员在实践过程中创造出来的物质成果和精神成果的集中表现，其内容丰富，包括以下几个方面：

1. 护理组织环境

护理组织环境包括护理组织内环境和护理组织外环境。护理组织内环境是指护理人员的人际关系环境和工作环境。在护理组织中，护理服务的对象是全社会各种各样的患者，护理工作的顺利开展也离不开医院工作人员内部的良好沟通。因此，护理人际关系的稳定与和谐非常重要。医院的运行需要有一个适合护理人员工作和生活的环境，保证护理人员在安全、安定、文明、健康的环境中工作。护理组织的外环境是指医院所处的社会的政治、经济、文化、传统等方面的环境。

2. 护理组织目标

护理组织的目标决定了护理组织应建立的文化内涵和形式。护理组织目标代表了护理服务的最佳效益，是护理组织文化期望的结果。提高护理人员素质、造就优秀的护理专业人才等都是护理组织文化成果的范畴。

3. 护理组织制度

组织制度是组织文化的重要内容，护理组织也不例外。切实可行、行之有效的护理规章制度能保证护理工作的正常运行，也可以协调护理组织与各级各部门之间的关系，反映护理组织的价值观、道德规范和科学性。

4. 护理组织精神

护理组织精神集中反映了护理人员的精神面貌、思想活动和心理状态，如爱岗敬业、救死扶伤、乐于奉献、科学严谨等，可以规范护理人员的行为、提高护理组织凝聚力，是对护理组织前途的一种寄托，也是护理组织文化的象征。

5. 护理组织理念

护理组织理念是护理人员在护理服务过程中形成并信奉的基本哲理，也是护理组织文化的重要内容。如某医院的组织文化理念为：担当重若山、技术硬如刚、服务柔似水、医院亲如家。

6. 护理组织形象

护理组织形象是公众对护理组织的整体印象和总体评价，包括护理人员的服务质量、技术水平、人员素质等在社会上与患者心目中的总的印象。成功的护理组织形象有利于增强护理组织的竞争力和凝聚力，提高护理组织的知名度，给护理人员自豪感和自信心。

7. 护理组织的价值观

护理组织的价值观是组织文化的核心，是护理组织在运转过程中形成的基本信念和行为准则。

护理组织建设要根据组织自身的主观与客观条件和实际工作需要逐步积累、循序渐进，既需要考虑共性要求，又需要根据自身实际情况，找出不足，重点建设。护理管理者可以通过树立适合自身的价值观、组织目标、组织精神等塑造成功组织文化，促进护理事业的发展。

二、团队建设的概念与内涵

(一)团队建设的概念

团队是指由若干成员为了实现共同的目标而形成的共同体。团队的成员并非都完美无缺，所以管理者就要想方设法发挥团队各成员的优点、抑制其缺点，使之组成一支高效能的团队，这就需要团队建设。所谓团队建设是指把不同背景、不同个性、不同专长和经验的人组织在一起，让他们成为一个富有成效的工作团队。

护理团队是指由若干护士和护理管理者，为了实现某一特定的护理目标而组成的正式群体，如一个护理单元的护理团队、护理教学团队、突发事件抢救小组等。

(二)团队建设

团队建设并不是简单的“1 +1 =2”，要打造一支优秀的团队，使团队有成效，使每一位团队成员在实现目标的过程中，都能扬长避短并具备相互信任、沟通、协作与配合的精神，在此基础上形成巨大的凝聚力和竞争力。团队建设可以从以下四个方面入手：

1. 团队领导维度

团队领导维度要求团队的领导者建立团队的共同愿景和共同价值观，帮助团队成员进行角色定位等。主要体现在通过提升角色认知能力和团队领导能力，来改善团队建设能力。

(1)提高角色认知能力：团队成员可以从以下几个方面提高角色认知能力。

1)了解团队角色的类型：团队角色有实干者、创新者、信息者、监督者、凝聚者等多种类型，团队中没有任何一个成员能兼具团队需要的所有典型特征，但是团队可以通过角色组合来达到完美。

2)进行正确的角色定位：团队成员需要清楚自己的职责，明确自己的团队角色。团队成员可以从角色认知定位、情感定位和价值观定位三个方面来进行角色定位。认知定位是指团队成员要正确认识自己在团队中的位置、级别，明确该位置的标准、职能和职责范围；情感定位是指团队成员要做到情、事交融，不但需要“在其位，谋其政”，还要“干一行，爱一行”；价值观定位是指团队成员扮演的角色同职责发生冲突时，设法消除冲突，把精力集中在最有价值的事情上。

3)管理者对团队成员的角色认知：团队由不同的人构成，每个人都有自己的优势，管理者只有根据成员各自不同的优势放在对应的位置，才能发挥出团队的最大能量。所以，管理者不要轻视任何成员的力量，尽量让其做自己擅长的事，有人说："团队中没有无能的人，只有放错位置的人。"

(2)团队领导能力：团队领导是使团队成员以高度的热心和信心来达成目标的一门艺术。在团队目标确定后，管理者的领导能力能够在沟通、协作和执行的过程中对团队成员进行引导和影响。提高团队领导能力可以从以下几个方面进行：

1)做好远景规划：团队领导者的主要任务是制定团队的长远目标和规划。为了实现这一目标和规划，领导者要关注宏观和未来，为团队成员描绘清晰的愿景，充分认识各种主要内外因素，做出相应的战略安排。

2)打造有效团队：团队管理者不仅要关注宏观和未来，也要注重微观和现在。团队管理者在团队的建立之初就要考虑团队成员的构成、团队成员是否认同团队价值观等，并为团队成员作出清晰定位。打造一支有凝聚力的能够担负实现远景规划的高效团队是团队管理者的现实任务。

3)建立内部机制：团队领导的艺术强调对团队成员的激励、授权、控制与教练。为了确保完成团队目标，管理者要建立有效的内部沟通渠道和团队机制，运用有效的激励方式，对团队成员授权，在执行过程中对团队成员进行必要的控制和指导。

2. 团队管理维度

团队管理维度能强化团队成员的自我管理，主要是加强团队的问题管理和效率管理等。通过提升团队压力管理能力、团队危机管理能力和团队激励管理能力来提升团队建设能力。

(1)团队压力管理能力：在团队工作过程中，压力无处不在。对于团队成员来说，压力就像弹簧，把压力把握得好的时候，压力越大动力就越大，但是如果超过限度，压力就变成包袱。如何把握好这个度，如何将压力有效转为动力，这就需要压力管理。团队的压力管理就是管理者以有效预防和控制压力的负面影响，解决团队压力带来的问题，引导团队产生积极而有效的作用为目的。它需要管理者用组织文化主动引导，有组织地释放压力或将压力转化为动力而达到有效执行的目的。压力管理可从以下五个方面入手。

1)保持适当的压力：适当的压力可以减少团队成员的惰性，并使之转化为工作的动力。把压力转化为动力的关键在团队成员对待压力的态度，在于成员的责任感与事业心。管理者可以适当强化竞争意识，建立科学的竞争机制与激励机制，使成员以积极的心态面对压力。

2)增进团队沟通协作：团队成员之间的沟通和交流是释放团队压力的重要方法。团队领导者与成员的沟通可以帮助领导者及时了解成员所面临的问题和所需要的资源，及时为其解决或提供帮助。团队成员之间也需要相互沟通，这样才能促成理解，有理解才能更好地协作，从而更好地提高其解决问题的能力。

3)积极组织团队活动：团队活动可以使团队成员增进相互间的沟通，帮助其放松心情、减轻压力、增加工作热情等，团队可以适时组织一些活动，如聚餐、旅游及娱乐活动等。

4)加强团队专业训练：有效的培训、专业化的训练等可以提高团队的业务水平，以适应工作的需要，从而减轻压力。

5)创造轻松的环境氛围：轻松的环境氛围可以缓解团队成员的压力，如办公室或工作间允许团队成员根据自己喜好进行装饰、开设聊天室和休息室等供放松和交流的场所、建立球类活动室供成员闲暇时使用等。

6）减压课程：减压课程可以帮助团队员工正确认识压力，团队领导者可以适当安排相关心理减压课程，帮助成员减轻压力。

（2）团队危机管理能力：团队的危机主要有两大类，一类是团队外部危机，由社会环境、市场环境、竞争、经济、政治等的变化所产生；另一类是团队内部危机，是团队在日常运作过程中自身隐藏的问题产生。团队管理者的良好危机管理能力是管理者在团队面临逆境或危机时敢于牺牲，并团结团队成员共同面对困难、对相关事宜作出果断的决定的能力。提高管理者的危机管理能力可以从以下几个方面入手。

1）团队危机预防：管理者在日常工作中应该注重团队成员危机意识的培养。团队外部危机的预防可以选择相对经济又有效的方法，避免大量资金外流而使团队陷于危机。团队内部危机的预防可以通过采取谨慎的态度、防止泄密、组建危机处理小组、制定危机处理计划等方式来预防。

2）团队危机识别：管理者应该保持对外部危机识别的敏感性，可以让团队成员分工监测外部环境、观察内部情况，以及时发现危机并对其进行处理。

3）团队危机控制与解决：危机常给团队带来非常恶劣的影响，管理者应想方设法消除团队成员的悲观情绪，帮助成员重燃希望，利用或发掘可操控的资源有效控制危机，并根据整体环境团结团队成员积极解决问题。

4）团队危机总结：危机过后，团队领导者应该对危机发生的原因、处理危机的过程进行总结并加以分析，修改和完善团队危机预防计划，使得同类危机在今后能够得到及时、有效的预防或处理。此外，管理者也可以通过危机激励的方式来提高团队的内外竞争力。

（3）团队激励管理能力：管理者对团队的激励可以提高下属对工作的积极性，但是个体激励不能代表团队激励，管理者必须激励团队成员通过相互协作来解决问题。有效激励团队可采取的措施有：

1）满足有效激励团队的首要条件，如：①保证团队成员有做好目前工作的能力；②分配工作的时候，尽量使团队成员的工作符合其偏好和兴趣；③团队成员的工作量要适量；④团队成员应能从工作中不断获得成就感。

2）为团队成员创造积极的工作环境：积极的工作环境是指工作的环境清洁且舒适，成员使用的设备和系统能正常运行。积极的工作环境可使成员有自豪感，从而提高其工作的积极性。

3）选择有团队协作精神的人加入团队：团队激励对于有团队协作精神的成员更有效。

4）建立科学的奖励机制：科学的奖励机制应该公平、公正、有长期适用性，可使奖励行为制度化和流程化，让成员在公平的奖励活动下获得有效的激励。

5）为团队成员设立共同的奋斗目标：共同的奋斗目标可以让团队成员更加团结，同时也是调动团队成员积极性的利器。当然，这个目标必须可衡量、可实现。

6）努力使团队成员保持旺盛的精力：良好的身体素质、旺盛的精力是成员高效开展工作的前提。

7）关心团队中的每个成员：管理者对成员的关心可以让成员感知自己的重要性，增加归属感。

8）培养团队成员的归属感：团队归属感是团队成员受到激励的重要动力来源之一，成员对团队的认同感和归属感非常重要。

9）让所有成员共同分享团队的成功：让成员分享团队的成功可以提高他们对于团队的归

属感和自豪感，激励他们往更好的方向努力。

10）加强团队成员间的沟通，提高团队的凝聚力：组织各种业余活动、举办各种培训、团队竞赛等能加强团队成员之间的沟通，提高成员间的向心力和凝聚力。

11）管理者不断提高自身的激励能力：管理者是一个团队的领导核心，首先要提高自身的素质，增加成员对管理者的信任，带领成员不断进步。管理者不断提高自己激励团队的能力，可以让团队的战斗力得到保障。

3. 团队动力维度

团队动力维度要求加强团队成员之间的反应能力、互动能力和行动能力等，主要通过提升团队执行能力和团队沟通能力来提高团队建设能力。

（1）提高团队执行能力：提高团队的执行能力需要领导者首先了解影响团队执行能力的因素。影响团队执行能力的因素有以下11点。

1）团队的目标不明确，思路不清晰，以致团队成员思想不统一。

2）管理者在执行过程中没有持续监督，虎头蛇尾。

3）管理者朝令夕改，管理制度不严谨。

4）管理制度不合理，没有可行性。

5）团队成员思想不统一，团队协作差。

6）责任不清晰，分工不明确。

7）执行的过程过于繁琐，不知变通。

8）缺少好的方法，不会分解和汇总工作。

9）缺少科学的考核机制。

10）培训流于形式，不能很好地改造人的思想和心态。

11）团队没有灵魂人物，缺少团队成员认可的组织文化，没有凝聚力。

针对这些因素，管理者可以建立科学的执行程序：①制定可度量、可考核、可检查的目标；②制定有明确的起止时间的任务进度表；③根据工作的轻重缓急排列工作优先顺序；④下达指令简单明确，无偏误；⑤要求下属做出承诺；⑥跟踪执行过程，确保持续执行；⑦建立反馈机制，持续改进。

（2）提高团队的沟通能力：沟通比较重要的方面有倾听、表达和反馈，提高团队沟通能力的技巧可以从以下五个方面着手。

1）增强团队领导对团队沟通的认识。

2）克服团队成员间的沟通障碍。

3）正确使用语言文字。

4）学会倾听。

5）建立有效的团队沟通机制。

4. 团队品质维度

团队品质维度是增强团队凝聚力和改善团队学习能力的有效手段，主要通过提升团队目标管理能力、团队学习能力、团队协作能力和团队信任能力等来提高团队建设能力。

（1）团队目标管理能力

1）团队目标制定阶段：团队目标的制定是一个系统的过程。目标制定需要明确团队目标、规定达成目标的标准、规定实现目标的方法、分析完成目标所需的条件。制定团队目标需要遵循团队目标与组织目标一致的原则、SMART原则、灵活性原则。

SMART 原则是指：①S(specific)，指团队的目标要明确、具体；②M(measurable)，指团队目标要可衡量；③A(achievable)，指团队目标要可实现；④R(realistic)，指团队目标是实际的，可被证明和观察到；⑤T(timetable)，指团队目标的实现要有规定期限。

2)目标分解阶段：目标分解阶段是要把大的目标分解成许多小目标，然后把目标量化至各个部门甚至各个科室。

3)目标实施阶段：目标实施阶段需要团队管理者授予下属一定的权限，同时明确其责任，给予其施展空间，从而激发其工作热情。此外，管理者还需要不断检查目标的执行与完成情况，纠正实施过程中的偏差，确保目标的完成。

4)目标评估与调整阶段：在目标评估与调整阶段需要对目标的实施成果进行检查和评价，检查目标实施的进度、质量、均衡和落实情况，及时发现问题、解决问题。

(2)团队学习能力：团队学习能力的提高可以从以下几个方面着手。

1)了解团队学习的特点：①团队学习为合作性学习；②团队学习需要产生“1 +1 >2”的效果；③团队学习需要将学习转化为实际的工作能力。

2)选择团队学习的方式：团队学习的方式有开展团队培训、工作中相互学习交流、开展自我批评等，团队可以根据自己的实际情况选取适当的学习方式。学习的过程中，要善于反思、善于系统思考、学习后有新作为。

3)加强团队学习的领导：学习型的领导会积极地引导团队学习，对于团队学习力的提高、学习效果的实现都会有很积极的作用。

4)营造团队学习的氛围：团队领导者不能仅用高压与逼迫的方式要求成员学习，而是要以关心和谐的态度去动员，使学习具有开放性和协调性。此外，领导者自身参与学习，建立完善的学习制度也非常重要。

(3)团队协作能力：实现团队协作的关键是分工、合作和监督。在此过程中，管理者可以通过以下四种工具提高团队协作能力。

1)头脑风暴：头脑风暴是指在尽可能短的时间内，一群人一起提出尽可能多的意见和想法，不管这些意见和想法能不能付诸实现。头脑风暴可以激发团队成员的想法，增强团队成员的自行并从中得到乐趣，从而激发工作热情。

2)解决问题或制定决策的固定程序：制定固定程序为确定问题、熟悉背景、提出思路、选择方案、团队认可。

3)行动计划：行动计划需要获得团队成员的同意并达成一致意见，并且描述要精确，使用常见易懂的专业术语。

4)PEP 谈话：PEP 谈话是 planning effective performance(高效执行计划)”的英文缩写，由三个问题组成：①过去完成的工作有哪些好的反响？②过去完成的工作有哪些效果不尽如人意？③吸取教训后如何改善自我？

(4)团队信任能力：提高团队信任能力可以从以下两个方面努力。

从团队管理的角度来说要建立团队规范，建立团队成员间的信息和知识共享机制，为团队搭建有效的沟通平台，减少团队合作中不可控因素的发生。

从团队成员的角度来说，要求团队成员正直、善良、忠诚，有过硬的技术技能和人际交往能力，行为可靠、可预测，处理问题有较强判断力。

三、组织文化与团队建设在护理管理中的应用

(一)组织文化在护理管理中的应用

护理组织文化建设能深刻影响护理管理系统，与护理组织的凝聚力、指挥力、执行力等都密切相关。存在已久的护理管理系统在其运行过程中一般已产生自己独特的组织文化，但随着内外环境的变化，需要不断调整、建设和发展来与时俱进。新的护理管理系统则更需要建立与之相适应的组织文化。在护理管理中，我们可以从以下几方面着手构建适宜的组织文化。

1. 护理组织的成立

成立护理组织和发展委员会，一般由主管护理的副院长或护理部主任负责，或者聘请专业机构组建执行小组。

2. 调查分析，明确目标

制定问卷，对现有的组织文化详细调查，认真分析，自我诊断，以整理出现有文化中的精华和糟粕。把其中的精华内容加以完善和条理化，形成护理服务宗旨、理念、守则、制度和规范等等，根据护理事业发展的态势，明确组织最终目标。

3. 内容设计

根据护理组织最终目标，将管理者和护理组织成员的信念、意识和行为融入护理组织共同理想、社会责任和护理职业道德，设计出独特的组织文化。

4. 形象塑造

如设计院徽、护理团队标识、护士执业形象等等。

5. 倡导和强化

通过各种途径，提倡新文化，让新的观念内容人人皆知。护理管理者可以在各种活动中强化新的价值观念，使之成为广大护士的行为习惯。

6. 通过实践不断提高

用这些新的价值观念指导实践工作，使之成为全体护理人员接受并自觉遵循与坚持的概念，且不轻易被外界组织文化所干扰和影响，在实践中得到不断完善与提高。

(二)团队建设在护理管理中的应用

护理团队建设是长期而复杂的过程，与很多因素相关，如护理管理者和护士的认识差异、护理人员的素质高低、医院文化底蕴等。因此，护理团队建设可以从以下几个方面入手：

1. 制订团队目标

护理团队建设的首要任务是要确定目标，包括近期、中期、远期目标。目标要符合实际情况，目标的实施计划要具有可操作性。管理者可引导护士将个人职业规划融入团队整体目标，护士的个人成长可使护理团队的整体素质得到提高，也更有利于团队目标的实现。

2. 确立共同愿景和价值观

护理团队的共同愿景是导航标，应该得到管理者的高度重视。护理管理者可以医院文化为基础，以让患者满意、护士满意及社会满意，提高护理服务质量和护士自身价值等为大方向确立共同愿景与价值观。

3. 建立顺畅的团队内部沟通机制

护理团队的内部沟通包括护士之间的横向沟通及院领导同各层次护士之间的纵向沟通。护理团队的横向沟通在上节的提高团队沟通能力的技巧里面已经阐述。组建护理工作委员会

等机构可以提高护理团队的纵向沟通，其委员可以由院领导及各层次部分护士组成，他们能为了护士的利益及时与医院各部门进行沟通和反馈，这样不仅能增加护理人员的主人翁意识，还能使医院的各项政策更贴近临床。

4. 建立完善的团队培训机制

有效培训是打造高效护理团队的关键。管理者可建立长效的培训机制，将护士的在职培训和继续教育列入医院的人才培养规划，给予经费支持，使之成为一种福利，让继续教育和在职培训贯穿于护士的整个执业生涯，将整个护理队伍建设成为学习型团队。

5. 注重管理者领导能力的培养

领导者的管理能力深深地影响护理团队的建设，要求管理者在带领、引导和鼓舞护理人员为实现团队目标而努力的过程中，能够有效指挥、充分协调和善于激励。护理管理者的领导艺术需要突出工作中的“严”与“情”，领导者要做到严于律己，注重情感管理；公平公正，赏罚分明；注重能力，而不注重身份等。

6. 采取合理的激励措施

合理的激励措施可以提高护理人员工作的积极性。管理者应该重视对护理人员的激励，可以采取物质激励、信息激励、精神激励等多种方式。其中物质激励可以提高一线护士的待遇、建立合理的绩效分配方案、提高护士夜班费、设置特殊津贴（如优质护理服务病房津贴、重症病房津贴、化疗津贴等）、实行带薪休假制度等。精神激励包括按护理质量分配荣誉、提高护士群体的地位、为护理人员组织心理咨询和心理讲座等。

7. 加强团队协作能力

护理团队的工作能力不仅取决于每个成员的水平，也取决于护士之间的协作与陪护的紧密度。提高护理团队的协作能力需要管理者营造融洽和谐的工作氛围，弘扬集体荣誉感和爱岗敬业精神，树立主人翁意识，培养护士主动工作的精神等等。

思考题

1. 简述组织设计的原则和步骤。
2. 从实践出发，你是一个合格的护士长吗？
3. 浅谈医院护理部的地位、作用与管理职能。
4. 组织变革与发展如何运用于护理管理中？
5. 如何进行护理团队建设？

（董巧亮）

第五章　护理人力资源管理

人力资源是医院的重要资本，培养和造就一支高素质的优秀护理队伍是提高医院竞争力的重要因素。护理人力资源是卫生人力资源的重要组成部分，其合理配置及使用与医疗安全和医疗服务质量具有直接关系，同时也关系到人民群众对医疗卫生服务的满意程度，并且对于促进学科发展具有决定性的作用。随着医学水平的提高和“以人为本”护理理念的普及，如何保证现有护理人力资源配置的优化是摆在现代护理管理者面前亟待解决的问题。

第一节　护理人力资源管理概述

一、医院护理人力资源规划与配置

(一)相关概念

1. 人力资源

人力资源，又称劳动力资源或劳动力，是指能够推动整个经济和社会发展、具有劳动能力的人口总和。从广义来说，智力正常的人都是人力资源。人力资源在宏观意义上的概念是以国家或地区为单位进行划分和计量的。在微观意义上的概念则是以部门和企业、事业单位进行划分和计量的。因此，人力资源的概念主要是指企业组织内具有劳动能力的人的总和。

2. 人力资源管理

所谓人力资源管理就是在一定环境条件下，通过计划、组织、协调与激励等职能，对组织中人与人、人与事、事与事之间的关系进行协调，以充分挖掘人的潜能，激发人的创造力，从而实现个人愿望与组织目标的一系列活动过程。

影响企业人力资源管理的因素很多(图5－1)，但主要有两个方面：①外部环境的影响，如社会经济状况、政府法令法规、人力资源现状、本行业的竞争状况以及所处地理位置等；②内部环境的影响，如企业战略目标、企业文化、工作性质以及领导者的风格等。

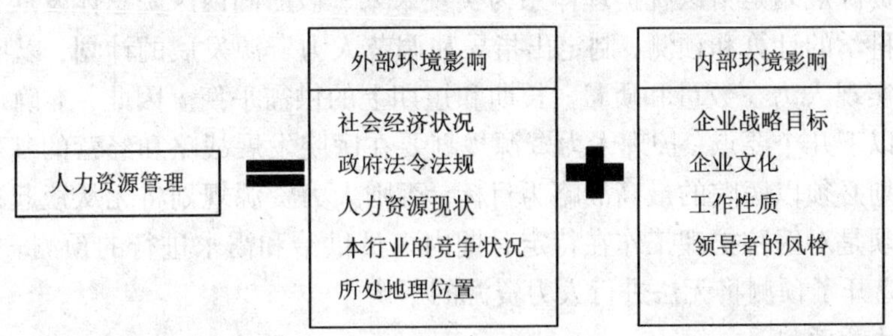

图5－1　影响企业人力资源管理的主要因素

3. 人力资源规划

人力资源规划就是通过对一个组织的人力资源现状的分析、评估，预测组织未来对各种人力的需求，以实现组织在未来某个时段内人力资源在数量和质量上的动态平衡。

4. 人力资源配置

指在某一具体的组织或团队中为了组织或团队目标的高效优质实现，而对内部人力资源的统筹和优化。

5. 护理人力资源

护理人力资源(nursing human resources)是一个人力的数量、素质、人力结构、职称结构以及护理临床、教学、科研等功能发挥和利用的综合管理概念。护理人力资源是医院人力资源的重要组成部分，指医院里具有专业学历、技术职称或某一方面专长的从事护理专业相关工作人员的总称。护理人力资源分两种：

(1)按人员分类

1)护理专业技术人员：①主任护师；②副主任护师；③主管护师；④护师；⑤护士；⑥助产士。

2)护理员：指面向医疗机构、为患者提供生活护理及部分基础护理的非临床医学护理服务工作人员，并不纳入卫生技术人员范畴。

(2)按人才分类

1)知识型人才：有较高的综合素质和广博的知识。

2)创新型人才：善于接收信息，思维敏捷，具有良好的评判性思维，能够在工作中发现问题，并且能够推动护理学科的发展。

3)技能型人才：实践动手能力强，具有某种特殊技能，如介入护士、ICU 专科护士、造口护士、PICC 专科护士等。

6. 护理人力资源管理

护理人力资源管理是人力资源的微观管理，是卫生服务组织利用护理学和相关学科的群体知识，对组织中的护理人员进行规划、培训、开发和利用的过程，从而达到实现组织目标、提高服务水平的目的。护理人力资源管理需要做好三方面的工作：①人与岗位的匹配，做到事得其才，才尽其用。②人与人的科学匹配，使组织中护理人员结构优势互补，提高群体工作效率。③人的需求与工作报酬的匹配，使组织薪酬发挥有效激励作用，达到酬适人需，人尽其力的最佳工作状态。

7. 护理人力资源规划

护理人力资源规划是指医院护理体系为实现未来一段时间内医院总体发展目标，对人力资源需求做出科学的计算和预测，制定出指导和调节人力资源发展的计划，以期护理未来发展中能有效地实现人力在数量和质量、长期和短期上的供需平衡。因此，准确地理解人力资源规划应把握以下几个要点：护理人力资源规划要在医院发展战略和经营的基础上进行；护理人力资源规划必须以医院的最高战略为目标，否则人力资源规划将无从谈起；同时护理人力资源规划必须是对医院护理工作在特定时期内人员供给和需求进行的预测。预测是基础，平衡是结果，离开了预测将无法进行人力资源的平衡。

8. 护理人力资源配置

指对组织中的护理人员构成直接影响的管理决策及实践活动。就其职能来说，是通过采取措施，对组织的任何事宜进行合理安排，以达到调动员工积极性、降低人力成本、提高组织效率、实现组织目标的工作过程，是为了提高工作效率、实现人力资源的最优化而实行的对护士进行科学、合理的配置。

(二)护理人力资源管理

1. 护理人力资源管理目标

归纳起来讲，护理人力资源管理需要做好3方面的工作：

(1)人与岗位的匹配。为医院提供训练有素的护理人员；做到事得其才，才尽其用；使医院护理服务能力更有成效。

(2)人与人的科学匹配。使组织中护理人员结构合理，人与人的特长优势互补，提高群体工作效率；通过对护士个体行为的统一规范，有效实现部门和组织目标；不断完善组织护理人力资源管理模式，提高管理效率。

(3)人的贡献与工作报酬的匹配。使组织薪酬发挥有效的激励作用，营造良好的工作氛围，注重满足护理人员的多层次需求，提高护理人员的工作满意度。创造成长条件，使护士在组织中得到个人职业生涯的最大发展，使医院护理资源可持续发展。

2. 护理人力资源管理体系

(1)护理人力资源管理体系。组织中所有护理管理者都要承担人力资源管理的职责，但不同管理层次在护理人力资源管理职责的侧重点上有所区别。医院护理人力资源管理架构一般分三个层次：高层(护理副院长、护理部主任)、中层(科护士长)和基层(护士长或一线护理主管)。目前，我国医院的护理管理体系主要有以下三种：

1)在院长领导下，设护理副院长－护理部主任－科护士长－病区护士长，实施垂直管理。

2)在医疗副院长领导下，设护理部主任－科护士长－病区护士长，实施半垂直管理。

3)床位不满300张，规模较小的医院，不设护理部主任，只设总护士长。

(2)医院护理人力资源管理评价指标。护理人力资源管理活动需要通过医院人力资源管理部门与护理人力资源管理体系及其相关部门共同完成，由此构成组织的人力资源管理系统。医院护理人力资源管理评价指标包括：护士劳动生产率、护士人工费用率、护士流动率、岗位考核合格率、护理人才开发率等。

3. 护理人力资源管理职能

医院护理人力资源管理职能主要包括：护理人力资源规划、选择聘用、人员培训、考核、开发和发展、人员酬薪管理、护理人员健康和劳动保护，以及制作相关的人事政策等。

(1)护理人力资源规划。人力资源规划是医院护理人力资源管理的首要任务，主要包括两个层面的规划：医院护理人力总体规划和人力资源子系统规划。总体规划包括医院护理人力总体需求与供给预测、人力短缺与过剩预测、人力资源的规划的定期评价与调整。护理人力资源子系统规划主要包括人员的更新规划、晋升规划、培养开发规划和配备规划等。

(2)护理人员招聘。招聘是组织及时吸引足够数量具备应聘条件的个人并与具体工作岗位匹配的过程。护士招聘活动的关键点是：寻求足够数量具备护理岗位任职资格的申请人，以供组织在护士选择上具有更大的自主性，通过保证护士整体队伍质量实现确保护理服务安全的目的。

(3)护理人员培训。培训护理人员是人力资源管理的重要工作内容。护理人员的培训对帮助护理人员在工作岗位上保持理想的职业水平、高效率完成护理工作任务、促进个人职业的全面发展和自我实现具有积极的现实意义。

(4)护理人员绩效评价。护士绩效评价的目的是帮助护士做好今后的工作，使个人和部门护理工作得到不断完善和持续改进，以提高护士个人和部门工作的整体效力。护士绩效评价结果还是组织和部门管理人员对护士做出奖惩、培训、调整、升迁、离退、解雇等人事决策的重要依据。

(5)护士开发及职业生涯发展管理。为组织保留优秀人员是护理人力资源管理的重要环节之一。主要工作内容包括：分析护理人力资源现状，有效利用护理人力资源；按照护士个人需求采取不同的激励措施，为护士提供个人发展空间，充分发挥护士职业成长的主观能动性，使护士职业潜力达到最大化发展，稳定高素质护士队伍。

(6)护理人员的薪酬管理及劳动保护。医院护理人力资源管理还包括在组织内建立合理的护士薪酬管理制度及管理机制。制定科学合理、具有吸引力的薪酬制度，按照护理人员的个人贡献确定工资和奖金的分配制度。采取有效措施为护士提供健康、安全的工作环境，按照国家劳动政策提供相应的医疗保险、养老保险、劳动保护和福利也是人力资源管理的内容。

4. 护理人力资源管理的特点

(1)人的主观能动性。人力资源是组织中人员综合能力的总和，这种能力依附于人员个体的存在，资源作用的发挥通过人员的工作绩效反映出来。护理人力资源的主观能动性主要从个体在医疗护理服务机构中的工作态度和行为两方面来理解。一方面护理人员的主观能动性表现在个体对组织目标的认同和对护理工作任务的态度上；另一方面护理人员对自己劳动能力的使用程度和方式直接受本人意志所支配，反映了个人工作的主观意愿。

(2)人力资源的可塑性。人的能力和质量不是一成不变的。人力资源的可塑性是指在特定的时间和职业范围内，通过工作经验积累和不同形式的培训和教育，人员的职业素质和综合素质都会有不同程度的变化，如认识提高了，技能加强了，由此强化了胜任岗位的能力，这种护士工作能力从量变到质变不断提高人力资源价值的过程体现了人力资源可塑造性、再生性和开发性的特点。

(3)人力资源的组合性。两名护士共同协作工作，发挥的作用可以达到 $1+1>2$ 的效果或者出现 $1+1<2$ 的现象，体现了人力资源的组合性。管理者在进行人员岗位安排时如果注意了人员之间个人能力的互补作用，使每一位员工的潜在能力都能够充分发挥，就可以提高组织人力资源的使用价值。

(4)人力资源的流动性。人力资源的流动性主要表现为人员的流动和人力派生资源，如由人创造的科技成果，在不同空间上的流动。人员的流动主要有人员跨部门、跨单位、跨地区、跨国度的流动；中国进入世界贸易组织中，人力资源的国际市场化步伐加快，资源共享和成果转让等流动也越来越频繁。

(三)医院护理人力资源规划与配置

1. 护理人力资源规划

(1)医院护理人力资源规划内容

一份完整的护理人力资源规划方案应包括以下内容：人员配置计划、人员提升计划、培训开发计划、薪酬激励计划、人员关系计划和转业、退休、回聘、解聘计划等内容。规划方案的每一个项目都应设有相应的目标、实施步骤(表 5-1)。有效的实施步骤是总体目标得以实现的重要保证。

表 5－1　护理人力资源规划的内容

规划名称	目标	政策	预算
配备计划	专业、数量、结构、人员素质的改善	人员的资格标准、人员的来源范围、人员的起点待遇	招聘选拔费用
补偿计划	科室编制、人力资源结构优化、职位匹配	任职条件、范围和时间	按类别和人员状况决定薪酬预算
人员交替和提升计划	后备人员数量保持，人员结构的改善	选拔标准、提升比例、未提升人员的安置	职位变动引起的工资变动
培训开发计划	培训数量和类型、提供内部的供给、提高工作效率	培训计划的安排、培训时间和效果的保证	培训开发的总成本
职业生涯计划	提高工作效率和护士工作满足感，降低离职率	加强沟通、民主管理	法律诉讼费用
工资激励计划	劳动供给增加、士气提高、绩效改善	工资政策、激励政策、激励方法	增加工资奖金的数额
退休解聘计划	劳动力成本降低、生产效率提高	退休政策和解聘程序	安置费用

(2)医院护理人力资源规划步骤/流程

护理人力资源规划是根据医院整体发展的战略目标和任务来制定的。为了能够达到预期的目的，在进行人力资源规划时需要按照一定的程序来进行(图 5－2)。

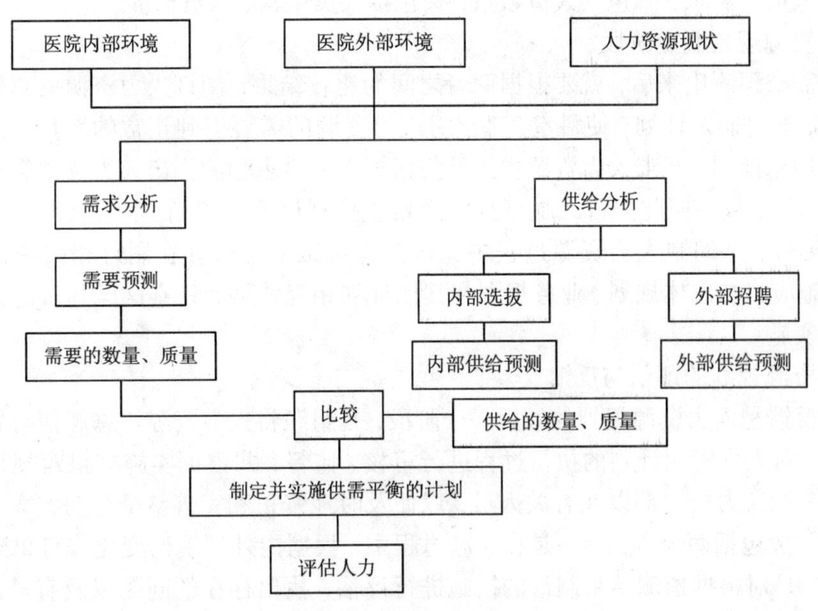

图 5－2　人力资源规划的流程

从流程图上可以看到，医院护理人力资源规划的过程包括 4 个阶段：

1)人力资源现状分析阶段

①内部环境的信息。内部环境的信息包括以下几个方面，一是医院组织环境的信息，如发展总战略，经营规划，医疗科研技术以及病员来源等；二是医院管理环境的信息，如医院组织结构，医院文化，管理风格以及人力资源管理改革等，这些因素都直接决定着一个医院

人力资源的供给和需要。

②外部环境信息。包括两类，一是医院经营环境的信息如社会的政治、经济、文化以及法律环境等，由于人力资源规划同医院的医疗经营活动紧密联系在一起，因此影响医院医疗经营的因素都会对人力资源的供给和需要产生作用；二是直接影响人力资源供给和需求的信息，如外部劳动市场的供求状况，政府的职位培训政策，国家的教育改革以及竞争对手的人力资源管理政策等等。

③现有人力资源信息。现有人力资源信息就是医院对现有人力资源的数量、质量、结构和潜力等进行“盘点”。这个“盘点”应包括医护人员的自然情况、录用资源、教育资料、工作经历、工作业绩记录、工作能力和态度记录等方面的信息。通过“盘点”可准确地掌握人力资源状况，完善医护配置并能够及时更新、修正和提供相关的信息。

2）人力资源规划预测阶段

人力资源规划预测阶段的主要任务是在充分掌握信息的基础上，选择使用有效的预测方法。在整个人力资源规划中，这是最关键的一部分，也是难度最大的一部分。全部人力资源开发、管理都必须根据预测决定。预测的要求是指出计划期内各类人力资源余缺状况，其准确程度决定了规划的效果和成效。只有准确地预测出供给与需求，才能采取有效的措施直到平衡。平衡预测包括：

①人力资源需求预测，即对人力需求的结构和数量进行预测。

②人力资源供给预测，包括内部拥有和外部拥有量的预测。

③确定人员净需求，既包括人员数量，又包括人员结构、人员标准。

3）人力资源规划制定阶段

在供给需求预测出来后，就要根据两者之间的比较结果，制订人力资源的总体规划和各项业务规划，通过制定计划，使科室、部门对人力资源的需要得到正常的满足。制定人力资源开发管理的总计划，要求人力资源主管部门根据人力供求预测提出人力资源管理的各项要求，各有关部门、科室照此执行。制订具体规划包括制订晋升规划、补充规划、培训开发规划、配备规划等，是编制人力资源过程中比较具体细致的工作。在制订相关的措施时要注意，新的措施应当与总体规划、业务规划和其他计划相互协调，只有这样制订的措施才能够得以有效地实施。

4）人力资源规划的评估与反馈

评估与反馈是人力资源规划的最后一个阶段，是组织将人力资源的总规划与各类业务规划付诸实施，对人力资源计划的执行过程进行审核、监督，并根据实施结果对规划进行评价分析后，反馈给人力资源部以及有关人员，以便及时地修正和完善整个行动方案。人力资源规划的评估一般包括两个方面：一是在实施过程中，根据内外环境的变化修订供给和需求的预测结果；二是对根据预测结果制订的措施进行评估，找出存在的问题以及有益的经验，为以后的规划提供借鉴和帮助。

2. 护理人力资源配置

护士是医院人力资源队伍的重要力量，必须进行合理配置，才能提高卫生服务的质量，科学合理的护理人力资源配置是确保基础护理工作的先决条件，对护理质量以及医院经营管理效益具有重要意义。

（1）医院护理人力配置依据

护理人力资源配置的主要依据是：我国卫生行政主管部门的相关政策和规定，如卫生部颁布的《医疗机构专业技术人员岗位结构比例原则》《综合医院组织编制原则(试行)草案》《综合医院分级管理标准(试行)草案》等文件，都对医院基本护理人力数量作了基本要求。另外，国家卫生人事制度改革和各相关卫生部门的要求；医疗卫生的业务服务范围；护理单元承担护理工作量的大小；护理群体素质的数量和质量标准；组织支持系统及资源保障情况等都是医院护理人力配置需要考虑的因素。

(2)医院护理人力资源配置的原理

1)能级理论：能级原理作为一种以人的能力为本的管理，是人本管理的新阶段。这种管理思想的运用能够最大限度地发挥人的能力，使它成为人力资源管理中最活跃的因素，以实现组织的管理目标。在现代化的管理中，能级原理要求管理能级必须按层次，各元素的活动必须服从于系统，具有高效率与高可靠性的要求。利用能级层次原则，把不同能力特点和水平的人安排在要求相应特点和水平的职位上，并赋予该职位应有的权利和责任，使每个人的能力水平和岗位要求相适应。

护理层级管理是护理管理者对每个护士按照不同学历、不同能力、不同资历和不同职称等维度分别评定其所对应的能级，并根据护士能级给予不同的工作任务和职责，从而达到合理、有效利用有限的人力资源。层级管理被证明是提高工作绩效的最佳指标之一。

2)适配理论：迈尔斯和斯诺等学者于 1984 年首先提出了人力资源管理与组织战略的适配理论，其认为：人力资源管理与组织环境和战略之间存在着紧密的“适配”关系，不同的组织战略需要有不同的人力资源管理实践，良好适配能为组织带来更高的绩效。另一方面，这些适配理论是单向的，它们都是假定在组织战略既定的情况下，将人力资源管理作为实现组织战略的工具和手段，人力资源管理对组织战略的形成没有影响，而现实中它们的关系是相互影响的。因此，单向的适配理论在人力资源管理实践对组织绩效的影响等问题上的解释能力是有限的，很多学者也发现同一组织战略会对组织人力资源政策产生相互矛盾的需求。

从更为微观的角度来看，人力资源配置中的人岗匹配，即护理人员能力与岗位要求的一致性和对称性，也在一定程度上运用和反映了“适配理论”。

(3)医院护理人员配置原则

护理人员编设，是护理系统人员管理的重要组成部分，在护理管理中占有重要地位。人员编设是否正确合理，比例是否合适，直接影响到工作效率、护理质量、服务道德、成本消耗，甚至影响护理人员的流动及流失率。

1)实现医院服务目标的原则：医院的服务目标是“一切为了患者”，因此所配置护理人员的数量、结构等应满足患者的护理需要，即有利于护理目标的实现。

各级医院的情况不同，对所需求的服务人员数量、类别、技能等要求也不尽相同，但总体目标均是“一切为了患者”，因此在护理人员编配上应结合医院情况和护理工作的科学性、社会性、持续性和女性个体生理特点等，以满足患者对护理服务的需求，进行全面安排。

2)按护理工作量配置的原则：医院规模、功能、任务各不相同，所需要的护理人员也不尽相同。一般而言，地、市级以上综合医院的床位数量较多，分科细、工作量大，护理人员的编制相对较多；教学医院除了临床护理外，应根据护理教学、科研任务，相应增加护理人员的编制。

3)优化组合的原则：对于不同层次结构的护理人员，在编制管理上要进行人才组织结构优化，配置合理，人尽其才，才尽其用，充分发挥个人潜能，做到优势互补，以最小的投入达到最大效益，发挥人力资源的经济效能。

4)动态调整的原则：随专业发展，服务对象变化，医院体制、制度、机构等方面不断变革，人员编制方面也要适应发展的需要，不断进行动态调整，护理管理者要有预见能力，重视和落实在编人员的继续教育，在人事工作上发挥对护理人员的筛选、调配、选用、培养的权利，使护理人员素质适应社会需要。

5)人才管理的原则：不同人才用于不同岗位，应选择合适人选去担任所规定的各项任务，做到人员的资历、能力、思想品德与所担负的工作职务相适应。

(4)医院护理人员配置方法

1)国内外医院护理人力资源配置方法

①床护比定数法：我国的床护比计算法是根据卫生部1978年颁布的《关于县及县以上综合性医院组织编制原则(试行)草案》进行配置，即医院500张床位以上，床护比1:0.58~1:0.61；300~500张床位，1:0.50~1:0.52；不足300张床位，1:0.40~1:0.41；临床平均床护比为1:0.4。这只是一个宏观的标准，而医院中由于各类疾病的临床诊断、治疗和护理方法有所不同，因此所需的护理人员数亦不同。黄丽华等随机选择10个病区，跟踪记录1周的护理工作量，记录当天的实际护士上班人数。随后依据每天患者数，通过4种计算方法得到所需护士人数的一周曲线图。结果发现每天护士实际上班人数与按工作量计算所需的护士人数相差甚远；提示按1:0.4(实际患者数)配置护理人员将导致劳动强度的不均衡性。张建风等通过研究提出整体护理模式病房中一类病房(神经内科、脑外科等)的编制应为1:0.68，二类病房(一般内科、外科)护理人员的编制应为1:0.53，三类病房(五官科等)的编制应为1:0.43。也有研究者计算出三级综合医院整体实际配置床护比为1:0.62，医院整体标准配置床护比为1:0.67。由此得知，国内研究者对不同病房、不同级别的医院根据工作量测定，提出了不同的配置标准。

国外的床护比各不相同，美国的临床床护比为1:1.6，法国为1:1.2，日本为1:0.9~1:1.2,均比我国的标准高。据吴秀媛介绍，新加坡公立医院的护士编制是根据收治患者的数量和病种决定的，教学医院护士的编制比例高于非教学医院。如亚历山大医院为一所中小型综合医院，收治病种包括糖尿病、骨科、牙科、眼科、耳鼻喉科等患者，床位与护士比为1:1.2；床位与工作人员比为1:3.2；医生与护士比为1:3.0；护士占全院职工的38.6%。新加坡国立大学医院为一所综合性教学科研医院，收治病种多，包括ICU和CCU患者，床位与护士比为1:1.6；床位与工作人员比为1:3.6；医生与护士比为1:2.6；护士占全院职工总数的42.5%。

②患者分类系统/评分系统配置法：许多国家采用“患者分类系统”(patient classification system，PCS)对患者在特定时间内所需护理等级加以分类，用分类量表量化护理工作量，以此分配工作、计算人力、评估经费等。常用的有患者依赖性分类法(patient dependency classification)，包括急性生理和慢性健康评估(the acute physiological and chronic health evaluation，APACHE)、简明急性生理评分(simplified acute physiology score，SAPS)、欧洲重症监护单元系统(European intensive care unit system，EURICUS)。此外，还有专用于评估测量重症监护室护理工作量的GRASP量表(grace reynolds application and study of peto，GRASP)、TOSS评分系统(time oriented score system，TOSS)及罗斯麦迪可斯量表—患者分类系统(RMT-PCS)。

以上国外的患者分类评分方法，在我国部分医院也有试用，但应用时比较复杂，不太符合我国的实际情况。因此，有研究者对其进行了改良性研究，如张彩云等改良了罗斯麦迪可斯量表—患者分类系统（RMT－PCS）。改良后的量表根据患者24h所需护理时数，将患者分为4类，即Ⅰ类为日护理时数为0～2 h，平均患者严重度为0.50～0.74；Ⅱ类日护理时数为2～4 h，平均患者严重度为0.75～1.74；Ⅲ类日护理时数为4～10 h，平均患者严重度为1.75～3.74；Ⅳ类日护理时数在10 h以上，平均患者严重度为3.75～5.00。护理人员配置的方法是，病房当日所需实际护理人数＝各病区各类患者人数及其日护理时数的总和÷8（护士每人每天工作时数），将此人数×休假系数1.5（365天÷实际上班天数）＝应配置的护理人数。

③护理工作量的测量方法：国外常用的护理工作量测量方法有原型患者分类测量法、因素型患者分类测量法、原型和因素型的混合测量法（Medicus）等。原型测量法根据患者对护理的需求将患者分类，根据每类患者所需的护理平均时间计算护理工作量，此方法简单客观，但不能反映出患者对健康教育、心理护理等方面的需求。因素型测量法选定一些发生频率高、花费时间长的护理操作项目，根据每一项目所用的护理操作时间计算护理工作量，此方法以患者的护理需求为基础，但难以做到准确，因此较受争议。Medicus是目前常见测量法，综合了原型和因素型两种方法的优点、克服了两种方法的弱点，可以自行选取那些影响本院护理工作量的因素，但其存在使用不灵活、护理工作范围不明确等不足。此外，学者相继提出直觉方法、咨询方法、人力常模、人力工时、护理措施等多种护理工作量测量方法，但测量范围均较为局限。

国内常用的护理工作量测量方法有工时测量法、患者日常自理能力分级法、患者分类法、权重法、计算机程序法等。①工时测量法是依据护理操作每一环节必须进行的程序测量动作所消耗的时间，是目前国内护理工作量测量最常用的方法，但存在操作耗时耗力以及未考虑操作项目难度差异等缺点。②患者自理能力分级法是根据患者的自理能力计算护理时数的方法，因其根据Barthel指数的评分结果分级计算护理工作量而具有测量的代表性和可行性，但对于自理能力相同的重症患者护理工作量测量并不适用，具有评估的局限性。③患者分类法综合患者的自理能力、病情严重程度、护理治疗量、护理评估等方面将患者分类，计算各类患者的每日护理时数，此方法患者分类较科学，但实际操作比较复杂，基于此方法评估的统一性有待进一步验证。④权重法是根据护理操作项目所需时间、难易程度、风险系数等因素对操作项目赋予权重，加权计算得出护理工作量方法，此方法方便统计和计算，增加了护理工作的横向比较，但目前未包含所有的护理操作内容，尚需进一步完善。⑤计算机程序法是利用医院网络信息系统，统计各项护理操作并对其权重建立护理指标数据库，得到即时、准确的护理工作量数据，但其应用还不够成熟，有待进一步研究。

护理工作量测量是以工作量相关数据为标准，直接评价护理工作的质量与效率的客观方法。然而，目前，国内外基于客观测量的护理工作量评估方法均仅就某些护理操作项目进行测量，实施起来需要大量的人力、物力、时间、资金等支撑，且不同医院、不同科室护理工作异质性较大，很多方法的使用范围仍具有局限性，测量与使用方法有待进一步研究改进。

2）国内外社区护理人力资源配置方法

①国外社区护理人力资源配置方法：在医院环境下有多种方法和工具可以用来预测护士的数量和技能组合，但由于社区护理工作的内容和方式与医院不同，社区护士不仅要从事疾病的护理工作，还承担着大量健康促进和健康教育的任务。因此，医院中使用的人力配置方法不能直接在社区护理管理工作中应用。目前，国外应用于社区护理情境下的人力资源配置方法主要包括以下3大类。

A. 专业判断法：专业判断是由从事多年社区护理工作的护士利用可获得的数据和信息，根据经验对每天需要的社区护士数量进行估计，然后将估计值换算成护理人员的级别和每个级别的全时当量（whole time equality，WTE）；WTE = 所需某一级别护士工作的总时间/该级别护士的标准工作时间。最后，汇总所需护士的数量和级别，并为工作人员休假、病假、培训等置入适当的津贴。该方法简便易行，成本较低，且容易更新，对新的工作方式和环境变更只需在增加或减少多少人员方面获得共识即可。

B. 健康需求法：健康需求是指一定时期内在一定价格水平上人们愿意且有能力购买的卫生服务量。该方法在社区护理人力管理中的应用建立在对社区卫生服务有效需求的基础上，预测出的人员配置是满足人群基本卫生服务需求必须达到的最低人力标准。它强调社会、经济和环境等健康决定因素在社区人力配置方面的中心地位，主要包括以下 3 种方法。

a. 服务利用法：通过分析过去服务利用趋势来预测今后对社区护理服务利用率可能发生的变化。其前提是与社区卫生服务利用程度有关的数据是衡量某一区域居民健康需求水平的有效依据，该方法未能将诸多影响社区卫生服务利用水平的因素考虑在内。

b. 人力/人口比率法：将社区人口划分为不同的年龄组，在各年龄组人群数量和所需卫生服务专业人员之间建立一种理论关系，由专业判断来量化。未来人力需求的测算建立在对单位人口服务需求进行估计和对人口情景预测的基础上。该方法较为流行，已经普遍用于预测公共卫生服务领域的人力需求。

c. 标杆法：标杆法又称基准法，是近期用于卫生人力需求预测的一种新方法。这种方法以示范社区为基准来预测员工数量和类型，示范社区拥有可以满足区域人群健康需求的合适的、可持续发展的员工数量。健康需求法一直是世界卫生组织（WHO）推荐使用的方法，被世界各国广泛用于卫生人力预测。然而，虽然社区护理案例的多少可以由人口规模和健康需求来决定，但具有相似人口数量和健康需求的案例可能产生不同的工作量。因此，该方法预测出来的配置水平受到了某些业内人士的质疑。

C. 工作量测量法：工作量测量是以按需设岗为原则，根据测量的实际护理工作量进行社区护士配置的一种方法。目前国外已越来越多着眼于社区护理工作量测量方法的研究。按照英国学者 Hughes 的观点，可将这些方法分为以护理活动为基础的方法和以患者依赖性为基础的方法两大类。两类方法在社区护理人力配置方面的应用研究发展较为成熟的分别为工作样本分析法和患者分类系统。

a. 工作样本分析法：工作样本分析又称工作描述研究，该方法使用自我报告或第三方观察的形式记录社区护士从事的活动及各项活动花费的平均时间。记录项目包括：直接护理工作，即与患者直接接触的护理内容，如接诊、家庭护理、健康教育；间接护理工作：不与患者接触但与患者有关的活动，如书写护理记录、护理操作前的准备工作；非生产性活动：即与患者无关的活动，如检查急救仪器、参加会议等。这样就可以通过了解机构单位时间内需要的护理活动来计算所需的护理时间总量，从而进一步进行人员的配备。

b. 患者分类系统：患者分类即根据患者在特定时间内所需护理活动的多寡对患者予以分类的方法。在医院中的研究应用较为普遍，近年来社区护理情境下的患者分类方法也有所发展。社区护理患者分类方法同样可分为原型、因素型和混合型 3 种。原型分类法：护士根据对患者的主观判断将患者分成 3 类或 3 类以上，如 Freeman 的区域护士依赖系统、Omaha 分类系统、Saba 的家庭保健护理分类诊断系统等。因素型分类法：用护理时间量化能够反映出护理活动的关键指标，利用各个指标对患者进行单独评估，汇总后即得到该患者每日所需的护理时数，再据此将患者分类。如 Churness 的 VNA - LA/USC 家庭保健患者分类系统、Helberg 的家庭护理分类索引、社区保健强度评定表(CHIRS)等。混合型分类法是前两种方法的综合应用，也是目前学者较为推崇的一种分类方法。其典型代表为在美国、加拿大等国家使用的 Easley - Storfjell 案例/工作量分析工具(CL/WLA)，首先根据原型分类法对患者分类，而后进行护理活动工时测定，再依据各等级护理量的多寡明确各等级患者护理时间的界点，从而确定客观的分类标准。

②国内社区护理人力资源配置方法：目前，我国社区护理人力配置多依据国家政策按原来的一级医院标准配置护士人数，缺少科学依据。随着政府和社会各界对社区护理工作的重视，国内学者开始意识到人力配置在社区护理发展中的重要性，相关领域也开始尝试对社区护理人力资源配置方法的探讨。周英凤等在对上海市全科团队中社区护理人员配置的研究中，使用任务分析法对护士配置进行了预测。首先，要求社区站点护士详细记录 1 周(5 个工作日)所完成的各项具体工作及其所用的时间，并计算社区护士 1 周的工作量。按照社区护士目前的工作负荷，根据以下公式计算社区护士的配置量：需要配置的护士人数 = 社区护士日均工作时间/(社区护士日人均有效服务时间 ×80%)。金其林等报道，利用卫生服务需求法对上海市社区卫生服务机构卫生人员配置进行了预测。全科团队社区护士数 = ∑(社区护士参与的各类服务人次数 × 服务 1 人次的平均工作时或标准工时)/(每全时护士的年有效工作时 ×K)；其中 K 为医务人员从事医疗卫生工作的时间占总工时的百分比，采用 90% 计算。中心站护士则按照与医生(包括门诊和病房医生)1∶1 的比例计算。该研究得出上海市理想社区护士配置应为(4.55 ~5.10)名/万人，高于中央编办于《城市社区卫生服务机构设置和编制标准指导意见》中提出的社区卫生服务中心按每万居民配备 2 名或 3 名社区护士的标准。

二、护士招聘与录用

(一)护士招聘人员需求分析

护士招聘策划内涵：

护士招聘是指医院根据工作需要和应聘者的条件采取科学有效的方法，选择并录用具有护士执业资格证书的护士，具体基本要求：

(1)进行人员需求分析：科室根据人员需求和专业发展确定科室人员数量，上报人力资源部。人力资源部汇总科室情况，进行人员需求总体分析，确定数量报医院领导。

(2)护理人力资源规划：护理人力资源规划的总体目标就是确保医院在适当的时间和需要的护理工作岗位上获取合适的护理人才(包括护理人员的数量、质量、层次和结构)。

护理人力资源规划的基本程序包括四个步骤：

1)明确当前医院护理人力资源现状。充分了解医院现有护理人力资源状况，包括护理人力资源数量、质量、结构、分布及利用情况。具体包括：护理人员的个人基本情况、录用资源、教育背景、培训经历、工资待遇、工作态度与工作能力评价等。同时，还应了解有关当前医院发展规划、社会宏观经济状况、护理人才资源市场现状等情况。综合分析和审视医院内外环境的发展趋势对护理人力资源规划的影响，以判断当前医院护理人力资源的根本现状及存在的问题。

2)预测医院未来护理人力资源需求。影响医院未来护理人力资源需求的因素主要有三个方面：一是适应医院发展需要，新增设护理岗位；二是由于医院护理人员的退休、转业、调职、伤残、孕产、解聘等原因造成护理岗位空缺；三是由于医院内部人员调动而发生的人力结构变化。综合分析各种因素，科学预测医院未来护理人力资源发展需求趋势，为医院做好护理人才储备奠定基础。

3）预测护理人力资源未来供给。护理人力资源未来供给是指一个医院在未来某一时间点或时期内，其自身护理人力资源的可供给量。通过深入了解当前医院护理人力资源现况，依据以往的护理人力资源经验，推断在一定时期内可能流失或增加的护理人员数，以此预测医院护理人力资源的未来供给。

4）确定当前医院护理人员的需求量。通过将医院当前护理人力资源现状和医院未来护理人力资源需求预测结果进行对比分析，确定医院在各规划时间点上的护理人力资源需求量。

5）确定具体的应对计划。在对医院护理人力资源现状、未来发展趋势正确评估和科学预测基础上，立足于医院长足发展，制订具体的适合医院发展的护理人力资源规划方案。

（二）招聘测试

1. 组建护理人员招聘团队

根据不同医院的实际情况，护理人员招聘团队的具体人选有较大差异。一般而言，护理人员招聘团队通常由医院护理部及人力资源部有关人员共同组成。

1）护理部在招聘中的主要作用

①担任主要的面试和专业考核考官。

②从护理专业角度对应聘者的任职资格进行多方面、深层次的测评。

③在参考人力资源部意见的基础上，最终决定录用结果。

2）人力资源部在护理人员招聘中的主要作用

①参加初试、面试及考核。

②分析对应聘者的测评结果。

③对招聘结果合理行使建议权。

④协助应聘合格者办理人事档案。

⑤依法签订聘用合同等。

2. 初筛

主要通过应聘人员填写的求职申请表进行资格审查。重点审查在校学习期间的品德和各科学习成绩，并检查毕业证、身份证、报到证、执业证。

3. 招聘考试

考试主要内容包括理论知识考核、工作相关技能考核等。常规考核基础理论和基础护理操作。

4. 招聘面试

面试主要从应聘人员专业技术能力、个人特点和个人发展潜力三方面进行全面审核。通过观察仪表、体态，了解语言表达能力及应变能力、心理素质等。

5. 岗位能力测试

又称真实工作预览或临床岗位胜任试用，主要目的是将拟聘用人员放在实际护理岗位上进行能力考查，以提高招聘工作的有效性。试用期根据医院和岗位要求而定，一般3～6个月。

（三）录用决策

录用决策主要对上述通过审查、考核、考试进行全面综合评价分析。确定每一个候选人的素质和能力特点是否符合护理岗位需要，根据医院制定的录用标准进行比较，选择出最合适的护理专业人员。

1. 录用决策基本要素

医院作出护士录用决策参考的主要因素包括：①信息的准确性，包括年龄、毕业学校、工作经历等。②考核测试方法的正确性。重点分析对护士专业能力，如职业素质、岗位胜任力等测试的结果及可靠程度。③应聘者能力与岗位要求的匹配性，重点了解护理岗位要求的能力与应聘护士具备能力的一致性。

2. 体检及录用

经过以上程序，招聘医院对应聘护士进行体检，目的是确认应聘护士身体状况是否达到岗位要求，能否胜任工作。招聘医院人力资源部与符合录用条件护士在自愿条件下签订聘用合同。

（四）招聘工作评估

1. 招聘评估的作用

招聘评估工作的主要作用是通过科学评价方法对招聘工作的整体绩效进行综合评价，其目的是为医院招聘工作效率的持续改进和提高提供参考依据。通过评估达到：①验证招聘方法的有效性；②提高招聘工作质量；③降低招聘工作成本，提高效率。

2. 招聘工作评估的内容

①录用人员评估。对照护理人力招聘计划，从数量和质量方面对录用护士进行评价。护士质量评价主要针对每位受聘人员工作胜任和工作成功程度进行长短期指标评定。②录用成本核算。录用成本核算是保证录用工作有效性的关键，成本费用一般包括护士选拔成本、录用成本、安置成本、离职成本、机会成本和再安置成本。③招聘工作总结。回顾分析整个招聘过程投入和产出效率的总结分析。

三、护士培训

（一）护士培训目的

培训是给员工传授其完成本职工作所必需的正确思维认知、基本知识和技能的过程。护理人员培训包括岗前培训和在职培训、理论培训和技能培训、综合培训和专科培训等形式。加强护理人员培训有利于增强护理人员主动服务意识，提高患者满意度，提高护理人员的理论、技能水平和综合素质，有助于和谐护患关系的建立，减少护理纠纷，也是护理队伍培养后备力量的较好办法，促进护理学科建设长足发展。

1. 提高工作绩效水平，提高护士临床护理能力

培训的直接目的就是要发展护士的职业能力，使其更好地胜任现在的日常工作及未来的工作任务。在能力培训方面，传统上的培训重点一般放在基本技能与高级技能两个层次上，但是未来的工作需要护士拥有更广博的知识，培训护士学会知识共享，创造性地运用知识来调整临床护理服务的能力。同时，培训使护士的工作能力提高，为取得良好的工作绩效提供了可能，也为护士提供更多晋升和较高收入的机会。

2. 增强组织或个人的应变和适应能力

人类社会步入以知识经济资源和信息资源为重要依托的新时代，医疗行业飞速发展。培训的目的就是要不断培训与开发高素质的护理人才，以适应医学学科前进的步伐，不进则退已是不争的事实。因此，建立一种新的适合未来发展与竞争的培训观念，提高护士的整体素

质，可增强护士乃至医院组织的应变和适应能力。

3. 提高和增强护士对组织的认同

在现代企业中，员工工作目的更重要的是为了“高级”需求——自我价值实现。培训不断教给护士新的知识与技能，使其能适应或能接受具有挑战性的工作与任务，实现自我成长和自我价值，这不仅使护士在物质上得到满足，而且得到精神上的成就感，进而增强对组织的认同感。

(二) 护士培训原则

1. 战略原则

包括两层含义：培训服从于护理学科整体战略；本身从战略角度考虑，用战略的眼光去组织。

2. 长期性原则

滞后性决定长期性与持续性。

3. 按需施教、学以致用原则

与职位特点和培训者情况结合，必须是护士和岗位需要的，要把培训的内容与之后的使用相结合，最终为提高行业效益服务。

4. 全员教育培训与重点提高相结合的原则

重点培训领导人才、管理人才和工作骨干，优先教育培训急需人才；内容须兼顾专业知识技能与职业道德两方面。(忌平摊培训资金)

5. 主动参与原则

员工自己主动提出，上级确定。

6. 严格考核与择优奖励原则

保证质量，调动积极性。

7. 投资效益原则

护士培训是所属单位的一种投资行为，和其他投资一样，也要从投入产出的角度考虑效益大小及远期效益、近期效益问题。属智力投资，包括机会成本，但收益高。

(三) 护士培训程序

1. 培训需求分析

培训需求分析是培训活动展开的首要环节，是使培训工作实现准确、及时和有效性的主要保障。在医疗机构最容易出现的设计缺陷就是不能充分评估和确定培训需求或不能有效确保员工做好接受培训的准备之前就盲目培训，导致盲目甚至无意义的培训。应该根据各级护理人员的能力、素质和技能分析，从满足当前工作需要与满足组织发展的未来需要角度进行培训的规划设计。常用的培训需求信息收集方法有：

(1) 面谈分析

面谈分析是指培训组织者为了了解培训对象在哪些方面需求培训，就培训对象对于工作或对于自己的未来抱着一种什么样的态度，或者说是否有什么具体的计划，并且由此而产生相关的工作技能、知识、态度或观念等方面的需求而进行面谈的方法。面谈分析有个人面谈法和集体会谈法两种具体操作方法。该方法优点在于可以充分了解相关方面的信息；可以推心置腹地和培训对象交谈其工作情况以及个人发展计划；进行双向交流；有利于培训双方相互了解，建立信任关系；更深刻地认识到工作存在的问题和自己的不足。但需花费较长的时间；面谈对培训者面谈技巧要求高。

（2）重点团队分析法

重点团队分析法是指培训者在培训对象中选出一批熟悉问题的护士作为代表参加讨论，以调查培训需求信息。重点小组成员不宜太多，通常由8～12人组成一个小组，其中有1～2名协助员，一人组织讨论，另一人负责记录。此法花费的时间和费用比面谈法要少得多，能发挥头脑风暴法的作用，激发出小组中各成员对医院培训的使命感和责任感。但对协调员和讨论组织者要求高，某些问题的讨论可能会限于形式。

（3）工作任务分析法

工作任务分析法是以工作说明书、工作规范或工作任务分析记录表作为确定受训者达到要求所必须掌握的知识、技能和态度的依据，将其和受训者平时工作中的表现进行对比，以判定受训者要完成工作任务的差距所在。该方法可信度高，但需要花费的时间和费用较多。

（4）观察法

观察法是培训者亲自到护士工作岗位上去了解护士的具体情况。通过与护士在一起工作，观察护士的工作技能、工作态度，了解其在工作中遇到的困难。观察法是一种最原始、最基本的需求调查工具之一。该方法可以实现培训者与培训对象亲自接触，对他们的工作有直接的了解。但是观察需要很长的时间，观察的效果也受培训者对工作的熟悉程度影响，另外，观察者的主观偏见也会对调查结论有影响。

（5）调查问卷

利用问卷调查护士的培训需求也是培训管理者较常采用的一种方法。培训部门首先要将一系列的问题编制成问卷，发放给培训对象填写之后再收回分析。问卷调查发放简单，可节省培训管理者和培训对象双方的时间，同时其成本较底，又可针对许多人实施，所得资料来源广泛。但也存在调查结果由于间接取得，而无法断定其真实性，且问卷实际、分析工作难度较大。

2. 培训计划制定与实施

培训计划应包括培训的组织管理人员、受训对象、确定培训内容和方式、培训师资、执行培训的具体时间地点、培训资料选择、培训考核方式、培训费用预算等内容。

培训实施就是落实培训计划，并在执行过程中根据实际情况进行必要的调整。护理人员培训面临的最重要任务是确保受训护理人员能够把学到的知识和技能应用到护理工作中，解决实际问题，提高工作效率。因此，在执行培训计划时要注重实现预期的培训效果。

在培训过程中，不仅要给护理人员充分的时间学习如何运用新知识和技能，还要留有时间让他们做有针对性的练习，以保证学以致用。另一个保证因素是护理主管人员的参与，他们必须了解培训的内容和要求，以保证在培训前后给予护理人员必需的支持和帮助。培训结束时，通过组织学员的讨论或学习反思，帮助学员制定如何在实际工作中运用新知识新技能的行动计划，保证培训内容和工作能力提高的紧密结合。

3. 培训效果评估

护理人员培训评价主要活动包括培训过程监控、培训环节和培训效果评价、培训投入成本与培训产出的效益评价。培训评价以培训目标为依据，并尽量采用一些可衡量的指标或行为改变来进行评价。

（1）培训评价程序，包括八个步骤：①明确培训评价的目的；②制定培训评价标准；③确定培训评价标准；④收集培训评价信息；⑤培训评价数据处理及分析；⑥撰写评价小结；⑦评价结果反馈；⑧根据需要进行培训项目调整。

(2)常用培训评价方法：常用的培训评价方法主要有问卷法、考核、座谈会、经验交流、观察法及指标测量等。

(四)护士培训方式及方法

1.培训形式

(1)岗前培训：又称定位教育，是使新员工熟悉组织、适应环境和岗位的过程。岗前教育就是帮助新护士尽快适应岗位的要求，学习新的工作标准和有效的工作方法。首先，要使新护士在和谐的气氛中融入工作环境，为其今后的有效工作打下良好的基础。其次，要使新护士了解医院的组织文化、服务流程和发展目标，帮助新护士熟悉胜任工作的必要知识和技能及职业道德规范，了解医院和护理系统有关政策、规章制度和运作程序，熟悉岗位职责和工作环境。

(2)规范化培训：护士规范化培训是指在完成护理专业院校基础教育后，在认定的培训基地医院接受系统化、规范化、专业化的护理专业培训。目前，世界各国普遍把医学教育分为院校教育、毕业后教育和继续教育(即终身教育)三个阶段，护士规范化培训是毕业后教育的重要组成部分，是护理人才梯队培养的重要环节，也是培养能够学以致用的合格护理人才的重要途径，关系到护理队伍的建设和医疗服务质量的提高。

国家卫计委《新入职护士培训大纲(试行)》中指出：

1)培训对象：院校毕业后新进入护理岗位工作的护士。

2)培训目标：根据《护士条例》等，结合推进优质护理服务工作要求，开展新入职护士的规范化培训。通过培训，新入职护士能够掌握从事临床护理工作的基础理论、基本知识和基本技能；具备良好的职业道德素养、沟通交流能力、应急处理能力和落实责任制整体护理所需的专业照顾、病情观察、协助治疗、心理护理、健康教育、康复指导等护理服务能力；增强人文关怀和责任意识，能够独立、规范地为患者提供护理服务。

3)培训方式、方法：①培训方式：培训采取理论知识培训和临床实践能力培训相结合的方式。②培训方法：可采用课堂讲授、小组讨论、临床查房、操作示教、情景模拟、个案护理等培训方法。

4)培训时间：①基础培训：包括基本理论知识及常见临床护理操作技术培训，培训时间为2周至1个月。②专业培训：包括各专科轮转培训，培训时间为24个月。

5)培训内容及要求：①基本理论知识培训：法律法规规章、规范标准、规章制度、安全管理、护理文书、健康教育、心理护理、沟通技巧、职业素养等。②常见临床护理操作技术培训。③专业理论与实践能力培训。

6)考核：包括培训过程考核和培训结业考核。

(3)在职培训：护士的在职培训是指在日常护理工作环境中一边工作一边接受指导教育的学习过程，主要通过定期组织理论考核、操作考核来实现。此外，护士工作岗位轮转也是在职培训的主要方式。通过岗位轮转，使护理人员在工作经历方面积累更多的临床护理经验，拓宽专业知识和技能。

(4)脱产培训：脱产培训是一种较正规的人员培训，是根据医院护理工作的实际需要选派不同层次有培养前途的护理骨干，集中时间离开工作岗位，到专门的学校、研究机构或其他培训机构进行学习或者接受教育。

2.培训方法

(1)讲授法：讲授法是一种传统模式的培训方法，也称课堂演讲法。在日常培训中，经常开设的专题讲座就是采用讲授法进行的培训，适用于向群体学员介绍或传授某一个单一课程的内容。优点是可实施于多名学员，不必耗费太多的时间与经费；缺点是由于在表达上受到限制，因此受训人员不能主动参与培训，只能从讲授者的演讲中，做被动、有限的思考与吸收。

(2)行为示范：行为示范是指向受训者示范演示关键行为(即完成一项任务所必需的一组行为)，然后给他们实践这些关键行为的机会的学习方法。优点在于可以让受训者在很短的时间内学会某种技能或技巧，并能立即应用于实际工作中，但也有可能造成受训者机械模仿所学的关键行为，在实际工作中不会灵活运用。此种方法比较适合于与行为有关的某种技能或行为的学习，而不太适合于知识的学习。

(3)讨论法：讨论法是对某一专题进行深入探讨的培训方法，其目的是为了解决某些复杂的问题，或通过讨论的形式使众多受训人员就某个主题进行沟通，谋求观念看法的一致。适用于以研究问题为主的培训内容，对培训员的技巧要求很高。比较适合于管理层人员的训练或用于解决某些具有一定难度的管理问题。

(4)远程教育法：运用远程教育法进行护理人员培训，有助于将护理人员的能力培养、素质培养和技能培养融为一体。相关研究指出，将信息化护理资源管理系统中的护理视频、护理音频、考试考核、护理资料查询等内容应用于临床护理人员的培训，可避免集中培训造成的资源浪费，可让护理人员结合自身工作情况随时进行个体化自我培训，增加直接护理时间。

(5)案例分析法：将案例分析形式同护理人员的培训有机地结合在一起，是护理人员培训未来发展的趋势之一。如在急诊分诊护士培训中模拟设置突发事件现场、纠纷现场、公共卫生事件现场等场景，以及根据不同病种和症状的差异设定分诊场景，并对分诊过程中遇到的特殊病例，进行病例讨论分析，重点培训护士的分诊技巧及问诊思路，加强分析问题、解决问题的能力，可提高护理人员的学习兴趣和业务水平。

(6)OSCE 培训考核：客观结构化临床考试(objective structured clinical examination，OSCE)是 1975 年英国 Dundee 大学的 Harden 等人提出的，是在模拟临床场景下，使用模型、标准化患者甚至是患者来测试医学生临床能力，同时它也是一种知识、技能和态度并重的综合能力评估方法。应用 OSCE 考核模拟复杂的就医环境，能使学员身临其境地运用培训所学的知识解决问题，检验其是否具有医疗护理处置的综合能力，但考核成绩受各考站主考老师和 SP(简易标准化患者)的主观影响较大。由医学教师或学生充当的 SP 定义为 SSP，在技能培训中引入 SSP 对新护士临床工作能力的培养较传统方法有明显优势，是一种值得推广的护理人员技能培训新模式。

四、护士排班

(一)医院护理工作模式

1. 整体护理模式

整体护理工作模式主要服务理念是以患者为中心，护理工作方式围绕全面、整体、连续提供优质护理进行。临床护理工作和治疗护理措施以患者疾病情况和个人特点为依据，以责任护士全面负责制和护理程序方式提供护理服务。主要特点是从工作模式上保证了服务的整体性、全面性和连续性。

2. 功能制护理模式

功能制护理工作模式即根据工业流水作业方式对护理人员进行分工，如“办公室护士”“总务护士”“治疗护士”“巡回护士”等，再将护理工作时间分为白班、早班、中班、前夜班、后夜班等，各班护士根据分工不同承担相应的工作，如治疗班、护理班、抽血班等。其优点是分工明确，工作效率较高；缺点是岗位和职责不分层级，班次不连续，交接班频繁，不利于护士全面掌握患者的整体情况。

3. 责任制护理模式

是运用护理程序的理论与方法，由专门护士为患者实施连续性、系统性、计划性护理的临床护理分工制度。即根据功能不同进行分工，如“护士长”“值班护士”“处置班”“治疗班”“责任护士”等，责任制护理排班模式主要有两种。小组责任包干模式：小组负责一切护理工作，组里每个护士的岗位职责明确，做到8小时在班，24小时负责。责任包床到人模式：将病区患者平均分配每位护士，人人参与管理患者，要求护士能力均衡。

4. 临床护理路径

临床护理路径(CNP)是患者在住院期间的护理模式，是针对特定的患者群体，以时间为横轴，以入院指导、接诊时诊断、检查、用药、治疗、护理、饮食指导、活动、教育、出院计划等理想护理手段为纵轴，制成一个日程计划表，对何时该做哪项检查、治疗及护理，病情达到何种程度，何时可出院等目标进行详细的描述说明与记录。护理工作不再是盲目机械地执行医嘱或等医生指示后才为患者实施治疗护理，而是有计划、有预见性地进行护理工作。患者亦了解自己的护理计划目标，主动参与护理过程，增强患者自我护理意识和能力，达到最佳护理效果，护患双方相互促进，形成主动护理与主动参与相结合的护理工作模式。

(二)护士排班

1. 护理排班原则

(1)以患者需要为中心：实行24小时责任制整体护理，遵循24小时不间断的护理特征，合理安排各班班次，保证相互衔接，尽量使各人员的工作互不干扰重叠，避免出现闲时人多忙时人少的现象，提高工作效率。

(2)合理搭配：排班时应根据患者情况、护理人员的数量、水平等进行有效组合，做到高年资护士与低年资护士协作搭配、优势互补，尽量缩小各层级护士之间能力的悬殊，保证患者安全，防范护理纠纷。

(3)效率优先：科学合理安排人员，要在确保护理质量安全的基础上，以尽可能低的人力成本，来完成尽可能多的护理任务。有效的护理人力管理是在保证护理质量的前提下把人员的成本消耗控制在最低限度。

(4)公平对待：保持公平原则，适当照顾人员的特殊需求，满足护士的意愿。排班时，应以一视同仁的态度爱护、体谅所有护理人员，适当听取护理人员意见，使护理人员产生公平感和满意感。

(5)能级对应：有效运用人力资源，充分发挥个人专长。通过按职上岗，将护理人员的专长、优势与患者的护理需要相结合，提高工作成就感，提高满意度。

2. 护士排班方法

(1)周排班模式：按岗位周期性排班，每种班次一周左右轮转一次，国内医院常用。一周班次分为日班责任制和翻班轮转制，人员数量基本一档为5人左右，一周轮转一次为一周期。护士长提前排下一周的班，有一定的灵活性，可根据具体情况对护理人员进行动态调整。但费时费力且班次轮转频繁，容易造成护理人员身心的疲惫。尤其是在人员不充足的情况下，一旦有人员请假，就会影响护理工作的运转，容易导致人员的流失。

表 5－2　周排班模式

日期 姓名	星期一	星期二	星期三	星期四	星期五	星期六	星期日	备注
1	早班	中班	夜班	助班	休	休	早班	
2	办公班	办公班	中班	夜班	助班	休	休	
3	休	休	早班	中班	夜班	助班	休	
4	助班	休	休	早班	中班	夜班	助班	
5	夜班	助班	休	休	早班	中班	夜班	
6	中班	夜班	助班	休	休	办公班	中班	
7	早班	早班	早班	休	早班	早班	休	
8	早班	早班	休	早班	休	早班	早班	
9	休	早班	早班	早班	休	早班	休假	
10	白班	休	休	白班	白班	白班	白班	
11	白班	休	白班	白班	白班	休	白班	
12	休	白班	白班	休	早班	白班	早班	
13	休	白班	办公班	办公班	办公班	休	办公班	

（2）APN 连续性排班模式

APN 连续排班模式（A 为上午班，P 为下午班，N 为夜班）是在护士人数不变的前提下，利用人性化的科学合理排班，围绕“以患者为中心”的宗旨开展各项护理工作。连续性排班改变了以前由个人负责一位患者的工作模式，转变为由小组来共同管理患者，在工作时间分配上体现以患者为中心，将不同层级、不同工作能力和工作经验的护士分成若干小组进行排班的模式。护理小组成员轮换制，体现层级管理，均衡配置护理人力资源，使高年资护士对低年资护士真正起到了传、帮、带作用，见表 5－3。

表 5－3　APN 连续排班模式

班次	工作时间	包含人员
A 班	7:30－15:30	A 班护理组长、A1 班执行护士、A2 班执行护士、A1 班助理护士、A2 班助理护士
P 班	15:00－22:30	P 班护理组长、P1 班执行护士、P2 班执行护士、P 班助理护士
N 班	22:00－8:00	N 班护理组长、N 班执行护士、N 班助理护士

（3）弹性排班模式

在原有周期性排班的基础上，根据临床实际如护理人员、临床业务等，为解决人力资源紧缺，在 8h 工作时间内按护理需要所采取的具体排班方法。该排班方式具有班次弹性和休息弹性，能较好地体现以人为本的原则，保质、保量完成工作及合理安排护士休假等，尤其适用于手术室及急诊室、重症监护室。

这种排班模式对于管理者而言，要求极高，需要管理者考虑到各种影响因素，具有预见性，灵活应对各种突发状况。

3. 护士排班影响因素

每一种排班模式都有其利弊。每班工作时长、值班过程中是否有小休息的时间/机会、休息日的安排、连续的班次等都会影响到护士的工作表现及患者安全，这些因素相互影响，也可以相互补足。如上所述 12 小时的工作制较 8 小时工作制存在较大的风险，但是如果在采取 12 小时工作制排班的同时提供足够的小休息时间/机会、限定连续的班次、限制加班等以确保充分的休息时间，则有可能抵消长时间工作带来的风险及不良后果。其次护士的排班还应该考虑到病区的工作量、护理人力资源、护患比例、患者的危重程度、护士差异等因素，这些因素影响着护士的工作效率、工作表现以及患者的安全。目前在国际上就推行护士 12 小时工作制还是回归到传统的 8 小时工作制，仍没有充分、足够的证据支持。各科室可以根据实际情况采用不同的排班方式，但护理管理者需要对排班系统的每个重要组成部分的风险有所预测和警惕，以便采取降低或消除风险的措施，更好地调整人员和工作模式，结合实际情况并综合各方面要素设计护士的排班，让排班系统更加可行及可接受。

五、护士绩效评价

护理绩效是指护理服务的投入与产出比。管理是实现护理工作有效性及可控性的重要手段。护理绩效评价是依据一定标准对护理人员的绩效进行检查、测量和评价的过程。合理地评价护士绩效，可充分调动护理人员的积极性并发挥其主观能动性，对提高护理绩效、管理效率、促进管理目标的实现十分重要，能帮助护理人员改进工作及谋求未来发展。

（一）基本概念

1. 绩效

指工作中员工的工作效果、效率、效益及其相关能力和态度的总称。

2. 绩效评价

是组织采取特定的方法和工具对组织成员的工作效果进行考查评价的过程。

（二）护理绩效评价

1. 护理绩效管理功能

（1）诊断功能：是绩效管理的重要功能。在绩效目标明确的情况下，管理者能够应用绩效评价结果，及时发现部门绩效现状及存在的问题，对科室每位护理人员的绩效进行及时分析沟通，确认护理人员的职业素质与护理岗位任职要求之间的差距，确认影响绩效的组织、部门和个人原因，有针对性地采取措施，达到管理不断完善，绩效持续提高的目的。

（2）人事决策功能：医院护理人员的晋升晋级、培训、人事调整等护理人事管理决策都是以绩效考核结果为依据的。科学合理的绩效评价机制，为医院和部门正确识别人才和合理使用护理人员提供了客观依据。

（3）激励作用：绩效评价结果可以帮助管理人员确定护士个人和群体对组织的贡献水平，以此作为组织奖惩决定的依据。根据客观的考核结果对成绩优异者给予奖励，对工作低劣者进行警示或者惩罚，是保证奖惩公正性的根本措施。

（4）导向功能：绩效管理的基本目标是营造良好的护理工作氛围，促进护士与医院共同发展，不断提高护理单元和医院的整体工作效率。因此，建立科学合理的绩效管理机制和具体可测量的绩效评价指标是发挥绩效管理导向能力的关键。

(5)规范功能：绩效管理的体系和具体的护理行为和结果评价标准，为护理人员的执业行为起到了规范作用。以客观指标形成的护士绩效评价体系使护理行为有章可循，可进一步促进医院和部门护理人力管理的标准化和有效性。

2. 护理绩效管理原则

(1)坚持客观原则

遵循绩效考评内容切实反映实际各级护理人员工作岗位职责要求和保持开放性、客观性、常规性、可操作性、发展性的原则，制定护理部、护士长乃至护士的绩效考评标准。强调考评指导思想与医院文化一致，真实反映各岗位工作职责内容，注重关键点的指标，考评项目尽量简明、精炼。

(2)坚持按劳分配、多劳多得、优劳优得原则

坚持按岗定酬，根据护士岗位的工作内容、工作的辛苦程度以及工作的技术含量制定不同的薪酬标准，严格对护士工作进行综合评价，以调动护理人员工作的积极性、工作热情，促进医院护理服务质量的不断提高。

3. 护理绩效管理工具和方法

(1)关键绩效指标：关键绩效指标(key performance indicator，KPI)是现代企业中受到普遍重视的业绩考评方法，是目标管理法与帕累托定律的有效结合，是流程绩效的一种目标式量化管理指标。梁晓红等使用KPI，将工作态度、专业素质、工作质量、护理工作量和护理岗位作为关键指标，构建科室的护士绩效考核体系，每项指标设置相应的权重系数进行量化考核，结果患者对护士工作的满意度提高，护士对奖金分配满意度提高。王冰等将护理工作量、护理质量、岗位特点、患者满意度和员工成长因素作为关键指标制订绩效考核体系，并与传统绩效考核方法进行比较，结果实施KPI绩效考核模式后患者满意度和护理人员工作满意度均高于实施前。

(2)平衡计分卡理论：平衡计分卡理论由罗伯·卡普兰及大卫·诺顿于1992年提出，以战略引导企业业绩评价并提高企业竞争力是该理论的核心思想，其框架体系包括4个指标类别：顾客维度、财务维度、内部流程维度及学习成长维度。顾客维度指标指应以顾客为中心，包括顾客的满意度、顾客的获得、顾客获利能力及市场占有率；财务方面衡量指标是需要从股东和出资人的利益出发，以生存、获利与发展作为其战略方向；内部流程维度指标应涵盖时间、质量、过程成本和创新内容，这是企业价值的体现和吸引顾客的关键因素；学习成长维度指标围绕员工满意度、员工保持率、员工的培训次数和员工自身所具有的技术、企业创新学习能力的提高。4个维度相互区别，却又紧密相连。

(3)目标管理法：目标管理原则是指绩效管理的指标必须符合5个原则，即具体、可衡量、可实现、与其他目标有一定的相关性及有明确的期限。叶红等遵循目标管理原则，确立了以临床工作质量为重点的各级护理人员绩效考核指标与权重，其中护士绩效考核指标包括4项一级指标(纪律情况、护理服务、护理质量和协作管理)，17项二级指标；护士长绩效考核标准包括4项一级指标(综合管理、质量管理、夜查房和科室患者满意度)，18项二级指标；而科护士长绩效考核分为3项一级指标(综合管理、质量管理和片区患者满意度)和15项二级指标。通过实施前后对比发现，护理质量提高、护理不良事件发生例数下降、护士对绩效考核满意度和患者满意度均显著提高。凌桂爱等根据目标管理原则对该院重症监护病房护理人员运用头脑风暴法，以护理质量管理为目标，结合德、勤、绩、能4个方面设立了包含任务绩效及情境绩效2个维度，10个一级指标，30个二级指标的绩效评价体系。

(4)360°反馈评价法：360°反馈评价，也称为全方位反馈评价或多源反馈评价，是由被评价人周围或与被评价者有密切关系的其他人来共同完成评价的方法。360°反馈评价起初用于企业内部组织管理，后期被推广应用于医学教育评价、带教老师及实习护生评价、医生的岗前培训等领域。和晓美将360°反馈评价运用于护士的绩效考核中，实施后病房护士的协作能力、科室凝聚力、服务态度、工作效率和工作能力均较实施前明显提高，基础护理、操作规范、护理文书、专科护理合格率明显提高，护士工作和患者的满意度显著提高，护理质量得到持续改进，合同制护士离职率降低。叶志弘从专业技能、专业素质和专业发展三个方面对护理人员进行上级评价、同事间评价及自我评价等多方位评价，结果充分调动了护士工作的积极性，提高了护理质量和护士工作满意度。

随着我国公立医院医疗改革不断深入推进，我国对护理绩效考核的研究已逐步从经验介绍发展为通过严谨科学的科研设计来确定绩效考核方法和评价体系，护理人员的绩效考核也被纳入了医院总体经济效益的运行机制。护理管理者应结合实际情况，参考国内学者研究经验，借鉴国外成熟的方法制订符合我国国情的护理人员绩效评价体系。

4. 护士绩效考核实施

(1)建立绩效考核、奖金分配方案

1)绩效薪酬计算方法：绩效薪酬 = 基本奖 ×（能级系数 + 工作区域系数 + 工作班次系数 + 奖励系数）× 绩效考核分数的百分比。

2)确立能级水平系数：护理人员能级水平依次为N1、N2、N3、N4、N5、N6，赋予奖金系数依次为0.1、0.2、0.3、0.4、0.5、0.6；第1次考评按年资进行相应能级的考试，每年年底进行次年的能级评定。考核项目为：本年度日常工作考核成绩、所评定层次需要掌握的理论知识、承担的科室工作、工作能力、职称、考勤、所评定层次需要掌握的技能。考核合格后可逐渐升级。

3)确立工作区域系数：根据科室实际情况划分区域，并给予不同的系数。如重症观察室患者病情重，护理工作量大，技术水平及难度、工作风险较普通病区大，因此重症观察室工作区域系数可设为0.4，普通病区工作区域系数为0.3。

4)确立工作班次系数：护理人员工作班次的奖金系数分配：病区中班、倒夜班0.25，长白班0.2，责任组长0.3。

(2)绩效考核、奖金分配方案的实施

1)设立绩效目标。管理者通过岗位分析，制定考核标准明确的手册，使护士明确职责权限、清楚工作内容。同时将目标管理贯穿于护理管理的全过程，结合护士的岗位与组织对其要求，每个月与护士共同设立有针对性的绩效目标。

2)管理者强化引导。管理者在日常工作中应对护理人员目标进行追踪、指导，促进护士高效完成任务。管理者要强化自己的沟通意识与技巧，与护士保持持续的双向沟通，引导护士不断向既定目标努力。每月根据护士的实际考核情况进行原因分析，并提出改进措施，不断完善和提高护士的工作质量与能力水平。

3) 建立绩效档案。绩效档案的建立为绩效考核提供真实依据，保证管理者所做出的绩效评价是基于事实而不是主观判断，从而保证绩效考评的公平性，同时也有利于对护士工作质量的综合评价。

六、护士薪酬管理

(一)概念

薪酬管理：是指组织根据员工在组织中作出的贡献所付出的相应回报。组织成员对组织的贡献包括：员工在组织中实现的绩效、在工作中付出的努力、时间、学识、技能、经验与创造。由于薪酬是护士满足基本需要的重要保证，它在组织中对护士的工作行为和绩效起着直接的影响作用。

(二)薪酬分类

薪酬包括直接经济薪酬和间接经济薪酬。从护士绩效考评的角度看，薪酬又可分为固定薪酬和浮动薪酬。广义上讲，薪酬还包含有非经济因素，有学者又称为非经济报偿。这些非经济报偿涉及组织为成员创造的条件和机会，使成员个人从工作本身或在工作的物质与心理环境方面获得满足感，如工作的认同感、成就感、工作的挑战性等。

1. 直接薪酬

包括工资、福利、奖金、奖品、津贴等形式。

2. 间接薪酬

包括养老保险、医疗保险、失业保险、工伤及遗属保险、住房公积金、餐饮等。

3. 固定薪酬

包括基本工资、津贴和福利等。

4. 浮动薪酬

主要包括奖金、佣金等短期激励手段和员工长期服务年金、职工股票等。

(三)薪酬管理原则

1. 公平性原则

薪酬系统要公平，这是最主要的原则，要使护理人员认识到人人平等，只要在相同岗位上，做出相同的业绩，都将获得相同的薪酬。

2. 激励性原则

护理人员薪酬管理是否合理，不仅会直接影响护理人员的生活质量，也会影响护理人员的工作积极性，进而影响医院整体的效应。因此，在激励理论的指导下，进行护理人员薪酬管理就显得十分重要。由于人的需要及其满足方式是多种多样的，因此，激励理论也有很多种，如需求层次理论、双因素理论、成就需要理论等，这些理论都与薪酬管理有着密切的关系。

3. 竞争性原则

竞争性原则确保了单位的薪酬具有一定竞争力，使企业核心人才的薪酬水平不低于市场的平均水平。对于高素质的人才，就需要提供高于市场平均价格的薪酬水平，这样才能吸引优秀人才，留住优秀人才。

4. 经济性原则

员工的薪酬水平受经济性的制约，即薪酬标准需要充分考虑人力资源的成本问题。若是人力资源成本在总成本中占的比重较大，则当职工薪酬水平稍有提高，就会导致人力资源的成本比重明显增大。同时，还要关注职工为单位创造的绩效水平，职工的绩效水平对单位的市场竞争力有着极其重大的影响。

5. 合法性原则

合法性原则要求医院在制定护士薪酬制度、设计薪酬方案时要按照国家现行人事、劳动与社会保障政策、法律法规，如劳动法、工资法等有关要求进行。医院的薪酬体系只有在合法的前提下，才能对护理人力资源的薪酬管理起到促进作用。

（四）护理薪酬影响因素

影响薪酬的因素有很多，概括主要分为三类，一类是医院内部因素，一类是医院员工个人因素，另一类是医院外部的社会因素，图 5－3 概括了影响薪酬的各种因素。

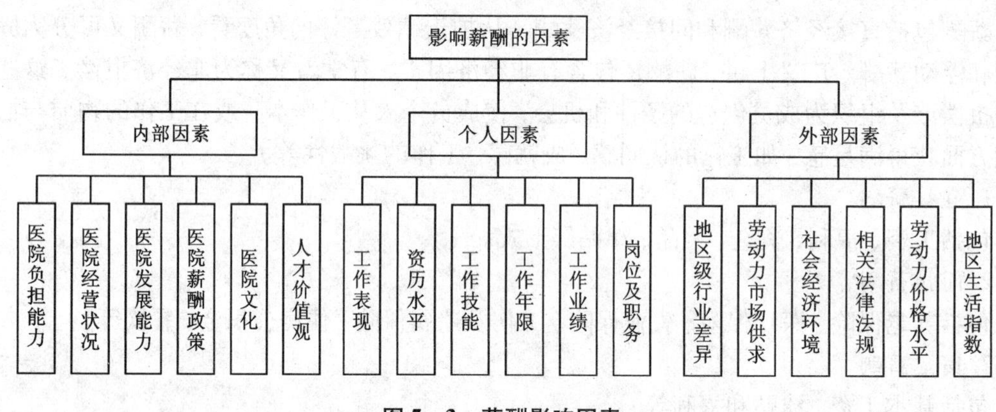

图 5－3　薪酬影响因素

1. 内部因素对薪酬的影响

影响医院薪酬的内部因素主要有医院负担能力、医院经营状况、医院发展能力、医院薪酬政策、医院文化和人才价值观这六个方面。

1）医院负担能力：医院负担能力的大小与员工薪酬之间存在着直接的关系。医院的负担能力强，则员工的薪酬处于较高的水平。反之，医院负担能力弱时，高水平的员工薪酬就会造成过重的医院负担，影响医院的正常运转。

2）医院经营状况：医院的经营状况对员工的薪酬有着重要的影响。经营状况好的医院有利于员工薪酬水平的提高，而薪酬经营状况差的医院，难以保障员工的薪酬水平。

3）医院发展能力：医院的可持续发展能力会影响员工的薪酬，具有良好可持续发展能力的医院，员工薪酬会有保障，而缺乏可持续发展能力的医院，员工的薪酬将失去保障。

4）薪酬政策：薪酬政策是医院分配机制的直接表现，具有战略导向性作用，医院薪酬政策应建立在有效、公平、合理的原则之上，薪酬政策的不同会影响员工的薪酬水平。

5）医院文化：医院文化是医院员工通过长期的实践逐渐形成的，并为全体员工遵循的共同的价值观、职业道德和行为规范的总和。医院文化直接影响着医院的分配思想、目标追求、价值取向等，而这些因素直接或间接地影响医院薪酬水平。

6）人才价值观：医院对人才价值观的不同，直接影响薪酬水平，同时也影响医院对人才的合理使用，尤其是医院对优秀人才薪酬的确定，能反映出医院对人才的价值观。

2. 个人因素对薪酬的影响

影响医院薪酬的个人因素主要有员工的工作表现、资历水平、工作技能、工作年限、工作业绩和员工的岗位及职务这六个方面。员工在医院里从事本职工作的时间长度成为资历，通常情况下，资历与工作经验和技能成一定的正相关，因此资历水平、工作技能、工作年限、工作业绩这些因素对员工的薪酬水平均会产生影响。此外，员工的工作表现及其岗位、职务也对薪酬的高低有影响。

3. 外部因素对薪酬的影响

影响医院薪酬的外部因素主要有地区及行业差异、地区生活指数、劳动力市场供求关系、社会经济环境、相关的法律法规和劳动力价格水平这六个方面。通常情况下，医院所在地经济发达，其薪酬水平相对较高；所在地生活指数高，医院薪酬水平也较高；所处的社会经济环境较好时，员工的薪酬水平相对也较高；劳动力供求关系也影响医院的薪酬水平，供大于求时，劳动力价格会下降，其薪酬水平会降低，反之，当供低于求时，劳动力价格会上升，对应员工的薪酬水平也会上升。同时，与薪酬相关的法律法规也会影响到医院薪酬水平。

(五)护理薪酬设计与实施

21 世纪护理人员薪酬管理应该具有诱导护理人员服从、激励护士期望行为并多作贡献的多样化功能。薪酬设计的关键在于体现“对内具有公平性，对外具有竞争性”的特点。在设计薪酬时，应结合医疗卫生机构的行业特点、医院的市场定位和承受能力等因素综合考虑，合理确定各护理岗位薪酬的构成和额度，达到兼顾总体和个体、短期和长期、激励和约束等制约因素。科学设计薪酬的体系和制度一般经历下列步骤：工作岗位分析、工作岗位评价、薪酬调查、薪酬定位、薪酬结构设计、薪酬体系实施和修正。

1. 工作岗位分析

工作岗位分析是确定薪酬的基础。医院应结合医院服务目标，对医院护理服务范围和护理工作项目进行分析，确定岗位职能和所需人员技能等，在此基础上制定护理岗位说明书，为薪酬水平的确定提供依据。

2. 岗位价值评价

岗位价值评价以职位说明书为依据。薪酬管理中的护理岗位价值评价有两个重要目的：一是比较医院内各护理岗位的相对重要性，即确定每一个具体岗位的价值，从而得出职位等级；二是为下一步进行薪酬调查提供统一的职位评估标准，为确保医院人员薪酬的公平性奠定基础。护理人员工作岗位评价是在确定各具体岗位内容的基础上对岗位薪酬因素进行比较、分析、衡量。

3. 薪酬调查

对具体护理岗位的薪酬调查在确定护理人员薪酬水平时起着至关重要的作用，薪酬调查的对象应该是与医院有竞争关系或条件相似的医院。薪酬调查的结果可反映市场现行同类护理人员的薪酬水平，医院可在此基础上为所有护理岗位确立起薪点，同时确定不同级别的薪酬差距。薪酬调查可作为医院调整薪酬水平的依据。

4. 确定薪酬水平

由于各岗位的价值不同，其对应的薪酬水平也有所区别。确定薪酬水平时医院既要考虑影响薪酬水平的外环境因素，更要考虑医院内部的相关因素，如医院盈利和支付能力、人员的素质要求、医院所处的发展阶段、人员稀缺度等因素。

5. 护士薪酬结构设计

薪酬结构又被称为薪酬模式，是指在薪酬体系中，工资、奖金、福利、保险、红利等所占的比例和份额。医院薪酬结构的设计反映了医院的分配理念、分配原则和价值观取向。不同医院有不同的价值观和分配原则。组织在确定护理人员报酬时，要综合考虑三个方面的因素：职位等级、员工个人的技能和资历以及个人绩效。

6. *薪酬体系实施与控制*

医院在确定护理人员调整比例时，要预先对薪酬水平做出预算。因为在医院整体运营中，人员薪酬所占比例占有非常重要的作用，管理者应注意有效的控制人力成本。从实质上讲，护理人员薪酬是对护士人力资源成本和医院护理人员需求之间进行权衡的结果。在制定和实施护理人员薪酬体系过程中，在组织内部进行及时沟通、宣传和培训，介绍医院护士薪酬制定的依据，是保证薪酬改革成功的重要因素之一。

第二节　护士岗位管理

一、护士岗位管理概述

为进一步加强医院护士队伍的科学管理，提高护理质量和服务水平，更好地为人民群众健康服务，国家卫计委在2012年颁发了《卫生部关于实施医院护士岗位管理的指导意见》(卫医政发〔2012〕30号)，其中提到，要科学设置护理岗位、合理配置护士数量、完善绩效考核制度、加强护士岗位培训等，都对护理岗位管理提出了更高的要求。岗位管理的目的是实现因岗择人，在人与岗的互动中实现人与岗、人与人之间的最佳配合，以充分发挥人力资源的潜力，谋求工作效率的提高。在医院护士队伍中实施岗位管理，是提升护理科学管理水平、调动护士积极性的关键举措，是稳定和发展临床护士队伍的有效途径，是深入贯彻落实《护士条例》的具体措施，也是公立医院改革中关于完善人事和收入分配制度的任务要求。

(一)岗位管理的定义

顾名思义，所谓岗位管理就是对岗位进行管理的行为和过程，它是组织管理的组成部分，也是员工价值体系的组成部分。目前对岗位管理的理解常常局限在“岗位设置原则、岗位结构比例设计、岗位分析、岗位确定、制定岗位规范等”这些浅层次的基础阶段，其实岗位管理应包含以“岗位”为核心目标所实施的一系列人力资源或人事管理环节。岗位管理不是身份管理，也不同于亲情管理，它是以企业战略、环境因素、员工素质、企业发展、企业规模、技术因素等六大因素为依据，通过岗位分析、描述、设计、培训、考评、激励与约束等过程控制，实现人-岗匹配，发挥企业中人力资源的作用，谋求生产效率提高的过程。

(二)岗位管理的组织目标

组织目标是由若干个简单又具体的岗位实现的。因此，组织目标能否完成、完成的效果如何关键取决于岗位能效的大小。在临床实践中我们经常可以看到这种现象：为什么有的科室护士每天工作量都很大，连喝水的时间都没有，而有的科室却很轻松？为什么会有功劳大家争，有责任却没人承担？为什么招聘的员工，会常常不符合要求？为什么不能完成客观的绩效考核，勤恳无奖，懒散无罚？为什么护士抱怨没有提供足够的培训学习机会？为什么组织投入了培训却没有达到期望的效果？这些现象的产生往往都与岗位职责不清、激励不足有着很大的关系。长此以往，势必会严重制约护士工作的积极性，影响医院的发展。

(三)护士岗位管理的原则

1. *系统原则*

任何一个组织或单位都是相对独立的系统，在对某一岗位进行岗位管理时应注意该岗位与部门、组织中其他岗位之间的相互关系，从而能够更好地把握该岗位的特征及对人员素质的要求。

2. 动态原则

岗位管理并不是一成不变的，应根据组织战略意图、环境变化、业务调整、组织结构调整，经常性地对岗位管理的内容进行调整。

3. 目的原则

岗位管理要明确目的。因为岗位管理内容广泛，在实际工作中要根据内容的不同有所侧重。比如，如果是为了明确工作职责，那么管理的重点在于工作范围、工作职能、工作任务的划分；如果目的在于选聘人才，那么工作重点在于任职资质的界定和竞聘方案的制定等。

4. 参与原则

岗位管理尽管是由人力资源部门主持开展的工作，但它需要各级管理人员与员工的广泛参与，尤其需要高层管理者的重视和业务部门的大力配合才能成功。

5. 岗位原则

岗位管理的出发点是从岗位出发，重点在于岗位本身所具有的特点，而不是以岗位所在人员为核心，是人适应岗位，而不是岗位适应人。

(四) 岗位管理具体内容

岗位管理流程：

(1) 岗位分析。是人力资源管理中的一项核心基础职能。岗位任职资格是对能胜任岗位者所具备特征进行客观描述，是对任职者的基本特征包括性别、年龄、学历、专业、性格、心理状况、工作经历及工作要求、技术水平、任职前需要的培训以及可能的特殊要求等内容的描述。通过任职资格的描述，医院就可以把人和岗位进行合理的匹配；岗位职责的目的是客观准确地对岗位相关要素进行描述，通常包括该岗位的工作主要职责、工作主要内容、工作流程、完成工作所需要的职权、在履行工作时与其他岗位发生的工作关系和工作条件等内容，这是组织科学规范化管理的基础，任何一个新入职者都可以通过岗位职责来了解这个岗位，围绕岗位要求寻找自己努力的方向，不断学习与进步，使自己能够接受这个岗位，更好地为完成岗位职责而努力。

(2) 岗位设置。其目的是为了更好地实现组织总体的战略目标而服务的，组织所必需的各种功能需要有充分的保证，又要保证组织在实现目标过程中的高效率，还要保证实现目标中的灵活多变。每个组织的岗位类别不同，因此必须在满足组织目标实现的前提下，根据工作任务、员工的能力等进行科学的设置。

(3) 岗位设置的等级。目前我国医院工作在临床一线的护士所承担的责任不很明确，多为功能制护理模式，只是按任务完成工作，护士不能按等级设岗、按岗位职责设岗。大部分医院对护士实行简单的完成任务式的管理，不能依据护士不同的职称、工作年限、学历、担任的职务而承担相应的责任和义务，因而，根本谈不上护理人力资源的科学管理。近几年，有关部门明确提出了要将护士岗位的设置问题确定为从身份管理向岗位管理转变。但是，目前各家医院所招聘的护士均为聘任制，没有编制，聘任制护士与有编制的护士同工不同酬，因此，要想实现岗位管理，必须打破身份界限，实现护理人员的同工同酬。护士的岗位设置要以工作量、工作水平、劳动强度等因素为依据。各医院在设置岗位等级时可借鉴国内外发达国家和地区护士的分类等级，确定适合并满足自己医院临床护理工作实际需求的专业技术岗位等级体系。岗位等级设定根据医院规模及收治范围会将不同的指标如职称或学历作为最开始的标准，如大专学历刚入职还没有获得执业证者从 0 级开始晋级，本科学历从 1 级开始晋级；同时将院内的晋升层级的考试与护理职称晋升相结合，如通过院内2级考核后方可晋升主管护师，晋升主管护师后方可晋升3级护士，使得护理人员的实际能力与岗位所提供的要求相匹配，从而才能尽快地实现护士由单纯的身份管理转变为护士的岗位管理。

(4)岗位填充。就是把合适的人放到合适的岗位上，以发挥其最大的作用，充分调动其工作的积极主动性。在填充人员到岗位时，要避免人情招聘、秘密招聘、因人招聘等现象，必须严格履行公开招聘的程序，采取科学的招聘方法，运用先进的选拔方案。招聘可以采取内部招聘和外部招聘相结合的方法，也可以利用网络、报纸媒体等形式公开发布广告、借助中介、主管推荐、查阅档案等方式公开招聘，以达到公平公正的择优录取的原则。也可以在医学院校即将实习前或在实习结束时到学校进行选拔，即为实习带就业的形式，可以将对员工的培养提前到实习之前或综合实习结束后，以便促进护理人力资源快速培养和成长。

(5)岗位优化。在岗位运行过程中，会发现岗位遗漏、岗位人员不称职、岗位设置不科学、不协调的问题。对于职责含糊不清的岗位要重新界定和确定其职责和权力，对于性质相同的一些重复岗位要进行合理的合并。优化岗位还包括理清岗位与岗位之间的关系，以保证统一领导、分工协作和分级管理。

(6)岗位评价。岗位确定后就要对岗位做出评价，岗位评价非常重要，它与员工的薪酬挂钩，科学的实事求是的评价可以提高员工的积极性和主动性。在医院中有很多专业科室，每个专业科室的风险系数、劳动强度不同，因此评价职位级别时就要用科学的方法，多方征集意见，通过不断地讨论、分析甚至是辩论才能最后达成一致，将各专业科室分出类别，确定不同的系数，并在薪酬分配上有所不同。对于风险高、劳动强度大、对医院贡献大者，职位评定级别就高，薪酬就高，反之就低。评价不涉及到任何人，充分体现“对岗不对人”“对事不对人”的原则。

二、护士岗位设置

(一)国外护理岗位设置现状

1.美国护理岗位设置

(1)临床护理岗位

①助理护士，相当于中国的护工或护理员，其岗位职责为在注册护士指导下协助患者起居和卫生基础护理工作。②职业护士，相当于中国的护士，是在注册护士的监督和指导下做初级护理工作，提供安全有效的护理知识和技术，执行并完成由注册护士所制订的护理计划。③注册护士，相当于中国的护师，注册护士是执行整个护理工作过程的控制者，其岗位职责是带领职业护士和助理护士执行护理操作。④高级实践护士，包括临床护理专家、开业护士、高级助产士、高级麻醉护士以及高级个案管理护士，分别具有不同的岗位职责。如开业护士从事部分医生的工作，如收集病史、体格检查、开处方、指导患者护理、对护士提出建议、从事研究、参加会诊等工作。

(2)护理管理岗位

即护理行政管理者，包括护士长、护理督导、护理部主任。护理部主任的岗位职责为负责组织、领导、管理、协调整个医院的护士和护理工作。护理督导的岗位职责为负责对各科病房或各层病区的监督、指导以及病区护理标准评定、质量评价、护士长咨询和病房的管理。护士长的岗位职责为负责某一部门的护理管理和护士工作分工。

2. 英国护理岗位设置

英国护士分为非注册护士和注册护士，注册护士又分为一级护士、二级护士、专科护士、护理管理者。传统的英国护士岗位设置是依据护士的资格证书和工作经验来分为自下而上 A ~I 9 个等级。自 2010 年 4 月 1 日起，在英国国民健康服务认可的医院开始实施新的分级系统，称为“agenda for change”，分为 1 级 ~9 级，其中 1 级 ~4 级为非注册护士，级别及工作内容与传统的 A 级 ~ C 级相当，5 级相当于 D 级，6 级相当于 E 级或 F 级，7 级相当于 G 级，8a ~8d 级相当于 H 级，9 级相当于 I 级。

（二）国内护理岗位设置

1. 香港护理岗位设置

香港医院中临床护理岗位包括登记护士、注册护士、专科护士；护理管理岗位包括护士长、病区经理、部门运作经理、护理总经理、行政总监。

2. 台湾护理岗位设置

台湾护理人员分为 Nl、N2、N3、N4 四级，其工作职务有副护士长、护士长、督导（科护士长）、副主任、主任 5 个级别。护士有严格的晋升制度，每人必须具有护理师或护士执业执照（护理师是专科毕业生，初中毕业学 5 年；护士是职校毕业生，初中毕业学 3 年），经培训及专科训练合格，每年年底考试成绩在甲等以上才有资格申请晋升。台湾对护士的资历要求严格，注重临床护理经验的积累，以实际工作能力为条件，学历不是提升的绝对要求。N1 ~ N4 满 1 年以上经考试合格可提升 1 级，N3、N4 经考试合格可以提升为副护士长，副护士长满 2 年可提升为护士长，护士长满 3 年经考试合格提升为护理督导，护理督导满 5 年经考试合格可提升为护理部（副）主任。

3. 大陆地区护理岗位的设置

国内的护理岗位设置分为护理管理岗位、临床护理岗位和其他护理岗位。护理管理岗位是指从事医院护理管理工作的岗位，一般设为护士长、科护士长、护理部（副）主任，部分医院设护理副院长；临床护理岗位是指为患者提供直接护理服务的岗位，如内科、外科、重症监护室责任护士等；其他护理岗位是指为患者提供非直接护理服务的岗位，如供应室护士等。有报道将护理岗位设置按功能分为临床、管理、教学三大类，以临床和管理为主，不单独设置教学岗位，而是同时兼有教学功能；按专业分为重症护理、急诊护理、儿童护理、成人护理、手术室护理、介入护理、门诊护理、供应室、院内感染控制、健康体检和医技科室。江苏省规定护理管理岗位包括院部、护理部、大科及病区（单元）的护理管理人员；临床护理岗位包括急诊科、危重症病室（ICU）、普通病房、血液净化室、手术室、产房、导管室、门诊部、计划生育室、内镜室、核医学科、影像科、高压氧科、体检中心、社区的护理人员；其他护理岗位包括预防保健科、营养科、供应室、静脉输液配置中心、感染管理科的护理人员。总之，我国的各医院护士岗位设置名录不一。

（三）我国护理岗位管理面临的挑战

护理岗位管理是现代医院护理经营管理的必然趋势，是合理利用人力资源的重要前提，亦是全面实施“以患者为中心”的责任制整体护理的重要保障。目前我国护士岗位管理还处于探索阶段，还没有形成完善的岗位管理体系，因此可充分利用现行较为明晰的职称体系，根据护理岗位的技术和专业要求，对护理人员进行分层级管理，并根据注册护士的工作经验、技术能力和专业技术职称，在相应技术难度和专业要求的护理岗位上体现能级对应，建立完善的护理岗位管理体系，真正建立适合我国国情的护士岗位管理体系。

三、护士分层级管理

国家卫计委在《中国护理事业发展规划纲要(2005—2010年)》中指出:“医院护理管理工作需要围绕保障患者安全、促进护理质量持续改进的主线,建立健全规章制度、岗位职责和工作标准,加强人力资源管理……将护理岗位工作职责、技术要求与护士的分层次管理有机结合,充分发挥不同层次的护士的作用”。由此可见,医院要结合护士队伍进行分层级管理,已成为趋势。

(一)相关概念

护理人力资源分层管理是从分层、分类管理的角度对护理人力资源进行的微观管理,是根据护理人员的工作能力、综合素质的高低,将护士分为不同的层次;将病情轻重不同的患者分配给不同能级的护理人员进行护理,从而在保证护理质量、保障患者安全的同时,充分体现护士的自身价值。

(二)护士分层级管理研究意义

目前,护士流失在某些医院已经相当严重,一方面是外部环境的问题,另一方面是医院自身对护理人员缺乏合理的使用。主要表现在大多数医院未能对护士实施按职称上岗和分层级使用。护理人力资源具有层级性,表现在:首先,学历的层级性。目前国内临床护理队伍学历层次完整,包括中专、大专、本科和硕士等诸多层级,其中大专以上学历护士的比例逐年增加。其次,职称的层级性。护士的专业职称和年资、专业知识技能掌握有关,分为护士、护师、主管护师、副主任护师、主任护师等层级。此外,护士的人文素质、科研水平等,也是影响护士工作能力高低的重要因素。对于不同学历、不同能力的人员同样使用,将极大挫伤部分高学历、高职称护理人员的工作积极性,也在某种程度上造成局部护理人力资源的浪费。因此实施护士分层级管理,具有重要的现实意义。

(三)国内外分层管理现状

1. 国外护士分层管理现状

(1)美国的护士层级

美国护士分5个等级,主要按其受教育程度、工作经历及担任不同级别的职务而定,每一级别都有各自的名称及职责,自上而下分别是:护理行政管理者、开业护士、注册护士、职业护士和助理护士。其中,护理行政管理设有护士长、护理督导、护理部主任。开业护士通常需要硕士学历,可从事相当于一部分医生的工作,如搜集病史、体格评定、开处方等。注册护士需具有2~4年护理专科文凭或护理学士学位,通过护士局注册护士考试并取得执照。职业护士必须通过护士执照考试,其职责是在注册护士的监督和指导下工作。助理护士不需要通过执照考试,只要通过简单的技术考试,取得证书即可,负责患者的基础生活护理工作。

(2)英国的护士层级

英国的护士从A级到H级有8个分级,A、B级护士:没有经过护校培训,直接从非专业人员中聘用到医院,经过短期的临床培训后上岗,他们主要从事最基础的照顾患者的工作。C、D级护士:C级即刚从护校毕业的注册护士,她们工作2年后,如拿到规定的继续教育学分即为D级护士。D级护士可从事门诊分诊、静脉穿刺及肌内注射等治疗。E、F级护士:除了完成一般的护理工作以外,还对下级护士有监督、指导的作用。G、H级护士:护理专家及病房经理,她们主要从事护理管理,护理培训及国内外护理会诊等。

(3)新加坡的护士层级

新加坡护士分为3个等级，即注册护士、助理护士、护理员。新加坡学生初中毕业后，如果各科总成绩在中等偏下，他们就可以被分流到一些职业培训机构，参加几个月的护理员培训后进入医院做护理员；如果工作表现出色，医院可以资助他们继续学习，参加全职护士培训后成为助理护士。助理护士工作表现优秀，可以被资助参加注册护士培训，通过新加坡护士管理委员会的护士注册考试后，被提升为注册护士，一般至少要经过1~2年时间。成为注册护士后，在工作表现较优秀时，可被提升为高级注册护士。所有护士的工作内容和职责与其职务息息相关：护理员工作范围基本等同助理护士，但也有所不同，如只能送患者到手术室，而不能从手术室接患者回病房，偶尔也可外出取药、取血等。助理护士的主要职责是协助注册护士确保护理工作顺利完成，主要负责生命体征测量和生活护理，为注册护士要进行的技术操作做准备工作等；注册护士的主要职责是病房及患者管理、执行各项护理技术操作、跟随医生查房、记录病程并书写交接班报告、指导和监督助理护士完成日常工作；高级注册护士与注册护士工作内容相当，但更注重各种药物的配置和使用。

2. 国内护士分层管理现状

(1)台湾的护士层级

详见前述台湾护理岗位设置章节。病房各层级人员的理想构成比为N1∶N2∶N3＝2∶4∶4；每班次资深人力的安排比例为N2以上占60%，N1占40%。

(2)香港的护士层级

香港护士分注册护士、登记护士、实习护士、健康服务员和文员。其中，注册护士相当于大专或本科学历，参加全香港注册护士统一考试合格者，获得护士执业证书；登记护士为护校培训毕业，相当于中专学历，未获得护士执业证书。健康服务员、实习护士和文员均需经过短期培训后任职。其护理行政职务结构依次为：护理总经理、部门运作经理、病房经理、护士长、注册护士、登记护士、健康服务助理和病房文员。护理总经理负责中央护理部的行政管理和病房经营工作。部门运作经理与主管医生共同管理病房，授权推行护理改革，在人、财、物的管理上有较大的自主权。每位部门运作经理负责3~5个病房，每个病房设病房经理和护士长。病房经理负责所辖病房的经营管理工作，护士长负责病房的护理质量管理工作。病房经理不直接负责患者，其职责主要是参与医院的经营管理、人力资源管理、制定科室或医院的护理发展规划并组织实施等。

(3)大陆地区的护士层级

1)护士层级划分及其标准

我国内地护士分层级使用起源于20世纪90年代部分医院开展的按职称上岗，目前尚无形成统一的护士分层体系和相应的层级准入标准。层级划分大体上有两种：按等级分为一级护士－二级护士－三级护士－四级护士；按工作内容分为护士长－主管护士/责任护士－辅助护士－助理护士。层级划分标准多包括：职称、年资、学历、工作能力和考核成绩。曹晶等通过改良的德尔菲(Delphi)技术初步探讨了北京地区三级甲等医院护士的分层使用框架，认为应综合考虑工作能力、职称、教育背景、临床工作年限4个方面，将护士分为4个层级。某医院实行护士长、责任护士、护士3层管理模式，护士长由医院任命，责任护士为考核及竞争上岗方式产生，护士由具有护士执业资格和大专、本科新毕业暂未取得护士执业资格的护理人员担任，助理护士由中专毕业取得护士执业资格的护理人员担任。章雅青等通过问卷调查222名护理人员，拟定了五级六层次护士等级制：护理员/护工：医院技术培训1~2月，获护理员证书；助理护士：中专学校毕业护士，通过医院护理部考试；执行护士（或一般或操作护士）：注册护士；专科护士（或专业、主管护士）：注册护士，护师及以上职称，经过5年本专业工作经验，通过医院或政府指定部门的专科护士考试；护理行政管理：护士长和护理部主任。

2）不同层级护士职责

不同层级护士有不同的岗位职责。某医院将护士分为特级、一级、二级、三级四个等级，其中护士长全面负责部门管理，特级和一级护士主要负责部门的业务指导和专业技术护理，二级护士以临床技术护理为主，三级护士以基础护理为主，或在二级以上护士指导下辅助临床技术护理。某医院实行“护士长－主管护士－辅助护士－助理护士”4个层级管理结构：主管护士负责制定所管患者护理计划，负责患者的健康教育、护理记录书写、环节质控和终末质量控制等；辅助护士由低年资护师和护士担任，协助主管护士完成患者的治疗、护理；助理护士由新毕业没有护士执照的护理人员担任，做好患者的生活护理，负责送患者检查和外勤工作。

护士分层级管理，明确规定了各级别护士岗位职责，有利于规范护理工作，充分发挥护士的积极性和潜能，提高护理人力资源利用效能，满足了不同患者、不同疾病的需要，保证了患者的安全，对护士自身和护理专业的发展具有重大意义，是护理专业发展的趋势之一。

（4）国内护理分层管理存在问题

1）缺乏护理人员分层次使用的标准：目前我国没有明确的护理人员分层次使用的标准，各个医院均是结合自身的特点进行分层。分层次使用的标准必须科学，才能更好地推动护理资源的管理。曹晶等对北京6所三甲医院护理部主任的半结构式访谈结果显示，受访者普遍认为工作能力是分层最重要的标准，要明确每层人员所需达到的能力以及所需要做的具体工作。

2）护士分层中的管理问题：现今护理管理已经由过去的经验型向科学的管理模式转变，只有建立完善的管理体制，才能合理地利用护理资源，最大限度地发挥有限的护理资源力量。目前我国护理管理体制还有待进一步完善，存在对各层次护士的准入标准、岗位设立、职责制度、薪酬待遇、晋升机制等缺乏行之有效的管理模式的困扰。

3）护理人力资源短缺：目前我国各医院床护比平均为1:0.44，而许多发达国家的床护比达1:1以上，亚洲平均为1:2.019，英国、泰国、日本等地的医护比例都明显高于我国。由于人员短缺，无法真正实现分层次使用，为了能让有限的资源发挥更大的作用，必须对人员进行合理配置。

四、护士岗位说明书编写及要求

岗位说明书主要用于招聘和选择护士，提供人力资源规划、识别内部劳动力、提供公平就业机会和真实工作概览。岗位说明书，是表明医院要求护士做些什么、护士应该做些什么、应该怎么做和在什么样的情况下履行职责的总汇。是通过工作分析过程，用规范的文件形式对组织各类岗位的工作性质、任务、责任、权限、工作内容和方法、工作条件、岗位名称、职种职级以及该岗位任职人员的资格条件、考核项目等做出统一的规定。

（一）相关概念

1. 岗位说明书

岗位说明书是岗位设计的结果，是对某类岗位的工作性质、任务、责任、权限、胜任素质等方面所做的书面记录。

2. 岗位设计

岗位设计又称工作设计，是指为有效地达到组织目标、提高工作绩效、满足个人需要而在工作内容、工作职能和工作关系等方面进行的变革与设计。

(二)护士岗位说明书编写的理论依据

1. 激励—保健理论

激励—保健理论认为，激发员工工作动机的因素可分为两类：一类与工作性质和内容相关如员工的成就感、认同感、成长与发展空间等，即激励因素；另一类与工作条件和环境相关如企业的管理策略、员工的工作环境、工资待遇等，即保健因素。激励因素和保健因素是相互独立并以不同方式影响人们的工作行为。

2. 社会—技术系统理论

社会—技术系统理论认为，企业组织既是一个社会系统，又是一个技术系统，即由包括正式组织、非正式组织、技术系统、员工素质等多因素构成的复合系统，两个系统既相对独立又相互作用互相影响。进行岗位设计时必须统筹兼顾，即工作设计既要满足企业发展战略和组织目标，又要兼顾员工本能需要和心理需求。

3. 跨学科理论

跨学科理论将现有的岗位设计方法分为四类：机械型方法(工业工程方法)、激励型方法(激励—保健理论、工作特征理论)、生物型方法和认知运动型方法。跨学科理论认为，每一种岗位设计方法都有侧重点，如机械型方法与激励型方法强调工作内容本身的设计，生物型方法与认知运动型方法更注重工作设备和环境的设计。进行岗位设计时应根据具体情况综合选择岗位设计方法，任何一种方法都不可能成为岗位设计的唯一方法。

(三)护士岗位说明书编写的原则

1. 单位职能原则

岗位设计应以组织的战略目标为依据，体现组织的社会功能、结构性质、职责任务及人员结构特点，使岗位目标与组织的总体工作目标相适应。

2. 职级分明原则

岗位设置应根据实际需要划分岗位职级层次，规范岗位等级，形成阶梯效能。

3. 规范化原则

岗位名称、岗位职责、岗位要求描述规范，岗位说明书结构清晰，设计合理。

(四)岗位设计的方法

岗位设计的前提是岗位分析，为科学地进行岗位设计，就必须采取准确有效的方法对工作岗位加以分析。岗位分析的方法很多，常用的有资料分析法、访谈法、问卷调查法、观察法、组织分析法等。

1. 资料分析法

资料分析法是一种降低工作分析成本的方法，它最大程度地利用原有资料(如责任制档案等人事文件)来对每一项工作的任务、责任、权力、任职资格等做一个大致了解，从而为进一步的分析设计奠定一定基础。资料分析法的分析成本较低，但收集到的信息不够全面，所以一般需要与其他工作分析方法结合使用。

2. 访谈法

访谈法又称面谈法，是访谈人员就某一岗位与访谈对象按事先拟定好的访谈提纲进行面对面的交流和讨论，进而收集岗位信息数据的方法。访谈对象包括从事该岗位的个人或小组、对工作较熟悉的上级主管、或与该岗位工作联系较密切的人员等。访谈内容围绕岗位展开，一般要求受访者叙述从事的工作内容及工作程序，然后使用标准的格式记录访谈结果。访谈法具有较好的灵活性和适应性，能够获得多方面的信息资料，其不足之处是被访谈者对访谈的目的往往持怀疑态度，回答问题时会有所保留，导致信息失真。因此该种方法不能单独用于工作分析设计。

3. 问卷调查法

问卷调查法是指列出一组工作任务或工作行为，要求被调查者就其是否执行了这些任务或行为作出回答，然后由调查者将问卷结果加以汇总整理，找出有代表性的答案，并对岗位信息进行表述。问卷调查法的优点是费用低、速度快、调查样本量大、调查范围广，但该方法对问卷的设计要求较高，问卷设计者必须具备一定的经验和技巧，此外，该方法缺少对被调查者关于工作态度和动机方面的了解，具有一定的局限性。

4. 观察法

观察法是指调查人员通过运用自己的感官或辅助工具，观察被研究对象的工作行为和工作方式，并以文字、图表、图像等记录形式来收集工作信息的方法。观察法获得的资料一般比较真实可信，有助于了解工作的基本性质和内容，但该方法无法对被观察者的思维活动进行观察，难以收集到与被观察者脑力有关的信息。因此，这种方法有助于工作描述，但缺乏工作要求方面的信息。

5. 组织分析法

组织分析法是一种广泛的岗位设计方法。该方法从组织整体战略出发，首先设计一个基本的组织模型，然后根据具体的业务流程需要，设计不同的岗位。该方法通常适用于企业的大范围组织重组，岗位分析和设计占了组织重组的大部分工作。组织分析法的优点是在进行组织重组前需对各个方面进行确认，从而深入解决诸多细节问题；缺点是由于岗位分析太过复杂和具体，导致组织模型的设计过于理想化。

（五）护士岗位说明书编写步骤

第一步：根据访谈所得资料及个人实地考察内容，参考国内外相关文献，对岗位信息进行汇总、分析与整理。根据国家卫计委相关文件，结合病区特点，对病区护理岗位进行定级分类，并编制详细的岗位说明书。如表 5－4。

表 5－4　××科护师岗位说明书

单位名称(盖章)：×××医院　　　　岗位编号：

<table>
<tr><td>内设机构名称</td><td colspan="2">××科</td><td>岗位名称</td><td>护师</td></tr>
<tr><td>岗位类别</td><td colspan="2">专业技术</td><td>岗位等级</td><td></td></tr>
<tr><td>职责任务</td><td colspan="4"></td></tr>
<tr><td>工作标准</td><td colspan="4"></td></tr>
<tr><td rowspan="4">任职条件</td><td>学历</td><td></td><td>学位</td><td></td></tr>
<tr><td>年龄</td><td></td><td>专业技术资格</td><td>护师</td></tr>
<tr><td>所学或所从事专业</td><td colspan="3">外科相关专业</td></tr>
<tr><td colspan="4"></td></tr>
</table>

第二步：成立专项小组，通过对岗位说明书的内容、条目、措辞进行反复修改与讨论，形成第一轮专家咨询问卷。

第三步：运用 Delphi 法，通过专家咨询、意见汇总，确立护士岗位说明书。

以下提供了部分医院的护士岗位说明书模板，供参考。

表 5－5　ICU 日间加强班护理岗位说明书

<table>
<tr><td>单位名称</td><td>××医院</td><td>岗位编号</td><td colspan="2">LYH－ICU－219</td></tr>
<tr><td>岗位名称</td><td>日间加强班</td><td>岗位类别</td><td colspan="2">临床护理</td></tr>
<tr><td>岗位职数</td><td>1</td><td>岗位职数理由</td><td colspan="2">1. 配合护士长，参与协调病区各项护理工作。
2. 主持重症患者的抢救。
3. 承担特别护理及 VIP 患者的护理工作。</td></tr>
<tr><td>直接上级</td><td>正、副护士长</td><td>岗位等级</td><td colspan="2">≥N2－2</td></tr>
<tr><td>岗位准入条件</td><td colspan="4">有护士执业证书，且在注册有效期内。
具有所在省市地区护理学会 ICU 适任证书。
ICU 工作年限≥5 年。
护师及以上职称。
具有责任感和事业心。
具有较强的沟通、组织、协调能力。
熟练应用护士工作站。
具有较好的临床带教能力。</td></tr>
<tr><td rowspan="2">岗位职责及工作流程</td><td colspan="3">岗位职责</td><td>工作流程</td></tr>
<tr><td colspan="3">1. 在护士长领导下，认真完成并协调病区内各项工作。
2. 协助护士长、责任护士主持重症患者的抢救工作。
3. 承担特别护理及 VIP 患者的护理。
4. 协助责任护士按住院患者基础护理服务项目的特级护理要求完成护理工作。
5. 协助责任护士指导下级护士按护理要求做好当班工作。
6. 协助办公护士进行医嘱整理工作。
7. 协助护士长、教学干事进行病区的教学工作。</td><td>床边接班
↓
晨间护理
↓
完成并能指导下级护士进行各项护理工作，完成护理书写
↓
晚间护理
↓
床边交班</td></tr>
<tr><td rowspan="2">岗位要求及质量标准</td><td colspan="3">岗位要求</td><td>质量标准</td></tr>
<tr><td colspan="3">1. 能独立承担特别护理及 VIP 患者的病情观察、治疗、护理等工作。
2. 能独立承担 2～3 位危重患者的病情观察、治疗、护理等工作，掌握抢救配合技能。
3. 能及时正确处理和执行医嘱，完成护理文件书写。
4. 能进行有效的健康指导。
5. 能对下级护士进行工作指导，并解决护理难点。
6. 能指导见习护士、实习护士进行护理工作。</td><td>1. 患者分级护理达标。
2. 执行医嘱及时、准确。
3. 病情变化处置及时。
4. 护理文件书写规范。
5. 健康指导切实有效。
6. 解决下级护士护理问题。
7. 完成见习、实习要求。</td></tr>
</table>

五、护理岗位评价

岗位评价是系统地评估组织内岗位相对价值的过程。岗位评价又称职位评价，是指在岗位分析的基础上，按照一定的标准，对各个岗位的工作性质、责任要素、复杂因素、任职要素、工作环境等方面进行综合性的评价，确定岗位相对价值的过程。护理岗位评价可以确定各护理岗位的价值，有利于建立内部公平的薪金制度，是护理岗位管理的关键步骤。目前国内尚未有统一的护理岗位评价体系。

（一）护理岗位评价产生与发展

1. 岗位评价的产生和发展

岗位评价起源于19世纪末期，美国文官委员会（U. S. Civil Service Commission）和泰勒（Fredrick W. Taylor）最早应用岗位评价。第二次世界大战期间，岗位评价系统在私营企业中的应用增加。目前，国外岗位评价已广泛应用于企业和政府部门中，并形成了一些成熟的岗位评价体系。我国自改革开放后，将岗位评价手段引入到企业管理中，进而发展到医院管理领域。薛乃卓等于2003年构建了适用于全院岗位的评价体系。张丹于2012年运用要素计点法构建了三级综合医院岗位评价模型，并进行了实践应用。

2. 我国护理岗位评价的产生和发展

我国护理岗位评价研究起步较晚，陈红于2007年采用由英国卫生部护理岗位评估标准翻译后形成的《护理岗位价值评估调查问卷》对H医院病房护理人员进行问卷调查，得出不同岗位的价值分数，这是国内较早的关于护理岗位评价的研究。2012年原卫生部下发《卫生部关于实施医院护士岗位管理的指导意见》，推动了岗位评价在护理管理中的研究和应用。王燕于2013年采用陈红研究的《护理岗位价值评估调查问卷》，并对评价权重系数进行了重新划分，最终确定了Z医院287个护理岗位的岗位价值。李娜等于2014年构建了ICU护理岗位评价体系。王旸等于2015年采用因子分析法确立了护理岗位评价的要素体系并进行了信度和效度分析。目前，我国护理岗位评价研究仍处于探索阶段，尚未形成统一的岗位评价体系。

（二）岗位评价的常用方法

岗位评价方法主要包括排序法、分类法、要素比较法和要素计点法等，另外形成了一些相对成熟的岗位评价模型。

1. 排序法和分类法

两者均属于定性分析法。排序法是指根据岗位对组织的相对价值将岗位由高到低排列；分类法是指在界定岗位等级数量和等级定义后，根据等级界定将岗位进行分类。定性分析法的优点是操作简单，易于对员工沟通解释；缺点是主观性强，且不能得出具体的岗位价值。排序适用于规模较小、岗位类别较少、较为稳定的组织。而分类法适用于岗位内容变化不大、岗位性质类似的组织，以进行明确的等级划分和定义。

2. 要素比较法

要素比较法指通过岗位分析确定评价要素，然后利用所选的因素对具有代表性的关键职位直接赋值进行评价，再将其余职位与之前评价的代表性职位逐一比较后进行评价并相应赋值，最后将各工作职位的各个因素值汇总得出总值的岗位评价方法。该方法优点是评价量化，评价结果具有较高的可靠性；缺点是操作复杂，评价方案稳定性差，且需要市场工资水平作为基础数据。此方法在国内医院和护理岗位评价中并不常用。

3. 要素计点法

要素计点法也称为因素计分法，是目前最常用的岗位评价方法。该方法首先确定评价要素，对要素进行等级划分，然后进行等级赋分并分配要素权重，最后将待评价岗位的所有要素评分值相加得出岗位的相对价值。要素计点法的评价结果精确，具有可靠性，被广泛应用于各种组织的岗位评价。其优点是评价方案的稳定性强，易被组织和员工接受。评价方案一旦确定，可以长时间保持稳定不变。其缺点在于评价过程较为复杂，耗费人力、时间、金钱等各方面的成本，而且需要与员工进行充分沟通。要素计点法适用于大规模组织，如大型综合医院，目前在我国医院和护理岗位评价中应用较为普遍。

(三)岗位评价在护理工作中的应用

由于医院护理工作的特殊性质，常用的岗位评价系统不能完全真实反映岗位的价值，如周燕霞等采用 Hay 评价法对医院临床、医技、行政、后勤等 100 个岗位进行评价打分，为按岗定酬提供了可靠的量化基础，但 Hay 法不能反映工作环境(如噪声、射线等有毒有害物质影响)、不同班次(夜班、早班、倒班安排)对岗位价值的影响，因而并不适用于护理的岗位评价。冯利秀根据护士职称、职位，结合劳动强度、职业风险系数和医疗纠纷风险系数得出的岗位价值系数使用方便，显著提高了管理效率，调动了护士工作积极性，但不能反映同一部门不同岗位的价值。陈红通过对某医院 7 种标杆护理岗位运用 NHS 评价体系，形成《护理岗位价值评价表》，评价标准适用于我国的护理岗位。李兰平、谷小燕、张艳芳应用岗位评价方法结合数学计算方法或评价方式确定了岗位的内在价值，做到了岗位评价的内外部公平。

总之，许多医院对不同部门的岗位或标杆岗位进行了横断面的价值评价，但缺乏对同一部门不同岗位的护理岗位进行有效评价；自行设计的岗位价值评价量表不能真实反映各个护理岗位的内在价值，缺乏信效度；与此同时也存在将岗位评价与绩效考核混淆，重绩效考核、轻岗位评价的现象，导致一线临床护理人员更多地流向非临床岗位。因此选择岗位评价方法，需要考虑到我国护理岗位特有的社会文化影响和国外护理岗位的差异，以提高岗位评价的科学性和实用性。

(朱晓萍)

第三节　护士的职业生涯规划

一、护士职业生涯规划的意义及概念

(一)护士职业生涯规划的内涵

2017 年《“健康中国 2030”规划纲要》提出以人民健康为中心，坚持以基层为重点，以改革创新为动力，预防为主，中西医并重，把健康融入所有政策，强化早诊断、早治疗、早康复，实现全民健康。该纲要的颁布意味着国家将健康摆在优先发展的战略地位。护士是医疗保健队伍的重要力量，如何更好发挥其才智和力量关系到卫生服务的质量。随着我国护理服务理念的改变，护士的工作内容大大增加，除了从事常规的护理工作外，还要承担心理护理、健康教育、康复指导等工作，占据了大量的人力和时间。同时，随着医疗改革的实行，卫生机构和设施的不断增加和完善，对护理人才的需求也日益增加。《全国护理事业发展规划(2016—2020 年)》中提到，计划到 2020 年，我国护士队伍的数量、素质、能力基本能够适应卫生计生事业发展和人民群众健康需求。然而，护士人力短缺一直是全球护理事业面临的主要问题，护士离职率高的问题普遍存在，也成为了导致人力短缺的重要原因。为了解决护理人力资源短缺，越来越多的管理者将策略由招募和吸引护士转向留住护士，减少离职率。国外有研究显示缺乏职业生涯发展机会是决定离职的主要因素之一。

护士能否发挥其才智和力量关系到卫生服务的质量高低。高质量护理的提供不仅需要有人投入护理照顾的行业中，并视护理职业为“职业生涯”，也需要医院制定措施促进护士的生涯发展以留住高素质护理人才。随着护理学科的发展，护士的职业生涯问题已经引起了越来越多的关注。《全国护理事业发展规划(2016—2020年)》中要求“建立护士分层级管理制度，明确护士职业发展路径。建立符合护理工作特点的护士分层级管理制度。以护士临床护理服务能力和专业技术水平为主要指标，结合工作年限、职称和学历等，对护士进行合理分层。将护士分层管理与护士的薪酬分配、晋升晋级等有机结合，明确护士职业发展路径，拓宽护士职业发展空间。”鉴于此，护理人员的职业生涯发展问题已成为医院人力资源管理的最大挑战，医院将护士的生涯发展状况作为评价护理管理者的准则之一。

(二)护士职业生涯规划的相关概念

1. 职业生涯

是一个人在其一生中所承担工作的相继历程，主要指专业发展过程，是个体获得职业能力、培养职业兴趣、职业选择、就职到最后退出职业劳动的完整职业发展过程。

2. 职业生涯规划

指个人根据自身的主观因素和客观环境的分析确立自己的职业生涯发展目标，以及制定相应的学习计划，并按照一定的时间安排，采取必要的行动实施职业生涯目标的过程。

3. 护士职业生涯

是护理人员在从事的护理专业领域内的行为历程。护理人力资源、护士工作现状、护理管理等都在宏观上影响护理队伍稳定和卫生服务质量，微观上影响着护士个人职业生涯发展。

4. 护士职业生涯管理

指医院帮助护士制定个人职业生涯规划，并且根据医院发展和人力资源规划的需要，制定与护士个人职业生涯目标相适应的管理措施，协助护士实现职业生涯发展目标。

5. 护理生涯发展

个人对临床护理工作感兴趣，进而选择护理为其终身事业，同时能选定专业中特殊护理领域以求自我的完善。国际护士协会(The International Council of Nurses)也于1995年出版了“护士生涯发展”的工作条款，该条款阐明护士的生涯发展必须得到管理者的支持和鼓励，且该协会认为护士生涯发展必将带来较高的照护质量、卓越的护理水平和良好的工作环境。Donner等研究者则认为护士职业生涯规划与发展的时代已经来临，护士个人应规划自己的职业生涯与未来，管理者在护士职业生涯规划过程中扮演着重要角色。

6. 护士职业生涯规划

是指医院人力资源部门和护理管理部门将护士个人发展与医院发展相结合，对决定护士职业生涯规划的主客观因素进行分析、总结与测定，确定护士的事业奋斗目标，选择实现这一事业目标的岗位，制订相应的工作、教育和培训计划，并对每一步骤的时序、方向作出科学合理的安排，提供护士在工作中提高职业素质机会的人力资源管理方法。

二、护士职业生涯规划的基本原则和步骤

(一)护士职业生涯规划的基本原则

1. 可行性

规划要有事实依据，注重主客观因素的全面分析。规划并非是个人美好的幻想或者不着边际的梦想，不切实际的规划将会延误生涯良机。

2. 适时性

规划是预测未来的行动，需确定将来的目标。各项主要活动何时实施、何时完成，都应有时间和时序上的妥善安排，以作为检查行动的依据。

3. 适应性

规划是确定未来的职业生涯目标，涉及主客观诸多可变因素，因此规划应有一定的弹性，以增加其与当时情况的适应性。

4. 持续性

规划涉及个人近30年的生涯目标，人生每个阶段都有其不同的发展特点，应注意相互间的持续连贯与衔接。

(二)护士职业生涯规划的基本步骤

1. 确定志向

志向是基本前提。没有志向，事业的成功也就无从谈起。立志是人生的起跑点，反映着一个人的理想、胸怀、情趣和价值观，影响着一个人的奋斗目标及成就。因此，在制订生涯规划时，首先要确立志向，这既是制订职业生涯规划的关键，也是生涯规划的重要方面。

2. 自我评估

自我评估就是对自己做全面的分析，通过自我分析，认识自己、了解自己。因为只有认识了自己，才能对自己的职业做出正确的选择，才能选定适合自己发展的生涯路线，才能对自己的生涯目标做出最佳抉择。因此，自我评估是生涯规划的重要步骤之一。通常自我评估包括自己的兴趣、特长、性格、学识、技能、智商以及组织管理、协调、活动能力等。职业生涯规划是一个过程，自我评估是生涯规划中不可缺少的一个步骤。如果忽视了这一步或自我评估不全面，生涯规划将会因根基不牢而夭折。

(1)自我评估三问：问题1：我有何才能？把它们全部列出来，选择三种最重要的才能，然后把每种才能用一种词汇来表达，如表达能力、创新能力或动手能力。问题2：我的追求是什么？什么是我梦寐以求的，我愿意为此付出更多精力的？在哪些领域我愿意投资自己的才能？问题3：什么样的环境让我如鱼得水？什么样的生活方式和工作环境最能够让我发挥自己的才能？

(2)SWOT分析法(图5－4)：①优势(strength)：自己出色的方面，比如语言表达能力强、社会关系资源丰富、身体素质好等。②劣势(weakness)：与竞争对手相比处于落后地位的方面。如不善交际、活动能力比竞争对手差等。③机会(opportunity)：有利于职业选择和职业发展的一些机会。如新的岗位或岗位的设立、高一级职位的补缺等。④威胁(threat)：存在潜在危险的方面。优势和劣势从属于个人本身，而机会和威胁更可能来自于外部环境(包括组织环境和社会环境)。

(3)生涯机会的评估：生涯机会的评估主要是分析内外环境因素对生涯发展的影响。每个人都处在一定的环境之中，离开这个环境，便无法生存与成长。所以，在制订个人的职业

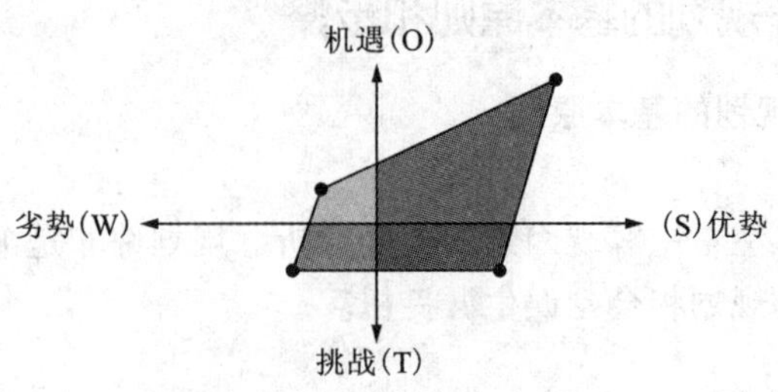

图5-4 SWOT分析法

生涯规划时，要分析环境条件的特点、环境的发展变化情况、自己与环境的关系、自己在这个环境中的地位、环境对自己提出的要求以及环境对自己的有利条件与不利条件等。只有对这些环境因素充分了解，才能做到在这个复杂的环境中趋利避害，使生涯规划具有实际意义。环境因素评估主要包括：组织环境、政治环境、社会环境和经济环境。

(4)确定职业生涯路线：从事护理专业，除了指在卫生保健机构从事保健工作、在学校从事护理教育工作，目前主要是指在医院从事临床护理工作。在医院工作的护士按其在不同的工作岗位又可分为：病房护士、门诊护士、急诊室护士、手术室护士、供应室护士、助产护士、ICU护士等。随着卫生事业的发展和对护理工作的需要，不断有新的岗位延伸出来，如社区护士、慢性病个案管理师、母婴护理师、心理护理师等。护士的职业方向类型包括：专业护士、高级实践护士、临床护理专家、护理管理者、护理教育者、护理研究者等。护理人员可以从行政管理路线，向行政方面发展；或是专业技术路线，向业务发展；也可以从事科研教学路线，成为教育专家和学者。如图5-5。

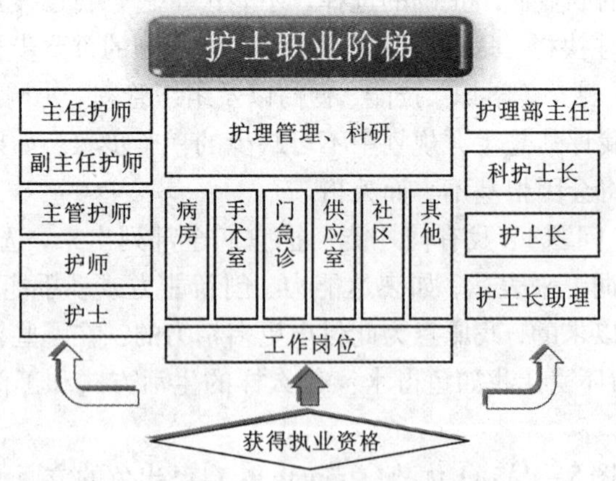

图5-5 护士职业发展阶梯

(5)设定职业生涯目标：生涯目标的设定，是职业生涯规划的核心。一个人事业的成败，很大程度上取决于有无正确、适当的目标。通常目标分短期目标、中期目标、长期目标和人生目标。

(6)制订行动计划：这里所指的行动是落实目标的具体措施，主要包括工作、训练、进修、继续教育、培训、轮岗等。例如，为达成目标，在工作方面计划采取一定的措施来提高工作效率，在业务素质上提高业务能力，在释放自身潜能上挖掘自身优势等。

(7)评估与反馈：由于影响生涯规划的因素很多，有的变化因素是可以预测的，而有的变化因素难以预测。在此状况下，要使生涯规划行之有效，就需要不断对生涯规划进行修订与评估。包括：职业的重新选择、生涯路线的选择、人生目标的修订、实施措施与计划的变更等。

三、护士职业生涯分期特点与自我管理策略

在众多职业生涯理论的指导下，学者对职业生涯各阶段作了不同的划分。格林豪斯的职业生涯理论根据人在不同年龄将职业生涯发展分成5个阶段：职业准备阶段、职业探索阶段、职业生涯初期、中期和后期。美国管理学和组织行为学专家斯蒂芬的职业生涯理论根据管理学和组织行为学将人的职业生涯分成5个阶段：职业探索阶段、职业建立阶段、职业稳定发展阶段、职业成熟阶段、职业衰退阶段。施恩的职业锚理论结合职业类型特点，将职业锚分为技术型职业锚、管理型职业锚、创造型职业锚、安全稳定型职业锚和自主型职业锚5种类型。Judith等学者根据年龄和工作年限划分护士职业阶段标准，将职业生涯分为3个阶段：职业生涯早期阶段、中期阶段、后期阶段。我国学者夏玲以德斯勒提出的职业生涯发展理论为基点，结合临床护理专业的实际，将临床护士职业生涯的发展分为职业确定、稳步发展、职业中期危机和维持4个阶段。还有学者认为护理人员的职业生涯阶段应分为4期：探索期、建立期、维持期和衰退期。台湾学者将护士的职业生涯分为四个阶段：探索阶段、确立阶段、维持阶段、衰退阶段。

(一)职业生涯早期阶段——胜任工作

进入职业生涯早期阶段，每个人都正值青春时期，个人需要经历自由人向社会人转化的过程。在这个不断发展的过程中，个人应该学会在组织中如何工作、如何与他人相处、如何充当个人在组织中的角色，接受组织文化并逐渐融入组织中去。

1.职业生涯早期阶段的主要特征

在职业生涯早期阶段，新成员对组织尚未了解，与上司、同事之间尚不熟悉，处于相互适应阶段，由于未能觉察彼此的需要和适应组织的特点，可能会引起某些矛盾和问题，这一时期常见的问题主要包括以下三个方面。

(1)面临现实冲击：现实冲击是指新成员对其工作所怀有的期望与工作实际情况之间的差异引起的心理冲击。他们常常会苦恼地发现，自己被委派到并不重要的低风险岗位上，每天面对的是枯燥无味和毫无挑战的工作现实。

(2)难以得到信任和重任：新成员刚刚进入组织，对组织的人员和环境都不了解，组织对新成员也缺乏认识。在这种情况下，上司会认为只有等新成员真正了解组织运作的真实情况后，才可以让其担任重要的工作，因此最初交给新成员的工作往往是比较容易的。如果长此以往，就会大大降低新成员工作的积极性，妨碍其才能的发挥，并影响其未来的职业生涯发展。

(3)新老成员间的隔阂：由于年龄与时代的差别，新老成员之间的代沟问题是不可避免的。因而，组织中的老成员会对新成员持有某种偏见或成见，认为新成员幼稚单纯、好高骛远、经验不足等。另一种情况是，当有新成员进入组织时，会引起他的上司和老成员的某种不快，他们觉得新成员是个威胁，因为新成员常常比他们受过更好的教育和有较高的起薪等。

2. 职业生涯早期阶段的自我管理策略

(1)职业心理的建立：对于青年人来说，第一次进入工作岗位，自食其力，这意味着他真正成为在社会中独立生存的人。这是人生阶段中彻底完成“心理断乳”的过程，也标志着人的社会角色和心理的巨大转变。比如在工作中要克服依赖心理，学会主动开展工作。新成员进入组织后，应及时克服依赖心理，因为组织中每个人都有自己的工作，新成员不要总是指望在工作中处处得到上司或同事的关照和指导。当个人明确了其所承担的工作任务和该工作的要求后，就应该主动做事、认真实施、尽快成长。

(2)职业岗位的适应：弄清岗位职责，明确工作任务，包括本职业岗位的工作技能、本职业所需要的业务知识、一定的专业背景等。认识到这些问题可以避免新成员因不知道该做什么，而出现不知所措或工作不积极的情况，也可以避免工作过于主动而出现越俎代庖的情况。职业适应最突出的表现，是工作技能的熟练。因此职业适应需要通过自身的学习、模仿和工作单位对新成员的岗前培训、工作实践、技能训练等途径来实现。

(3)组织文化的适应：一个人走上了工作岗位，就加入了一个组织，要受到组织的约束。每个组织都有自己的文化，这种文化的核心是组织的价值观，其表现的是组织的做事风格、模式等，这主要表现在组织中的人际关系上。人在一个组织中从业，就要被组织社会化，即被组织认同、被组织中的各成员认同。要想达到个人的行为、需求、个性心理特征与组织文化相适应，就要对自己的行为和思想进行一定的改变。具体来说，个人要学会与人相处，学会如何工作，学会如何进步等。

(二)职业生涯中期阶段——应对压力

在职业生涯中期阶段，正是人生负担相对较重的时候，越是负荷重，越是要科学面对，否则伤害了身体，也等于损害了个人职业生涯的发展。

1. 职业生涯中期阶段的主要特征

(1)职业生涯发展瓶颈问题：从护士职业发展方面来看，早期是一个缺乏经验的新手，经过数年或数十年的工作，积累了一定的护理经验，并确定了某个专科岗位开展工作。但此时的护士经常会与已获得很大成就老同学、老同事相比，忽略了自身素质的差异、环境不同、职业目标不同的情况，且因自身设定目标过高，面对自身不顺利的职务升迁过程，产生了较大的心理压力和冲突。

(2)职业生涯发展中期危机的出现：由于近年国家医疗法规法律的相继出台，医疗机构人事改革，加上科技网络的不断发展，医疗新技术、新产品的应用，一批具有丰富新理论、新技术的年轻护士加入到护理队伍中，对知识结构相对陈旧、技能单一的处于职业生涯中期的护士形成了职业的冲击。他们面对内外环境变化会感到力不从心，手足无措，甚至怀疑自身的职业素质。

(3)工作与家庭的问题：职业生涯中期是家庭、工作、生活上存在很大矛盾的一个时期。结婚，生育，抚养教育子女，赡养父母都需要占用很多的时间，而此时职业发展正处于一个转折点，工作与家庭的矛盾日益突出。人的能力总是有限的，家庭生活投入时间多了，相对来说，投入业务学习的时间就会减少。一旦家庭发生突发事件，如子女生病、亲友亡故、配偶失业、感情危机、家庭财务状况改变等，都不得不把人推向生命的边缘。另一方面，护士由于工作时间长，无较多时间顾及子女的教育和履行家庭责任。

2. 职业生涯中期阶段的自我管理策略

(1)不断更新知识和技能：克服人生事业发展的高原期，不断提高自信心，以更加积极的心态应对年轻人的挑战，而不是靠自己的阅历、关系、地位或权利去压制年轻人，避免出现不公平的竞争。这就要求我们提高自身职业素质，树立终身学习的理念。进入知识经济的社会，新学科、新项目的开展，未知的健康问题的不断出现，只有不断地学习充电才能胜任这项工作，才能在不断地为人们解决健康问题的同时找到自己的职业定位，实现人生价值。

(2)加强心理保健：心理健康会影响到身体健康。在中年时期，由于名利的诱惑，有些人会患得患失，一旦有一点不如意，就容易烦恼，长期的不良情绪会导致疾病的发生。因此，保持平和的心态有利于身心健康。

(3)合理安排时间，做到有张有弛：由于职业生涯中期各种压力都比较大，工作往往会占用很多时间，应该注意必要的休息和进行相应的调整，合理安排时间，增加体育锻炼，保持健康的身体和心态。

(三)职业生涯后期阶段——角色转变

当进入职业生涯后期阶段，年龄一般都在50岁至退休年龄之间。由于职业性质及个体特征的不同，个体职业生涯后期阶段的开始与结束的时间会有明显的差别，并出现明显的特征。因此，个体在职业生涯后期阶段应学会坦然面对，接受新角色；做好退休规划，转移注意力，不断充实自我。

1. 职业生涯后期阶段的主要特征

(1)进取心、竞争力和职业能力有所下降：在知识经济时代，科学技术迅猛发展，知识和技术的更新速度非常惊人。处于职业生涯后期，由于体能和精力不可避免地衰退，学习能力及整体职业能力呈下降趋势，其知识、技能明显老化，且已无力更新与恢复，职业工作能力和竞争能力逐渐减弱以致丧失。

(2)权力、责任和中心地位下降，角色发生明显变化：在职业生涯中期，正值年富力强、职业发展至顶峰的时候，有的人升至领导地位，拥有一定权力，负有重要责任；有的人是职业工作中的骨干，娴熟的技能和丰富的经验使他们处于良师和工作中心的位置。但是，到达职业生涯后期，这一个个的光环会逐渐消失，领导岗位往往会被年轻人所取代，权力和责任随之减弱，核心骨干、中心地位和作用逐步丧失。

(3)优势尚存，仍可发挥余热：尽管进入职业生涯后期，每个人仍然有优势存在，如在长期的职业工作中，练就了娴熟的技能，积累了丰富的实践知识，在丰富的人生阅历和工作中，拥有处理各种复杂的人与事、人与人之间矛盾的能力和经验等等。因此有条件凭自身的经验、技能和智慧优势，担当良师的角色，继续在职业工作中发挥自己独有的作用。

此外，在职业生涯后期，家庭发生了很大变化，由于孩子成家立业，家庭出现空巢，夫妻相依为命，产生了对家庭的依赖感，温馨的家庭与天伦之乐成为职业生涯后期的重要需求。

2. 职业生涯后期阶段的自我管理策略

(1)学会接受和发展新角色：处在职业生涯后期，要勇敢地面对和坦然接受生理机能衰退及其所导致的竞争力、进取心下降的客观事实，另辟蹊径，寻求适合自己的新职业角色，以发挥个人的专长与优势。如充当顾问，出谋划策，提供咨询，从事力所能及的事务性工作等，均不失为适宜于职业生涯后期阶段的良好角色。

(2)学会将注意力转移到个人活动或家庭生活中：在职业生涯后期，由于生理机能的下降，思想中心和生活重心也随之发生了转移。个人应在业余爱好、家庭、社交、社区活动等方面寻求新的满足源。例如，通过参加钓鱼、养花、旅游等活动来充实自己的生活。

(3)学会做好退休计划：在职业生涯后期，应做好个人的退休计划，安排好晚年生活。个人退休计划的内容主要包括：做好退休的充分思想准备，培养个人兴趣，策划退休后的生活等。

(4)学会应付“空巢”问题：空巢问题的出现是家庭生活的一个巨大变化，也是人生的一大转折。处理好这一问题，对于职业生涯后期的生活和个人发展都很重要。第一，应把思想重心向家庭倾斜，通过多种方式调和同配偶的关系。第二，注重社会人际交往，增进亲情和友情。第三，积极参加社会活动，寻找适宜的新职业。

四、护士的职业生涯规划的管理

(一)护士长对护士职业生涯规划管理

护士长作为护士最直接的管理者，最熟悉每位护士的情况，了解护士的特点和优缺点，知晓每位护士的工作表现，也较能把握每位护士的工作能力。对于每位护士最适合从事哪一类工作乃至哪一项具体工作，更有发言权，也就是说，护士长是对护士的职业生涯规划管理最合适的建议者。

1. 职业确定阶段

(1)引导护士进行自我评估，自我规划：护理管理者要帮助护士提高对职业生涯规划的认知度，了解自我，针对自己的特征，制定自己职业生涯方向的选择与规划。管理者也要利用科学的方法对护士的个人因素进行测评，如基本素质测评，包括性格、职业兴趣、气质、能力等方面，使他们能够准确定位，了解自己的能力、兴趣、性格、优缺点、学识水平和组织管理能力等，明确工作动机。

(2)发现护士的特点和优势，制定适当的职业生涯规划：及时与护士沟通，对其职业生涯发展计划提出指导意见，科学地提供职业生涯规划的指导，共同制定职业生涯目标和路径，确立阶段目标，为护士树立职业愿景。例如，结合护士岗位管理和能级晋升要求，要求毕业 1 年必须通过护士职业注册考试，取得独立工作资格；3 年内熟练“三基”理论，基本护理操作考核必须达标，顺利完成专科轮转，修满规定学分等。护理管理者可利用岗前培训、职业道德教育等机会宣传护理工作的意义和重要性，加强专业思想教育，引导护理人员爱岗位，爱专业，树立明确的工作意识和动机。制定科学的规范化培训计划，切实加强规范化培训，做好传、帮、带，使他们尽快掌握职业技能，学会如何工作。

(3)因材施教，设计职业规划路线：针对不同阶段护士的特点，合理用人，扬其长避其短，激发其工作热情和积极性，帮助护士设计和完成职业生涯规划。国家卫计委2016 年最新颁布的《新入职护士培训大纲(试行)》中要求对新护士进行轮转，而轮转过程中会对新护士造成较大的心理和工作压力。研究也证实，低年资护士规培过程中，新护士通常面临从护生到护士的角色转变、陌生的工作环境与流程、突发的应急实践等问题，培训和考核、没有定科等原因普遍存在，心理压力大、紧张和焦虑等情绪导致新护士面临较大的心理应激与压力。因此，在制定职业生涯规划中，应充分考虑不同学历层次护士的能力和培训需求，进一步改善护士的工作环境、合理规划护士轮转期间的绩效考核方案；同时，针对不同专业的护士，提供专业发展机会，例如助产护士、危重症护士、麻醉护士，适当调整轮转科室和轮转计划，优先考虑专科学习、拥有各种必要的资格、职业晋升机会等。

2. 稳步发展阶段

此阶段是护士职业生涯发展的重要时期，护士往往已经制定了较为明确的职业发展计划，进而确定自己晋升的潜力以及为实现这些目标需要开展哪些活动等。护士希望通过明确的工作绩效来体现自己的价值，以满足其职业发展的愿望，同时也希望医院对其付出给予公平的回报。这一阶段，护士是临床护理工作的主力军，护理管理者应合理设置职业岗位，以迎合其发展需要。可采取双重职业通道，使临床护理人员能够在通往管理职位、教育、专科、科研等不同道路上自由选择。例如在科室或专业选择上，如具备足够的耐心和爱心，对小孩有亲和力，则当一名儿科护士应是理想的选择；做事果断、雷厉风行，可成为一名不错的急诊护士；工作严谨、反应敏捷则是手术室护士的合适人选。其次，应根据自己的优势选择专业发展方向。号召力强，有较强的组织管理和活动协调能力者可以朝护理管理者的目标努力；功底深厚，逻辑思维能力强，具有创新精神，可以立足护理科研。当然，专业和岗位选择是一个双向的过程，护理管理者要兼顾护士的个性特点、职业期待以及岗位适应性等多重因素。

3. 职业中后期危机阶段

“用进废退”的原理告诉我们：人的才能只能在使用过程中才能不断得到提高，如果闲置不用就要逐渐退化。一个人如果长期固守在一个单调乏味的岗位上从事简单重复的工作，他的能力非但不能提高，反而还会逐渐下降。处于职业中期阶段的护士，由于长期从事固定的工作，进而逐渐丧失了新鲜感和工作热情以及工作成就感。部分护士对自己的现状、目标感到迷茫，出现职业枯竭现象，陷入职业中期危机。护理管理者应注意调动他们的工作积极性，提高护士对工作的热情。对于职业后期阶段的护士，护理管理者应关注他们的心理需求，根据其实际情况妥善安排岗位。

护理管理者在护士职业生涯发展中的责任和任务主要包括：①在部门内营造以能力为基础的职业生涯发展组织氛围，传递各种职业信息，对本部门护士的职业工作能力进行评估，并遵循能力对应原则，根据每个人不同的职业生涯发展阶段进行有效的职业指导和职业定位；②根据护士个人特长进行分工，为护士展现和发展个人潜能提供机会；③与护士一起共同讨论制订个人职业生涯阶段发展目标，定期对护士的职业表现和目标实现情况进行评价，有针对性地提供建议和规划；④为护理人员的职业生涯发展提供职业培训和教育的机会；⑤及时评估护士职业发展状况，协商修正职业规划；⑥遵循个人能力与护理岗位要求的有效匹配原则，根据部门内护理人员能力发展变化及时调整其职业岗位，促进和鼓励本部门护士在组织内晋升。

(二)医院对护士职业生涯规划管理

护士在不同职业阶段有不同的生涯期望，根据个人的优势与特征选择生涯发展目标，将有助于医院管理者清楚地了解护士的职业生涯需要及个人努力目标。医院通过分析医院内部因素与护士的生涯目标，从而帮助护士完成自我评定，并可向她们提供与每阶段生涯目标相适应的专业训练、岗位评价标准、潜能开发计划、开拓生涯路径等，以满足护士的职业生涯发展需要。

1. 医院加强继续教育，引导护士进行职业生涯规划

继续教育是在校教育的补充与深化，也是促进护士职业生涯规划的重要环节。医院是护士职业生涯发展的场所，应继续为护士开设职业生涯规划教育，提供专业的职业生涯辅导团队，引导护士以实际行动去规划专业生涯发展。医院应建立一个有利于职业生涯规划教育的

工作机制，加强护士自我设定专业学习目标、注重医院内人际关系、展示自己等薄弱环节的培训，并经常为护理人员提供职业生涯规划的辅导，让护士主动开发自己的职业生涯。

2.构筑护士职业生涯发展的支撑平台

其一，医院应建立灵活的用人机制，推行人本管理，提供临床带教老师、专业组组长、护士长等职位，尽可能地为护士创造深造学习的平台，拓宽视野，增长见识，及早地确立自己前进和努力的方向。其二，健全晋升公平机制，让护士信任医院。晋升是护士衡量职业生涯发展的重要标尺，应尽快在医院建立公平、透明的晋升体系，完善晋升标准，让所有护理人员相信组织的公平性，主动地去规划自己的职业生涯以获得晋升机会。其三，建立专业学习激励及保障机制。对护士的外派培训等设置资格标准、经费预算标准，对学历教育按照护士参与教育层次及是否全日制教育给予不同的金钱补偿，使培训学习体制标准化、规范化，以鼓励护士能参加高质量、高层次的学历教育，切实提高护士的素质。其四，提供完整的职业信息，使护士对职业前景有更好的期望及明确的规划。

3.护理管理者应注重促进护士职业自我发展

护理管理者应建立护士能力评估机制及护理职业生涯路径评估项目以帮助护士评定自己护理能力及职业生涯路径偏好，审视自己优势及不足，找到适合个人发展的方向。建立护士能力评估体系需要具体细致、切实可行，并与医院护理教育部门结合来开发护士能力。护理管理者在帮助护士评估护理能力及职业生涯路径偏好后，应与护士沟通，制定适当的职业生涯发展计划。同时，坚持以人为本，对护理人员进行人性化管理，护理工作中应注重关爱护士，多赞扬，少批评，努力发现每位护士的闪光之处，运用激励的手段，使护理人员自发地将自己的职业生涯规划与组织目标相联系，意识到自己的价值和责任。针对护士在职业生涯发展过程中遇到的问题，应与他们一起进行分析、讨论，及时帮助化解，总结成功的经验与失败的教训。

4.加强学术研究，提高护士职业生涯管理的水平

我国护士职业生涯管理研究缺乏整体性，无论从理论上还是实践上尚有许多问题有待进一步研究和探讨，如护理专业能力评估的实践模式、专科护理发展的实践模式、生涯咨询的规范化等都有待于进一步深化研究。

（三）男护士职业生涯发展规划管理

1.男护士职业发展优势

近年来，随着护理学科的快速发展及人们对择业、就业观念的转变，越来越多的男性登上护理行业的大舞台。男性一般较女性独立性强、精力充沛、耐力持久，更能胜任工作量较大的急诊科、重症监护室、手术室、精神科等科室的护理工作；男性沉着稳重、果敢有胆识，有较强的动手能力、应变能力、心理承受能力、抗压能力、理性思维能力及决策能力，遇到突发事件或急危重症的大抢救以及较复杂的仪器操作时，男护士更能凸显其优势。男护士对新事物的接受能力强，更愿意接受挑战性工作，逻辑思维能力较女性强，男性的加入使护理团队不再是单一性别的队伍，与女护士形成优势互补，有利于护理队伍的稳定团结，有助于改变护理群体单一女性化的思维模式、工作方式和习惯，使护理工作更加优质高效，更具竞争力和创新性，护理模式更趋科学化、合理化，促进护理事业的发展与改革。

2.男护士的职业发展规划

我国男护士数量虽明显增加，但离职率偏高，导致男性护理队伍极不稳定，阻碍了男护士行业的发展。对医院而言，提高男护士待遇，增加男护士的外出学习及晋职晋升机会，有

目标地规范化培养、管理、使用男护士将是稳定男护士队伍的关键。传统观念认为护士的职业发展轨迹遵循着从护士到护士长的发展模式，这种发展模式对于对事业有较大期望值的男性来说相对狭隘。其实，男护士完全可以凭借自身特点与优势在护理领域开拓出属于自己的一片蓝天。

(1)临床专科护士：培养临床专科护士(CNS)是为了顺应护理专业化、学科化发展的实际需要。随着优质护理服务的深入开展，专科护士发挥着越来越重要的作用。在美国，专科护士的培养定位于硕士以上水平的教育，并扩展到临床的许多专业，包括ICU、急救、糖尿病、造口、癌症、老年、临终、感染控制等护理领域。专科护士在临床中不单纯是患者的护理者和指导者，更多的是师者、顾问、研究者和管理者。专科护士在工作中起模范带头作用，在专业上有权威并能承担教学科研任务。此外，专科护士作为临床高级护理专家也容易被患者接受并受到肯定。成为一名合格的专科护士既能实现男护士的职业成就感又能为我国护理专科化、专业化发展做出贡献。因此，专科护士将成为未来我国男护士职业发展的重要方向。

(2)护理管理人才：从传统的男性特征上而言，男性在领导能力、实践能力、奉献精神方面均优于女性，这使得男护士更易进入领导阶层。男护士在护理管理工作中的领导方式、工作能力、社会人际关系均与女护士不同。男护士走上护理管理岗位能在决策上推动护理工作的发展，也让男护士充分实现其自身价值，增强男护士的职业认同感。在西方国家，护理领导者越来越多是男性。Boughn发现美国男护士比女同事更倾向于实现“他们的经济利益和职业权利”，男性在护理职业中更多的是从事管理和科研。

(3)护理教学、科研人才：男护士具备较强的创新能力和钻研能力，思维敏捷，逻辑思维能力强，善于在工作中发现问题，对新技术、新知识接受掌握较快。且男护士不必操持家庭琐碎事务，有更多精力和时间专心投入到科研工作中。有研究表明，大部分男护士喜欢临床教学工作和开展科研撰写文章，教学和科研让他们感到被肯定和重视，归属感、职业成就感油然而生。虽然目前我国男护士职业生涯管理仍处于初级阶段，从事教学、科研工作的男护士仍较少，但随着我国男护士职业发展体系的逐步完善，护理教学和科研工作也将是未来男护士事业发展的重要方向。

(4)全科护士：21世纪以来，随着我国老龄化进程逐年加快，广大人民群众对健康的需求也不断提高。与此同时，我国农村医疗改革和社区医疗服务体系也在逐步发展、健全，护理工作的范围也将逐步由医院扩大到社区。因此，把男护士的培养融入到社会医疗保障体系的改革中，拓展思想观念，丰富男护士的定义及工作内容，将为我国男护士的职业规划提供更为广阔的发展空间。男护士在自己的职业发展目标中可以定位为一名高素质、高技术、知识全面的全科护士，在我国农村医疗改革和社区医疗服务的发展中崭露头角。

(5)特殊职能护士：随着医疗卫生事业的发展，护理行业已逐步扩展到非常规医疗范畴，男护士行业的未来发展也将不仅仅局限于常规临床护理工作，而应该突破传统观念束缚，使有能力的男护士逐步参与到医疗技术及管理部门、公共事件及自然灾害的救援、国际医疗及联合国维和保障等任务中去，从而扩大男护士在社会中的需求量，充分发挥男护士的专业效能，使男护士群体成为一个能满足社会特殊需求的专业化队伍。

思考题

1. 简述护理人力资源管理的内容有哪些?
2. 简述护理岗位设置的原则。
3. 护理绩效管理有哪些工具? 如何运用?
4. 岗位评价的常用方法有哪些?
5. 如何针对护士职业生涯各阶段特点合理规划护士职业发展?

(吴　茜)

第六章 领 导

领导是管理学的基本职能之一，是管理过程中至关重要的一步。领导的主要任务是将群体中单独的个体组织团结起来，发挥个体最佳能动性，共同实现组织目标。有效的领导工作，可以使组织中成员的努力一致，团结发挥所有巨大力量，最终实现目标。成功的管理者也是组织中的最佳领导者，对组织的生存和发展发挥着重要的作用。本章将从管理角度着手，介绍领导的基本概念、作用、领导效能、领导理论以及领导艺术等方面内容。

第一节 领导概述

一、领导与领导者

(一)领导的概念

领导(leading)是指领导者在组织和团体中，运用权利和影响力，指挥、带领、引导和鼓励下属为实现组织目标而努力的过程。管理学鼻祖彼得·德鲁克曾提出："领导是创设一种情景，人们在其环境中心情舒畅地工作。"美国管理学家哈罗德·孔茨则认为领导是一种影响力和行为，影响着个体、群体或组织实现所期望目标的各种活动的过程。因此领导是人与人之间在工作中产生互动，是一种动态的过程，并且涉及到权利运用的问题。从定义中可以看出，领导由三个因素所构成：①领导必须具有领导者和被领导者(追随者)，即领导一定要与群体或组织中的成员发生联系；②领导者要拥有影响被领导者的能力，这种能力包括上级组织赋予领导者的职位和权利，也包括个人自身所具有的影响力；③领导者实施领导的唯一目的是通过影响被领导者来达到组织和集体的目标，并不是更多地体现领导者的权威。

领导是一种组织和团体的活动过程，具有两方面的意义：①领导反映社会生活中人与人的特殊关系，即领导者与被领导者之间的关系；②领导是有目的、有秩序地表现出领导行为的方向性和有序性。在领导的职能方面，是通过领导者的指令和行为使被领导者心甘情愿地为组织目标奋斗。因此领导不仅可以表现出一种权利和力量，还可以影响甚至改变群体的活动。

(二)领导者的概念

管理学家彼得·德鲁克认为"领导者的唯一定义是其后面有追随者。"领导者(leader)是一种社会角色，特指领导活动的行为主体。是指在正式的社会组织中经合法途径被任用而担任一定领导职务、履行特定领导职能、掌握一定权利、承担某种领导责任的个体或集体。

在领导工作中，领导者是领导行为的主体，是一种特殊影响力的承载者，对领导活动起到主导作用，在整个组织活动中处于核心地位。与之对应的被领导者是领导者执行职能的对象，二者相互依存，相互影响。在领导过程中，领导者通过指导、激励等影响被领导者，从而来修正被领导者的行为。领导职能的完成，需要与人交流和沟通，人的感受、能力和心态不断变化，领导者与被领导者的关系也需要不断修正，行为不断得到调整，因此领导是一个双向、动态的过程。

（三）领导与管理

在日常生活中，人们常常把领导和管理认为含义相近，当作同义词来使用。认为领导过程就是管理过程，领导者就是管理者。但其实领导与管理既有联系又有区别，领导与管理之间有相似的地方，也有较大的不同。

1.领导与管理的联系

两者之间的联系主要体现在三个方面：

（1）领导是管理职能之一：在管理职能未清晰的时代，管理与领导没有明确的分离。随着管理科学的不断完善和发展，二者得到明确区分，管理是领导的母体，领导科学是管理科学的一个分支体系，是一个新的发展阶段。

（2）目的一致性：管理主要是通过协调把人、财、物等各种资源合理有效地组织起来，使之正常运转，完成既定目标；领导则是通过制定目标，通过引导、激励被领导者而发挥他们的主观能动性来实现预期目标。因此两者都是在组织内部通过影响他人的活动，来实现组织目标的过程。

（3）领导与管理相辅相成：管理活动的实现离不开领导行为，领导行为的强化与完善不能脱离管理活动过程的每一个环节。领导活动的目标只有在有效管理活动支持下才能实现，而管理活动的效益也只有在正确的领导决策指导下才能产生。

2.领导与管理的区别

（1）目标不同：领导的目标主要是抽象的、宏观的社会目标，集中表现为战略性，而管理的目标主要指具体的、微观的工作目标，主要表现为战术性；领导的意义在于对路线、政策的引导和确定，管理则指路线、方针、政策已经明确的条件下，采取多种有效的措施，使既定的方针政策得以落实。

（2）基本职能不同：领导的基本职能主要是制定决策和推动决策的执行，实现最大的效益。因此重点是以人为中心，处理好人际关系，从而发挥人的积极性和创造性。管理的职能是计划、组织、领导和控制，使各方面资源得到合理配置，有效地提高管理效能。因此，领导只是管理的一项职能。

（3）活动方式不同：领导是制定战略决策，因此领导活动不会固定在程序化的领导方式中，具有一定的灵活性和随机性。管理则是贯彻实施领导决策，必须具有规范性、程序性和模式化的基本特点。

（4）实践对象不同：领导活动的实践对象是特定的组织成员，而管理活动的实践对象是特定的规则、程序和组织的各类资源。领导是通过特定的影响力激励组织成员，实现组织目标；管理则是通过资源的合理配置来完成特定的管理目标。

（5）评价标准不同：领导活动的评价标准是领导效能，包括领导活动的效率和效益，也包括领导活动过程中的用人效能、时间效能和整体贡献效能等。管理活动的评价标准是效率和效益，一般采用较为客观、数据化的测量方法来评价。领导和管理活动内涵之间的具体差异见表6－1。

表 6-1 领导与管理活动内涵之间的区别

类别	领导活动	管理活动
活动内涵	剖析	执行
	开发	维护
	价值观、期望和鼓舞	控制和结果
	长期视角	短期视角
	询问“做什么”和“为什么”	询问“怎么做”和“何时做”
	挑战现状	接受现状
	做正确的事	正确地做事

(四)领导者与管理者

人们习惯将领导者与管理者等同起来。但严格意义上讲，两者既有联系，也有区别。美国管理学家 S. P. 罗宾斯认为：管理者是任命的，他们拥有正式的权利进行奖励和处罚，其影响力来自于所在职位授权的正式权利。相反领导者却可以不运用正式的权利来影响他人的活动，因为有时候组织提供给管理者的某些权利不能保证实施有效的领导。如医院中的护理部主任、科护士长、护士长都是护理管理者，但不一定是护士群体中的领导者。要想成为优秀的护理领导者，就要具有领导才能的管理者。领导者与管理者之间在才能和技能组合方面的不同见表 6-2。

表 6-2 领导者与管理者的才能和技能差异

类别	领导者	管理者
才能和技能	组织的灵魂	组织的骨干
	热情、有经验	理性、有能力
	长远目标和宏观目标	具体目标
	有职位、有人格魅力	有岗位(权利和责任)、有制度保障
	凝聚人心、鼓舞人心	整合资源、解决问题
	有创造力和想象力	有执行力
	强调个人力量	强调成员参与

二、领导者的影响力

领导的本质是影响个体或群体。影响力是指一个人在与他人交往过程中，影响与改变他人心理行为的能力。影响力的基础是权力，其来源主要有两个方面：来自职位的权利；来自个人的权利。

(一)来源

1. 职位权力

是指组织根据管理者所处的职位给予其影响下属和支配组织资源的权力，由组织正式授权，受制度保护。包括以下3类。

(1)法定权力：指根据个人在组织中所处的职位而正式授予的权力，是领导职位所固有的、合法的、正式的权力，其内容包括决策权、指挥权、人事权、经济权等。其形式具有非个人性、制度性。法定权力通常具有明确隶属关系，从而形成组织内部的权力等级关系。

(2)奖赏权力：是指依照其命令行事的作用对象拥有分配有价值资源的权力，履行有形奖励(如报酬增加、发奖金、提升等)和无形奖励(如口头表扬、赞许、尊重等)的权力。

(3)强制权力：指建立在惧怕基础上的，对不服从要求或命令的人进行惩罚的权力。实施的手段主要有批评、训斥、分配不称心工作、降薪和解聘等。

2. 个人权力

指对他人的影响不带强制因素，并无约束力；是以内在感染的形式潜在发挥作用；被影响者的心理与行为表现为主动随从与自觉服从。

(1)专家权力：指由于拥有专家知识、技术和特殊专长，赢得他人尊重而产生的影响力。可以指挥下属完成工作任务，实现个人或组织目标。

(2)参照权力：又称模范权，指由于个人的人格、行为、态度表现令人敬佩而形成的影响力。下属愿意学习、模范他的言行，借以满足个人的需要。

(二)领导者影响力的种类

根据其性质可以分为权力性影响力和非权力性影响力。与职位权力相关的影响力是权力性影响力，与个人权力有关的影响力属于非权力性影响力。

1. 权力性影响力

又称强制性影响力或法定影响力，是指领导者运用上级授予的权力强制下属服从的一种能力，具有强制性。如：要求护士严格进行“三查七对”，护士必须遵循，且是合法的要求。权力性影响力主要由以下三种因素构成：

(1)职位因素：领导者在组织中的职位越高，权力越大，下属对他的敬畏感就越强，领导者的影响力也越大。这种职位权力是组织赋予领导者的力量，与领导者本人素质没有直接关系。如护理部主任的影响力大于科护士长的，科护士长的影响力又大于护士长的。

(2)传统因素：这是长期以来人们对领导者形成的一种历史观念，认为领导者不同于普通人，他们有权力、有才干，比普通人强，使人们产生对他们的服从感。这种观念不同程度影响了人们的思想与行为，这是传统观念赋予领导者的影响力。

(3)资历因素：资历是指领导者的资格和经历的总称。资历的深浅在一定程度上决定着领导者的影响力。如一位临床工作多年的护士长在一线管理上资历较深，容易使人产生一种敬重感，其言行也容易使下属信服，影响力也比年轻护士长大。

2. 非权力性影响力

指由领导者自身素质和现实行为形成的自然性影响力。既没有正式规定，也没有合法权利形式的命令与服从的约束力。被影响者更多地表现为主动顺从和依赖。这种影响力主要由4种因素构成：

(1)品格因素：一个人的品格主要包括道德、品行、修养、个性特征、工作和生活作风等方面。优秀品格的领导者将成为人们的榜样，受到人们的敬爱，会产生巨大的吸引力和感召力。

(2)能力因素：指领导者在工作中的成效和解决实际问题的有效性方面，包括观察力、忍耐力、知人能力和人际关系协调能力等。才能卓越的领导者可以使下属产生依赖感，自觉服从领导者的指挥。

(3)知识因素：丰富的知识和扎实的技术为实现组织目标提供了保证。领导者掌握的知识越丰富，对下属的指导越正确，越容易使下属产生依赖感，极大的发挥协同作用，可以大大提高领导者的工作效能。

(4)感情因素：感情是人们对外界事物的心理反应。人与人之间建立良好的感情关系，便会产生亲切感，进而产生影响力。与下属有良好感情关系的领导者，其影响力是来自下属发自内心的服从和接受。相反，如果领导者与下属关系紧张，会拉大双方的心理距离，降低领导者的影响力。

在领导者的影响力中，非权力性影响力占主导地位，起决定性作用。非权力性影响力制约着权力性影响力。当领导者的非权力性影响力较大时，会增强权力性影响力。因此，对于领导者影响力的关键是增强非权力性影响力。

三、领导的作用与效能

(一)领导的作用

领导为实现组织目标而努力的过程中，需要引导、鼓励和影响组织中的个体和群体，需要发挥如下3种作用：

1. 指挥引导作用

指在组织运用中，领导者通过调查了解，分析环境，认清形势，大胆谨慎，坚持原则，确定清晰的任务和达到目标的过程。领导者在其过程中应该带领下属开展实现目标，认识和适应工作中可能发生的各种变化。

2. 沟通协调作用

在组织运行中，由于组织成员的能力、态度、性格、价值观等不同，再加上外界因素的干扰，成员之间会产生在思想、行动上的分歧。有效的领导可以促进成员之间的有效沟通，便于领导者及时协调组织内外的成员间的关系和活动，增强组织的凝聚力，为共同的目标而努力。

3. 鼓励鼓舞作用

组织成员不仅对组织目标感兴趣，而且有着各自的目标和需求。领导在职能使领导者充分了解员工的需求，通过一系列的激励手段满足组织成员的需求，促使他们把个人目标和组织目标紧密联系在一起，激发其自主性和创造性。因此，领导的作用就是激发和调动下属的工作积极性，促进组织目标实现。

(二)领导效能

领导效能是指领导者在实施领导活动中，实现领导目标的能力与所获得的领导效率、领导效果、领导效益，以及所引起的组织状态、组织环境和组织关系的有效变化的系统综合。领导效能是组织领导活动的出发点和归宿，是评价领导活动优劣的综合尺度。领导效能的基本内容如下。

1. 时间效能

指领导者在合理运用时间，尽量节省时间，提高工作效率方面的效能。主要从领导者、下属和组织整体的时间利用率进行分析。

2. 用人效能

指领导活动中对人的选配和使用所产生的效能，即选配、组织和使用有关人员的能力和效果。主要体现在领导者能够合理选择人员从事适当工作，并能协调好人员之间的观察力、忍耐力、知人能力和人际关系协调能力等。

3. 决策办事效能

指能够及时、正确地制定决策并有效地组织实施。主要分析已做和应做的，已做工作中正确的和错误的、正确处理的事件中重大事件和一般事件、由下级处理和由领导者包揽的事件这四种比例关系。

4. 组织整体贡献效能

指组织整体以合理的投入所取得的工作成果，是衡量领导效能高低的重要尺度。领导效能不仅反映在个人所主持、负责的部门工作和单项领域之中，更重要的是反映在全局工作和整体贡献上。用人、时间、决策等效能最终都将体现组织整体贡献效能。

四、领导者的素质和能力

领导者的素质是领导者具有的、在领导活动中起作用的基本条件和内在因素。领导者良好的素质需要在实践中不断积累，不断提高，并在实践中接受锻炼和考验。包括如下的素质要求：

1. 政治素质

政治素质是指领导者在政治思想和品德作风方面应具有的基本条件，是领导者对所从事的事业所持的态度和立场，是领导者素质中最重要、最根本的因素。作为一个领导者，要有较强的事业心和责任感，有献身精神，做到忠于职守、公正无私、清正廉洁、诚实守信等。能够以身作则，树立“领导就是服务”的思想观念，以实际行动来影响和团结群众，自觉接受群众监督。

2. 文化素质

文化素质是指领导者所具有的、与本岗位相适应的基础文化知识水平和语言文字表达能力。其能力的高低直接关系到领导效能。丰富的文化知识是领导者解决问题的有力武器，良好的语言文字表达能力是领导者进行信息沟通的重要基础。

3. 品德素质

是指领导者在生活和学习过程中形成的、用以调节同他人相互关系的、充满价值内容和主观取向的精神内涵，是按照一定的道德原则和道德规范，通过自我领悟能力逐步形成的道德情操和境界。包括：正直、预见力、自信心、感召力、进取心和意志力等。

4. 能力素质

能力是指一个人运用已有的知识、经验，分析问题和解决问题的本领。领导者的能力包括领导者的工作能力和管理能力，是领导者素质综合体现。护理领导者在领导活动中具备组织管理能力、综合分析能力、决策控制能力、选用人才能力等，能够将各种知识综合运用，才能提高管理效率，实现有效领导。

5. 心理素质

是指领导者在领导活动中具备的心理状态和特征，包括认知、情感、意志和个性等方面。领导者的心理素质直接影响整个领导群体的领导效能，与领导者活动成败密切相关。具备良好的心理素质，能够很好地掌控大局，迅速准确的做出判断，提高管理的效率。

6. 身体素质

身体素质是指精力与体力。领导者在与人交往中，既劳心又劳力。领导者不仅要保持良好的身心健康，还要特别重视公众形象修养。护理管理者应该带领护士做好护理工作，提高护理质量，就需要有健康的身体和文雅大方的仪态，表现出健康、活泼的精神风貌，这样才能赢得下属的信赖和尊重。

五、领导者如何树立威信

（一）正确认识自身的任务和责任

领导者的任务一般包括两个方面：一方面完成组织的目标；一方面需要尽可能满足组织成员的物质需求和精神需求。因此领导者既代表人民的长远和整体利益，也代表下属的利益。优秀的领导者应该将两者巧妙结合，避免只单纯的考虑一方。只有在矛盾无法协调时，按照局部服从整体、个人服从集体的原则教育群众，处理问题。

（二）树立正确的权威观

1. 充分发挥个人权力，破除职位权力的迷信

领导者在执行权力过程中，不应该认为有权就有一切，自觉或不自觉地炫耀手中权力，试图以此树立自己的权威，甚至以权谋私，这样不仅会损坏个人形象，也会引起下属反感，降低自己的威信。因此应该在自己职权范围内行使权力，充分发挥自己的专长，使下属信任和跟随。

2. 正确地使用权力，公正用权

领导者首先要有高度的责任心和敬业精神，全身心投入工作，干实事。运用权力的重要原则就是工作廉明。领导者在执行权力过程中严格按照规则制度行事，用自己实际行动起到带头作用，不徇私情、不谋私利、不分亲疏，如此才能做到使下属信服。

第二节 领导理论

在管理学中，领导理论是一门关于领导有效性的理论，它研究了领导本质及其行为规律。领导理论先后经历了四个发展阶段，即特质领导理论、行为领导理论、权变领导理论以及“新型”领导理论。接下来，我们将对四种理论阶段一一进行阐述。

一、特质领导理论

特质领导理论是对领导在个性心理特征和素质方面特征的认识、探索与研究，它系统分析了领导者应具备的能力、品德和处事方式等领导者的个性心理特征是指其能力、性格和气质方面的特性，包括领导者的知识、品德、才能等诸多方面因素。东西方管理学家对此形成了类似但各有特色的认识。

（一）西方代表性理论

1. 吉赛利的领导品质论

美国心理学家埃德温·吉赛利对领导的研究历时20余年，通过对美国具有代表性的300多位中级管理人员进行研究来确定领导者的素质特征，同时采用因素分析方法，对研究结果进行处理，将领导特征分为个性特征（P）、能力特征（A）和激励特征（M），并按其权重进行了排序，结果见表6－3。

表 6-3 领导者个性特征价值表

素质特征重要性	重要性分值	素质特征
非常重要	100	督察能力(A)
	76	对事业成就的需要(M)
	64	才智(A)
	63	自我实现的需要(M)
	62	自信心(P)
	61	决断能力(P)
	54	对工作稳定性的需要(M)
	47	与下属的关系亲近(P)
中等重要	34	首创精神(A)
	20	对物质金钱的需要(M)
	10	对地位权力的需要(M)
	5	成熟程度(P)
最不重要	0	性别(P)

2. 鲍莫尔的领导条件品质论

美国的经济学家威廉·鲍莫尔提出了10项合格领导应当具备的品质：①合作精神：即愿意与他人共事，可赢得他人合作，对人不是压服而是感动和说服；②决策能力：是可根据客观实际情况不是凭着主观臆断做出决定，具有高瞻远瞩的能力；③组织能力：是能发掘下属的潜能，善于组织人、财、物等资源；④精于授权：指能驾驭好职位权力，适当授权、敢于授权、善于授权；⑤善于应变：指可机动灵活地处理事情，积极进取，不墨守成规；⑥敢于创新：对新事物、新环境和新观念有敏锐的感受能力；⑦勇于负责：对上下级、组织及整个社会抱有高度的感受能力；⑧敢担风险：指敢于承担组织发展不景气的风险，有努力开创新局面的雄心和自信；⑨尊重他人：指能虚心听取他人的意见和建议；⑩品德高尚：指有高尚的品德修养，被组织内外的人员所敬仰和崇拜。

(二)东方代表性理论

1. 儒家学派观点

孔子是儒家学派的代表人物，《论语》记载了孔子的言行，其中说道：“尊五美，屏四恶，斯可以从政矣。”意思是说君子(领导者)可以惠及他人而不使自己有过大损失，让百姓劳作而无怨恨，有欲望但不贪婪，处事戒骄戒躁，威严而不使人恐惧，不粗暴对待下属，不脱离实际情况订立目标，不临时订立目标且要求下属按期完成，做人不要太吝啬。归纳总结即要想当一个合格的领导者需要善于自律且行为处事张弛有度。

2. 道家学派观点

老子是道家学派的代表人物，老子曾说“江海所以为百谷王者，以其善下之，故能为百谷王。是以圣人欲上人，以其言下之；欲先人，以其身后之”。又说“不自见故明，不自是故彰，不自伐故有功，不自矜故长”。总结概括老子的观点，就是告诫人们谦虚柔和地立身处世，宽厚仁慈地安身立命，清心寡欲地修身养性。这些为人处事的主张值得现代领导者思考与借鉴。

特质领导理论强调了领导个人特征属性对领导成效的影响，具有一定的指导意义。但是，它显而易见地忽略了被领导者的影响作用，同时也忽略了领导行为和环境有效性的影响，没有辩证地看待领导者与其他多方面因素的联系，因此特质领导理论存在着明显的局限性。

二、行为领导理论

特质领导理论具有明显的局限性，随着学科发展，行为科学家和心理学家将研究的重点转向了对领导行为的研究，着重研究和分析领导者在工作过程中的行为表现及其对下属行为和绩效的影响，以确定最佳的领导行为。

（一）领导方式理论

美国心理学家库尔特·卢因通过对团体气氛和领导风格的研究，认为领导者在领导过程中表现出来的工作作风分为独裁型、民主型和放任型三种风格。最初的研究成果显示民主型领导风格在工作效率上最优，而放任型领导风格工作效率最差。随着研究的进一步深入，发现各种不同的领导风格均具有其特色，分别适用于不同的工作环境，因此，不能轻率地判定三种领导风格孰优孰劣，需要结合所处管理层次、工作性质以及下属条件等多方因素，灵活选择领导风格。

（二）领导行为四分图理论

美国俄亥俄州立大学曾开展过一项关于领导行为的研究。通过收集下属对领导行为描述，充分发掘领导行为的因素，经过归纳总结以后，最终将领导行为进行了分类。一类称之为任务型领导，他（她）以工作任务为中心，领导者通过设计组织结构、明确职权等诸多方面来引导和控制下属的行为表现。另一类称之为关心型领导，他（她）以人文为中心，关心信任下属，主动放权分权，充分发挥下属个体的主观能动性，与下属建立更加平等的关系。这两类领导行为，互相结合形成了四种基本领导风格，即高任务高关心人、高任务低关心人、低任务高关心人、低任务低关心人，称之为领导行为四分图（图 6－1）。

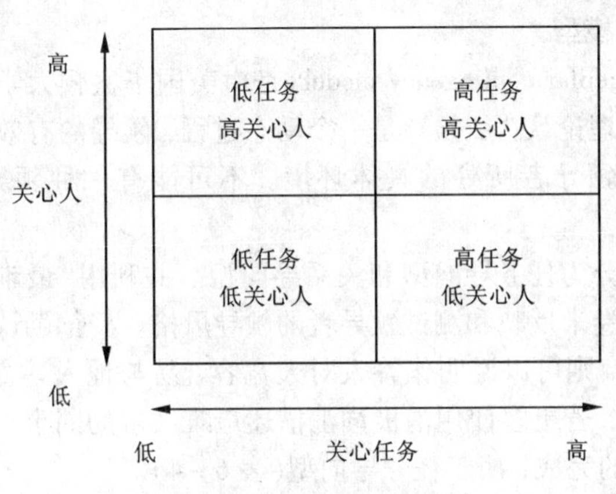

图 6－1 领导行为四分图

(三)管理方格理论

领导行为的四分图理论将领导行为归纳为四种基本风格，在此基础研究上，美国德克萨斯大学的管理心理学家罗伯特·布莱克和简·莫顿改良提出了管理方格理论，并构造了管理方格理论图。他们将四分图中关心人和关心任务的程度由高低分类改良为1~9分共9个程度，从而在理论上形成了81个领导风格类型。其中有5种领导风格具有代表性，分别为1.1型(贫乏型)、1.9型(乡村俱乐部型)、9.1型(任务型或权威型)、9.9型(即协作型或团队型)、5.5型(中庸型)。这些代表性领导风格中，1.1型领导效果最差，1.9型次之，5.5型和9.1型适用于不同情景下，9.9型领导效果最好(图6-2)。

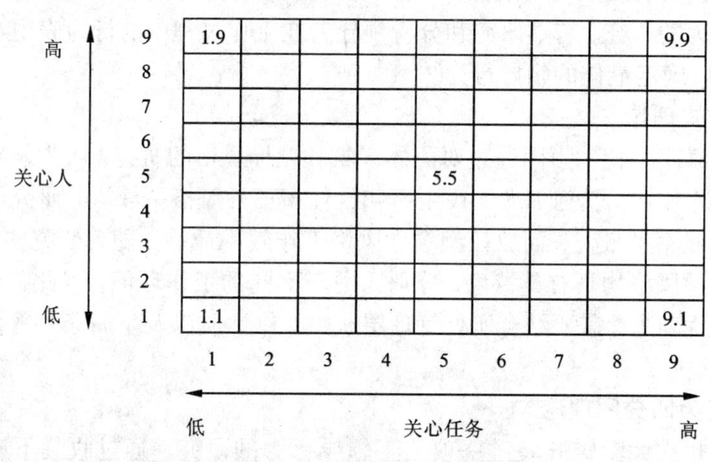

图6-2 管理方格理论模型

三、权变领导理论

权变领导理论形成于20世纪60年代。它克服了特质领导理论和行为领导理论的局限性，即领导活动是否成功不仅仅取决于领导具有的特征或某些行为而忽视环境因素对领导有效性的影响。其代表性理论有费德勒的权变模型和领导生命周期理论。

(一)费德勒的权变模型

费德勒权变模型(Fiedler contingency model)是由美国华盛顿大学心理学家、管理学家弗莱德·费德勒提出。该理论认为，领导是一个动态过程，领导的有效性不仅取决于领导者的特征与行为，还取决于领导者所处的具体环境。不可能有一种领导方式能适应于所有的环境。

费德勒将领导风格分为任务导向型和关系导向型。并利用“最难共事者”(least-preferred co-worker，LPC)调查问卷来反映和测试领导者的领导风格。费德勒认为若能以较为积极的词汇评价最难共事的同事，则可以说明作答人对人宽容，易与他人建立较为和谐的人际关系，属于关系导向型。相反，若更多使用消极词汇描述最难共事的同事，则说明作答者对人要求更严格，更倾向于任务的完成，属于任务导向型(表6-4)。

表 6-4 LPC 问卷

不快乐	1	2	3	4	5	6	7	8	快乐
不友善	1	2	3	4	5	6	7	8	友善
拒绝	1	2	3	4	5	6	7	8	接纳
无益	1	2	3	4	5	6	7	8	有益
冷淡	1	2	3	4	5	6	7	8	热情
紧张	1	2	3	4	5	6	7	8	轻松
冷漠	1	2	3	4	5	6	7	8	热心
不合作	1	2	3	4	5	6	7	8	合作
敌意	1	2	3	4	5	6	7	8	助人
无聊	1	2	3	4	5	6	7	8	风趣
好争	1	2	3	4	5	6	7	8	融洽
犹豫	1	2	3	4	5	6	7	8	自信
低效	1	2	3	4	5	6	7	8	高效
郁闷	1	2	3	4	5	6	7	8	开朗
防备	1	2	3	4	5	6	7	8	开放
疏远	1	2	3	4	5	6	7	8	亲密

(二)领导生命周期理论

美国管理学家保罗·赫赛和肯尼斯·布兰查德提出，领导行为的有效性应当考虑成熟度的因素，基于这样的考虑，他们发展领导生命周期理论。该理论充分考虑了下属的成熟度这一情景因素对领导有效性的影响，从而在一定程度上决定着领导者的成功与否。

成熟度是指个体对自己直接行为负责任的能力与意愿，它包括了心理和工作知识技能储备两个方面。只有当个体心理和工作知识技能储备均较高时，则他可以无需外部激励或干预就能出色完成工作任务，这就是典型的高成熟度。

生命周期理论指个体需经过的从不成熟到成熟的过程。在这个连续的过程中，领导方式也需要进行适当调整，方能达到最好的效果。比如对于心理成熟度和工作知识技能储备成熟度均较低的下属，他们基本不能独立完成工作任务且严重缺乏自信，作为领导者需要采取命令式的领导方式，告知下属具体分工、应当干什么、如何干好，这样的领导方式强调了直接指挥；对于心理成熟度及工作知识技能储备成熟度均较高的下属，他们基本能较好地独立完成工作任务，作为领导者并不需要过多干预，可采用授权式的领导方式，让下属自行完成工作。

生命周期理论告诉我们，领导的有效性需要结合工作行为、关系行为以及下属成熟度综合考虑，随着被领导者成熟度的提高，领导行为也需随之调整才能取得较好成效。

四、"新型"领导理论

随着领导理论研究的不断发展变化，近些年，一些学者从领导的不同角度提出了一些新的观点。

（一）魅力型领导理论

魅力型领导理论是指领导者利用其自身的魅力来激励追随者并作出重大组织变革的一种领导理论。它是基于对个人的超凡神圣、英雄主义或模范性品质的热爱以及由他揭示或者颁布的规范性形态或者命令的权威。早期研究认为魅力型领导常常具有三个明显的特征，即高度自信、支配他人的倾向以及坚定的信念。随着进一步研究的开展，学者们对三个方面进行了拆解阐明，内容更加丰满了。总之，魅力型领导似乎更具改革和创新精神。

（二）变革型领导理论

变革型领导理论是指领导者通过让员工意识到所承担任务的重要意义和责任，激发下属的高层次需要或扩展下属的需要和愿望，使下属将团队、组织和更大的政治利益超越个人利益。变革型领导行为方式可以概括为四个方面：

1. 理想化影响力

指能使员工产生信任、崇拜和跟随的一些行为。简单说来就是以身作则。

2. 鼓舞性激励

指向员工提供富有意义和挑战性工作的行为。领导者表达对下属能力的肯定，激发他们的潜能。

3. 智力激发

指领导者启发员工发表新见解和创新的角度或视野寻找解决问题的方式方法的行为。简单说来就是广开言路，鼓励创新。

4. 个性化关怀

指领导者仔细倾听并关注员工需求的行为。简单来说就是因材施教，因人而异。

（三）交易型领导理论

交易型领导理论是指领导者用自己可支配的资源来满足下属的需要和愿望，下属通过完成组织任务来作为回报。交易型领导可分为四个类型：其一是权变式奖励，即领导提供价值资源获得员工支持；其二是主动例外管理，即领导者鼓励下属的绩效表现，对不符合要求的行为进行督促纠正；其三是被动例外管理，即仅在下属行为不符合要求时才进行干预；其四是放任自由，内容顾名思义，即放任下属行为，不做干预。

（四）领导成员交换理论

领导成员交换理论是指领导者将下属人为分割成为"圈内"和"圈外"两部分。"圈内"下属和领导者关系更加密切，他们更容易受到领导者信任、重用，甚至拥有某些特权，而"圈外"下属与领导者建立的关系则是一种更加正式的权力关系，往往被限定在一个平凡的任务中。这种圈内圈外的划分，常常处于领导自身的考虑，通常这种关系相对固定。

（五）基于价值观的领导理论

该理论指出当被领导者对领导者所信奉的，并已经融入组织文化中的价值观认同程度越高，则领导行为的有效性越明显。就像物理的共振原理，当一个团队从上到下步伐思想高度一致时，团队爆发出来的执行力是相当惊人的，这样的组织氛围可以极大提高团队的工作效率，从而提高领导行为的有效性。

第三节 管理者的领导艺术

随着医学的不断发展、医学模式的转变及医疗市场竞争的日趋激烈，管理在医院的发展中起着越来越重要的作用。提升管理思想，改善领导艺术已成为现代医院领导管理模式极为重要的内容。要想成为一名卓越的管理者，只有勤于学习，善于思考和总结，将自身学识、智慧、经验、思维转化为科学的领导艺术，进一步增强科学管理的能力，掌握科学的管理方法，运用富有创造性的领导艺术来实施领导活动，这样才能为医院的管理锦上添花，才能适应现代医院长远的发展与要求。

一、领导艺术的基本概要

（一）领导艺术的概念

领导艺术是指领导者通过利用自身的学识、智慧、经验、胆略，在领导行为实施过程中所体现出来的各种高超的技巧、手段和方法。它是驾驭实际工作的各种非规范化的、非程序化的、具有创造性的、给人以美好感觉的领导行为。它是在长期的社会实践活动中积累并丰富起来的，是领导者素质、品德、才能等因素的综合反映。

所谓管理者的领导艺术，是指管理者以一定的智慧、学识、经验、能力等为基础，以管理者应普遍遵循的领导原则，在管理活动中运用领导思维方式和行之有效的管理策略，以及各种独特、灵活、实用、恰当的领导方法和技能的总称。

（二）领导艺术的特点

领导艺术是建立在一定科学知识和实践管理经验基础上的领导才能和技巧，是在复杂的领导活动实践环境中，灵活运用各种领导方法正确而有效地处理问题的一种能力。这种能力主要表现为灵活运用已有的知识和具体分析复杂环境的综合判断能力，巧妙地运用领导规律和领导方法，针对领导对象采取合适的方法和技巧，这些方法和技巧就形成了独特的领导艺术。因此说，领导艺术是领导方法中的精华部分，它是领导者对领导方法巧妙的运用，是领导活动中艺术性和科学性的完整统一，领导艺术作为经验的积累和实践的技巧，具有以下特点：

1. 创造性

领导艺术是管理者在领导活动中不断学习、不断进步与创新的结果，充分体现了领导者的创造能力。领导艺术的创造性，包含有思维创新、方法创新、提出新方案和决策、创建新理论、新观念、新思路、新视野等方面，领导者在实践活动中必须充分发挥主观能动性，积极探索，勇于创新，凭借直接或间接的经验激发创造性的思维，只有这样，才能使领导方法随时跟上情况变化的步伐。

2. 随机性

领导艺术没有固定和统一的程序与模式，它的随机性表现在领导者在实际工作中运用已有的知识和经验，针对随时变化的事件进行应对和处理的应变能力。它不遵循规范化的程序，也不信守呆板僵化的教条，因人而异、因事而异、因环境而异，因势利导，针对具体情况做具体分析，随机应变地通过直觉判断，认识问题、分析问题和处理问题。正是这种非模式化、非程序化处理问题的方式，表现出领导艺术具有随机性的特点。

3. 经验性

领导艺术直接来源于管理者的个人丰富的阅历、广博的知识和长期实践经验的积累。它不是按照逻辑顺序和逻辑规则从理性的东西中推化而来，而是由经验提炼而成。它不是感性认识或理性认识的简单累加，而是出自直觉思维，是过去经验的不断升华。只有管理者勤于学习、努力提高自身素质，在实践中不断积累，总结经验教训，方可形成具有个人特色的领导艺术。随着领导活动实践的增多，领导经验也会越来越丰富。

4. 多样性

领导艺术是一种生动活泼、丰富多彩、千姿百态的领导技能。领导活动的多样性以及领导者个人包括性格、气质、能力等的不同特点，决定了领导艺术的多样性。不同的领导岗位，需要不同的领导艺术；不同领导者身上表现的领导艺术也不同；不同领导者在处理不同问题时，往往采取不同的方法，具有不同的领导风格。这就使得领导艺术不可能千篇一律，从而显示了它的多样性特点。

二、管理者应具有的领导艺术

(一)决策艺术

决策是决定的意思，是管理者为了实现特定的目标，从两个或两个以上的方案中选择一个合理方案的分析、计算与判断过程。决策是管理者最基本的职责，也是领导活动内容的主要体现。管理者的决策正确与否直接关系到领导活动的效能和成败。而能否做出正确的决策又与领导者的决策艺术水平有着密切的关系。可以说，决策艺术是管理者最为重要的领导艺术。在实践工作中，管理者要遵循决策的一般规律，还要熟悉和掌握决策艺术，熟练运用，不断提升自己的决策水平。在实际管理活动中，管理者要特别掌握以下几个方面的决策艺术：

1. 充分评估，确定可行。实事求是，审时度势

(1)决策的可行性是指决策必须能够实施，具备可操作性，否则再好的决策也是水中月、镜中花。因此，领导者应从实际出发，对现有的人力、财力、物力和技术能力等主客观条件进行科学分析，充分论证，全面评估，确定决策的可行性，使决策有的放矢，行之有效。审时度势，果断决断。

(2)审时度势是指管理者在面对复杂多变的客观形势时，因势做出正确的决策。善于决断是领导者关键的领导能力。领导者要学会务实，必要的时候要降低目标，果断决断，赢得时间。否则，当断不断，反受其乱。当然，果断决策绝对不是草率，更不是鲁莽，而是对信息做了充分分析后，权衡利弊，进行果断处理。

2. 集思广益，发扬民主

集思广益是充分发扬民主集中制的领导原则在科学决策中的应用和体现。一个开明、智慧的领导者一定是广开言路，听取各方意见，开拓思维，打破原有的条框束缚，集中众人智慧，通采众人之长，方可做出正确的决策。如果领导者自己拿主意、做决断，不重视发扬民主、不做调查研究，不科学论证，单凭个人主观意愿和想象，武断决策，必然会导致决策的失误。

3. 掌握信息，增强预见

决策是以全面、准确的信息为基础，没有信息就谈不上决策。决策过程就是信息过程。管理者在决策前，一定要深入调查研究，充分理清各种情况，对决定目标和行动方案的各种

信息进行认真比较、鉴别，去伪存真，并需对做出决策的目标和行动方案进行预见性分析、运筹和设计，对决策对象的未来发展做出科学的预测，才能尽可能的避免和减少决策失误。

4. 重视反馈，全程关注

完整的决策系统不仅指决策过程的终结，还应包括决策方案的执行或实施过程。在决策的实施过程中，必须关注信息反馈，随时进行检查、调整、验证、落实。一旦发现决策与客观情况不相适宜，必须及时采取措施，进行修正。如果实施过程表明决策正确，就应采取强有力的措施将决策贯彻执行下去。做到言必信，行必果。

（二）用人艺术

用人是领导的基本职能之一，也是实现领导决策的组织保证。人才是一个企业最宝贵的资源。企业要想取得长足发展，关键是需要抓住优秀人才。管理者的用人艺术表现在如何识别人才、培养人才、使用人才、留住人才等方面，要做到知人善任，管理者用人要注意以下几个方面：

1. 用其所长，避其所短

人各有“长”有“短”，每个人都有他独到的优点，也有其不可回避的缺点。完美无缺的人是不存在的。领导者应该仔细分析和观察每个下属的性格特点和能力，全面地了解下属的长处和短处，分析其强项和弱点，并善于发挥下属的长处，回避其缺点，才能更好地任用人才，发挥人才的价值。

2. 用人不疑，用人要疑

“用人不疑，疑人不用”，已是自古至今用人的原则。领导者在用人之前必须对所用之人的德与才有一个全面的了解，对可用之人，需放心大胆使用。在使用过程中，也不必有疑虑，应该用而不疑，信任他、支持他，让他大胆地开展工作、提供充分自我发挥的机会。用人要疑，这里的“疑”是指必要的约束和监督。因为人性是有弱点的，任何事物都是在不断地发展变化，人的能力、素质、德行、欲望等会随客观环境的改变而变化，所以，对人性的弱点保持警惕是必要的，也可以说，疑是合理的，在信任的前提下进行必要的约束和监督是十分必要的。从一定意义上讲，用人要疑也是对人才的一种保护。

3. 知人善任，人尽其才

对于人才管理，领导者要善于识别人才，要能够发现下属的长处，了解每个人的能力和素质，应对人才有合理分配和调度艺术，优先在人才擅长的领域内配置岗位，力求最佳和最合理的人力资源配置。要使每个人都能充分发挥自己的才能，且让每个人的才能都能得到发挥，真正做到知人善任，人尽其才，各得其所。而只有用其所长，各得其所，员工才会尽心尽力，尽职尽责，充分发挥个人主观能动性，团队效率自然会不断提高。

4. 赏罚分明，宽严相济

赏罚分明既是古代将领的治军之道，更是现代管理者的领导艺术。作为领导者在实施赏罚原则时应注意四个方面：第一，奖励和惩罚要相互结合。以奖励为主，以罚为辅。第二，奖罚适度，如果奖励过滥而惩罚的力度不够，下属就会采取冷漠视之的态度，从而失去奖惩的意义。第三，奖惩要公正。奖惩要严格按照规章制度办事，公平公正。第四，奖惩要及时。不论是对下属的奖与惩，都要及时。及时奖励有功的下属能激发其积极性，及时惩罚犯错误的下属才对其有震慑性。所谓的宽严相济，就是领导者要处理好对待下属宽容与严格的关系。正确把握运用宽与严的尺度，工作中，领导者应当“严字当头，宽在其中”，对待下属虽严格要求但不是求全责备，虽宽仁大度但不是放任自流。

(三)激励艺术

激励艺术是领导艺术的一项重要内容。激励管理就是充分认识到员工的内在潜力和优点，不断地鼓舞其工作热情和创造精神，充分调动下属工作的主动性、积极性与创造性，继而发挥团队作用，加速目标的实现。在竞争激烈的社会里，作为领导者，拥有一套高超的激励艺术，会达到事半功倍的效果。管理者常用的激励艺术有以下模式：物资激励、荣誉激励、个人价值激励。

1. 物质激励

物质激励是指领导者采用/取物质鼓励的手段来进一步调动员工主观能动性，达到预期设定目标的一种方式。物质需要是人类生存的第一需要，它在客观上体现在物质需求的基础上。所以物质激励是激励的主要模式，它讲究的是价值的对等。物质激励有发放工资、奖金、福利，津贴、分红入股等形式。它是最直接、最普遍使用的激励方式。领导者在物质激励的同时，应引导下属对目标实现所肩负的责任及工作愿景有客观认识，促使组织成员都能以最佳的效率为实现组织的目标多做贡献。物质激励在政策上须向一线、科技和有突出成绩的人员倾斜，以唤起人对欲望目标的向往和追求，并激发人的上进心，促进人对自身价值的认识。与此同时，物质激励应通过建立一套制度，创造一种氛围，来激发人的主观能动的持久性，才会有更好的功效。

2. 荣誉激励

荣誉是单位或组织对个人或集体的一种崇高评价。荣誉激励是通过头衔、称号、证书、奖项等形式来满足人的自尊需要而达到激励的目的。人都有强烈的荣誉感。人人都希望得到他人肯定、赏识、获得荣誉的需要，当得到某种荣誉时，就能增强信心，就会怀有满腔工作热情，就可以迸发出更强大的能量，荣誉可以成为不断鞭策荣誉获得者保持和发扬成绩的力量，还可以对其他人产生感召力，激发比、学、赶、超的动力，从而产生良好的激励效果。因此，对于工作表现、业绩突出的优秀员工，给予必要的荣誉奖励，是最好的精神激励方法。

3. 个人价值激励

个人价值实现是人的最高追求。个人价值激励是指领导者认识到员工有实现个人理想、抱负，发挥个人最大能力、实现自我价值的需求，并帮助员工发现自己的需求而进行有效的评估和激励，帮助员工实现个人价值的激励方式。个人价值的实现能够对被激励者的行为产生一定程度的刺激作用，进一步调动其工作热情和积极性，充分发挥创造力和潜力，从而达到团队目标和个人价值实现的双赢目的。个人价值激励需要领导者平等地对待下属员工，尊重、信任、关怀、理解下属员工，让下属员工的价值判断有机会得以表达和实现。领导者的责任，就是鼓励和帮助员工在工作中获得成就感，通过工作来实现个人的理想和抱负，使员工的个人价值得到认可和肯定，从而达到实现个人价值的目的。

(四)授权艺术

授权艺术是指领导者将组织中一定的的权利和责任授予员工和下属，让下属享有一定程度的自主权，更充分发挥下属的潜力，从而实现组织目标、提高工作成效的一种艺术。

管理者应善于授权，管理者通过授权科获得三个方面的益处：一是授权能使管理者们不必事必躬亲，可从琐碎的事物中解脱出来，将更多的时间和精力考虑重大问题，能更有效地完成决策、指挥、协调和监督等领导者最基本的职能。二是授权使员工自发解决和处理问题、承担责任，为员工创造和提供更多培养和锻炼工作能力的机会，从而帮助员工增长才干、尽快成长，且能为企业的后继发展不断充实管理人才。三是授权有利于发挥下属的专长，弥补领导者的不足，提高团队整体工作成效。管理者在授权中把握以下几点：

1. 视能授权

授权必须以工作的需要和能力大小为依据，故而在授权的前期应对即将接受权力的下属能力进行认真的考察，根据下属实际能力进行适度合理的授权，应防止出现超出下属能力水平的过度授权，也避免对下属的授权不足或空白授权，对有才能的下属应给予更大的权利，而对未能正确运用权利的下属，则应收回或缩减其权利。

2. 信任授权

领导者是在认为下属可以胜任以后才将权利授予，因此领导者授权以后应坚持“疑人不用，用人不疑”的原则，权利一旦授出，就要充分信任下属，放手让他们大胆独立完成任务，而不是处处掣肘，事事苛求，时时责备。

3. 可控授权

授权并不等于完全放任不管。领导者授权给下属以后，必须对下属的工作实行必要的监督和控制，及时了解工作进展进程，如发现下属工作中发生偏差时，领导者应予以及时帮助和指导，如出现偏离目标的情况需进行协调和纠正；对严重偏离目标、不胜任或滥用权力的下属，要及时调整或更换。当下属工作出色时，也要及时予以表扬，以增强下属的自信心。

4. 责任授权

授权时，必须向下属交待清楚与职权相对应的责任。各级下属需责任明确，各司其责，来保证整体目标的实现。如果领导者授责不授权，则可导致下属工作因缺乏必要的权力而难以开展，而如果授予下属过大权力而无相应的责任约束机制，则可导致下属脱离领导的控制，表现为对权力的过度滥用，从而偏离授权目标。因此，领导者授权必须坚持权责统一的原则，以必要的责任约束下属的权力行使，使得整个授权行为都围绕着授权目标而展开，确保授权的有效性。

（五）沟通艺术

领导沟通是指领导者与被领导者之间，基于一定的目的，通过语言、文字、图像、行为等方式进行思想、观点、情感、信息的交流，以期达成共识、形成一致的活动。沟通艺术是领导艺术的基础，是领导者在传达和交流思想、信息、情感过程中的一种技巧。管理者只有掌握了沟通艺术，才能在作决策、办事情或是处理问题时，最大限度地统一思想，建立共识，减少阻力，获得支持，争取主动，确保目标任务的一致性和工作落实的顺畅性。领导者在领导活动中不仅要与下属沟通，更要与上级领导和同级进行有效沟通。

1. 与下属的沟通艺术

领导者与下属虽然职位不同，但在人格上是平等的，所以领导者在与下属沟通时，一定注意尊重下属，与下属平等真诚的交流，建立和谐融洽的关系。领导者在下达命令时，需要注意话语简洁、明确、清晰，让命令能够有效地传达。当下属在工作中有错误或问题时，需要帮助分析原因，进行批评指正，而不是一味地训斥和责怪。当下属工作有成效时，需要不断地给予肯定和赞赏，从而激发下属更高的工作热情和积极性。领导者还要善于倾听来自下属的声音，鼓励不同的意见，及时并合理地处理下属在工作中的不满，化解矛盾，消除冲突，求同存异，达成共识。

2. 与上级领导的沟通艺术

管理者要有良好的和上级沟通的主观意识，不要仅仅埋头于工作而忽视与上级的主动沟通，还要有效展示自我，让自己的能力和努力得到上级的认可和肯定，其次要正确反映员工思想动态，及时反映员工的意愿、意见、要求和建议。只有与上级领导保持有效的沟通，方能产生良好的互动，得到上级有效的指导与帮助，提高自身工作效率与业绩。其次要持真诚的尊重上级的态度，如果上级有不妥或错误时，应在充分论证后，真诚委婉地向上级说出自己的想法，及时反映和陈述自己的意见、建议，共同把失误造成的损失降到最低。

3. 与同级的沟通艺术

同级之间，由于工作比较密切，而且不存在等级差别，所以沟通不畅容易造成误会。为实现组织目标，要求领导者在与同级沟通时，在原则问题上应是非分明，在权责利分清的基础上，须顾全大局，如果在沟通中发生语言摩擦，应以大局为重，不要激化矛盾，即使有理也不妨让三分。与同级之间保持经常通气，及时沟通情况，才可能进行有效的合作，达到彼此了解，互相信任，将一些不必要的误会和磨擦，消灭在萌芽状态。应认识到同级与自身之间是一种竞争与合作关系，应该在竞争中求得和睦友好、相互沟通、相互信任，相互合作，达到共同发展、共同提高的目的。

(六)协调艺术

领导协调是指：领导者通过协同和调整，使其所领导的组织与外部环境，以及组织中的各个部分和组成人员思想和行动上协同一致，相互配合，高效率地实现组织目标的行为。领导者的协调艺术，是指领导者通过自身的经验、智慧和能力，解决部门与部门，内部与外部，个人与集体，上级与下级之间矛盾关系的领导技巧。在现代组织管理中，由于人、事、物之间的关系变得日益复杂，在多元化的社会里，每个员工的想法、观念和素质都存在差异，这些差异容易导致矛盾，领导者在领导活动中，常常需要面对这些矛盾和冲突，因此，对人、事各种复杂关系的协调能力是其作为领导者一项非常重要的功能，对于维系组织的正常运转及稳定团结起着不可或缺的作用。这就要求领导者要有良好的协调艺术，能够在复杂关系中理清头绪，科学处理和化解各种矛盾，积极协调和调动组内成员的力量，提高行政效能和工作效率，实现组织目标。

1. 协调好与上级领导的关系

领导者要取得上级对自己的支持、理解与帮助，能在上级心目中留下良好印象，对工作的开展与个人成长是非常重要的。在与上级的交往过程中，需要注意以下几个方面：首先注意尊重上级、维护上级的威信，努力与上级保持一致。上级布置的每一项工作，作出的每一个决策，都需要态度坚决，认真负责贯彻执行，如果在某个具体问题上有不同意见时，需要经过认真分析论证后，提出合理意见，帮助上级更好地开展工作，避免工作失误。其次是要摆正自己的位置，不越位不越轨。不同层次的领导有不同的权限，一般来说，上级领导需要作出宏观和整体上的决策，而下级领导则只需对本管辖局部范围内的问题作出决策的权利。最后需要注意的就是与上级实行“等距交往”，即从工作出发，对上级成员一视同仁、疏密有度，建立发展正常的关系，与上级关系过于密切或过于疏远都会产生心理偏差，因此，在与上级的交往中一定要把握好度的交往距离。

2. 协调好与下级人员的关系

领导者领导人才的成功，在很大程度上取决于是否掌握了协调与下级关系的科学方法，是否善于调动下级的工作积极性。领导者协调好下级关系要注意抓好几个环节。首先是领导者对自身要严格要求，工作上要精通业务，知识渊博，能够在下属需要时给予恰当的指导，并及时纠正下属的错误。处事果断有魄力，拿得起放得下，敢于承担责任。生活上关心体贴，与下级同甘共苦，要有热情服务的意识，帮助下级解决难以克服的困难，想方设法为下级排忧解难。其次是尊重下级，体现民主。遇事征求下级意见，集思广益，博采众长。在职权范围内，不过多地干预下属的工作，也不凌驾于下属之上，发号施令，独断专行，随意指责。要善于听取下属的不同意见、聆听下属的呼声，要尊重他们的人格。最后需要注意的是需根据下级的不同性格特点、工作能力以及工作岗位性质要求，对下属恰到好处地进行合理搭配和协调安排，使之能够适应工作岗位的需要，创造更大工作效率。

3. 协调好与同级部门之间的关系

同级关系是指存在于同一层次的领导者之间的一种横向的人际关系。由于同级在工作中联系和合作频繁，因此在某些问题上发生分歧或意见相左，如果处理不当，容易产生矛盾和隔阂，影响同级关系的和谐融洽，不利于工作的顺利开展。因此，同级之间交往要以诚相待，与人为善，真心诚意对待同级，友好和善相处。应从工作大局出发，按照优势互补原则进行科学分工，明确责权。所有成员都要尽职为整体利益创造条件，相互支持，相互补充，而不要相互拆台。因此，同级领导者要按照分工行使权力，不要越权，由主要负责人全盘把握，对工作进行及时必要的协调。面对问题、分歧和矛盾，领导成员之间要正视问题的客观现实，及时通过讨论和自我批判，使问题协调解决，自觉维护整体利益，达成团结一致的工作合力。

（七）开会艺术

开会是指领导者讨论和解决问题的一种方式。开会的目的包括沟通信息、协调关系、决定对策、解决问题、传达指示、布置工作、表彰先进、鼓舞士气等。能否开好会或主持好会议是衡量领导者管理水平的一个重要标志，如何使开会达到预期效果，应做好以下环节。

1. 参加会议

领导者在参加会议前首先要明确开会的目的，其次要了解会议的性质，不同性质的会议要求不一样。一般来说，会议有三类：一类是工作性会议，包括讨论会、协调会、座谈会、经验交流会等，这类会议需要与会者集思广益、畅所欲言，敢于发表个人意见和见解。第二类会议是决策性会议，包括宣布决策，下达任务、发布指令、安排实施等强制性决定，这类会议目标明确，不容对抗，需要认真记录，做好上传下达，并在会议回去后要切实落实。第三类会议是表彰会、庆祝会、庆功会等，这类会议要求现场气氛热烈，参会者反响强烈，从中受到感染，能将正能量积极向下传播来激励员工。

2. 主持会议

主持会议是实施领导的一个重要途径。要保证会议质量，提高会议效率，领导者就必须注意掌握、运用和提高主持会议的艺术。

（1）主持人自身要求：会议主持人是负责推进和调控会议议程的人，是会议的核心人物。会议主持人应仪表端庄、举止大方、语言流畅、表达清晰。并在组织管理、沟通协调等方面，都应具有较高的素养和水平。

（2）会前做好充分准备：开会前要确定开会的方式、目的、内容、议题、流程以及开会时间、地点及参会人员。要把会议目的、议题、时间、地点、要求事先通知参会者，请他们提前做好准备，安排好工作。会前应收集意见，准备必要的会议相关资料，做好会场的准备，会场的大小规模需适合该会议的性质特点。有了充分准备，会议将进行得更顺利，从而达到预期的效果。

（3）切实把握会议进程和会议主题：主持人一定要明确开会的目的，会议开始要阐明会议宗旨和需要解决的问题，切实把握会议进程，须引导与会者围绕会议主题讨论发言，如果讨论偏题，应把话题引回中心，避免讨论与议题无关或离题太远的内容，同时，要善于控制会议的时间，不使会议时间拖得过长。

(4)善于控制会场气氛：会议的气氛是否融洽、顺利，与会议主持人角色扮演得好坏有很大关系。会议进行过程中，主持人应能很好地掌控全局，能有效地观察到所有与会者及其反应。对持不同观点、认识的人，应鼓励其发表个人意见和建议；当发生争执时，主持者应设法缓和冲突，并善于将分歧的意见和争论的焦点进行归纳总结，从而将讨论引向深入；当会议出现僵局时要善于引导和抛砖引玉；当出现空场、冷场时应及时补白。要处处尊重与会者的发言和提问，在与会者发言未完时，不能随意打断或插嘴；在阐述自己的主张时，一定要做到语速平缓、语气诚恳，简明扼要，言之有物，使人心服口服。

(5)重视会议效率：为了提高会议的质量和效率需注意以下几个方面：一是需在会前制定严格的会议纪律，在会议开始前需与参会者宣布和强调会议纪律，规定处罚措施。二是要求会议必须准时开始，准时结束，限制会议进行的时间。三是对会前相关资料及设备提前做好准备，不影响会议顺利进行。四是强调会议议题以及会议主题，明确会议目标，保证每一项讨论、每一个环节控制在预计时间内，避免泛泛而谈，漫无边际，拖延时间。

(6)建立会后追踪机制：开会是为了统一思想、形成决议。切忌拖到会后还未形成决议，一议再议，议而不决。因此在会议结束时必须形成最终决定，确保与会人员明确下一步的计划和行动。对会议精神和决策，要坚持一抓到底，建立会后追踪程序。对会议提出的措施是否落实，问题是否得到解决，遵照 PDCA 循环管理要求，加强督查、整改和持续改进，确保会议决议按时按要求完成。

三、护理管理者的领导艺术

随着社会日益进步、生物医学模式的转变、医学科学的飞速发展，医疗市场竞争日趋激烈，人们对与人类健康息息相关的医疗、护理工作提出了更高的要求。护理管理者是护理工作的领导者，其管理能力和水平直接影响医院的护理质量。作为护理管理者应该科学地运用领导艺术，让护理人员以积极、乐观、健康的状态全身心地投入到工作中，保证护理安全，提高护理质量，让患者满意，使护理管理工作确有成效。现将护理管理者的领导艺术介绍如下。

(一)加强自身修养，增强人格魅力

护士长作为护理管理的基层管理者，要带好一班人，单靠行使上级赋予的权力是不够的，要不断加强自己的品德、才能、知识、能力等方面的修养，在护士中树立起较高的威信，增强自身的凝聚力和号召力，使下属从心理上信服、尊敬、顺从和依赖，并改变她们的不良行为。作为护士长要正确认识自己，明确自身存在的价值和言行的作用，要正确理解护士长的领导作用，应时时处处加强自身修养。一个合格的护士长，必须有高尚的思想品质和道德情操，爱岗敬业，乐于奉献，有强烈的事业心和责任感；工作严谨踏实、勤奋进取，勇于开拓，敢于创新；做人谦虚诚恳，不徇私情，严以律己，宽以待人；行事稳重，作风民主，公平和公正，善于进行自我反思总结，能正视自己的不足和缺点，来不断完善和提高自己；作为科室的带头人，率先垂范，处处以身作则，带领全科人员转变和树立新的理念，一切以患者为中心，全心全意为患者服务。护士长还应不断创新管理方法，拓宽工作思路，改进护理工作，提高服务水平。只有具备了上述素质，才能真正不断提高护士长在护士心目中的威信，才能得到护士的尊重，才能更好地抓好护理管理工作。

（二）严谨求实，提高决策能力

护士长是科室的领头羊，是科室护理管理的核心，每天要面对各种各样的问题，需要做出各种各样的决策，决策无论大小都要以科学、严谨及实事求是的态度为基础。在作各种决策的时候，需从多项选择中找出最佳方案，抓住主要矛盾，同时要善于听取他人意见，全面了解和掌握所决策事物，在尊重他人意见的同时，结合自己理性判断和思考，来作出准确的判断和决策。在遇到重大问题时，需组织护士集体讨论，做到集思广益，科学决策，防止专断现象的发生；特别重要的决策需向护理部汇报，以取得护理部的认可、支持和指导。所有决策均需在调查研究、综合分析的基础上进行，以提高决策的准确性、实效性、可靠性，来保证护理工作的顺利进行，从而促进护理质量持续提高。

（三）善于沟通协调，处理好人际关系

护理工作琐碎辛苦，护士工作压力、心理压力均大，因此，护士长应充分理解、尊重和爱护护士。对自己的下属要以诚相待，做护士的知心人。在工作上多支持鼓励护士，善于引导护士们的职业价值，充分发挥他们的潜能和创造精神，激励和引导他们为护理任务的落实、护理事业的发展多出力献策。生活上多关心照顾护士，经常与他们进行情感交流，当他们遇到困难时，要帮助他们度过难关，尽自己最大努力协调解决护士工作、生活中的困难。注意与护士以诚相待，以尊重为核心，不伤害护士的自尊心；胸怀坦荡，宽以待人，不对护士居高临下，盛气凌人，用权势压人，这样才能让护士心情舒畅，使团队更加凝心聚力；遇事多与护士商量，多征求护士意见与建议，工作作风民主，不搞一言堂，在出现问题与错误时，敢于承认错误，勇于承担责任，并为之努力寻求解决办法，使护士在工作中产生安全感，心情舒畅，有效地推进护理工作的顺利进行。

实际工作中，护士长除了与护士沟通协调较多外，还要协调处理好各方面的人际关系，需正确处理好与患者的关系，与后勤的关系，与科主任的关系，与医师之间的关系，与医技科室的关系，与上级领导的关系等，护理管理者在这些特殊的关系中起着至关重要的作用，是否处理好这些关系，将直接影响到其能否顺利开展工作。护士长在处理矛盾和冲突时，应注意保持情绪稳定，冷静对待，学会换位思考，能站在对方的立场思考，将心比心、设身处地的为他人着想，真诚沟通，坦诚交换意见，消除误会与隔阂，化解各种分歧和矛盾，融洽好各方面的关系，使护理工作得到相关人员及相关部门的支持与配合，形成整体合力，共同为患者提供一个温馨安全的就医环境，为科室营造一个温暖友爱的工作氛围，推动各项工作更好的开展和落实，不断地提高工作质量和效率。

（四）知人善任，充分发挥主观能动性

作为一名管理者一定不要陷于琐碎的事物，不可能，也不应该亲自去做所有的具体工作，而应该起参谋长和统帅的作用，需要把握大局和方向。因此护士长在工作中注意不要事无巨细，包揽太多，如果护士长事必躬亲，样样都要插手，甚至越俎代庖，本应该护士干的事，自己却一人独揽，不仅会使自己筋疲力尽，而且护士也会有英雄无用武之地的感觉，影响自己的工作成效。

护士长需要根据护士的性格、特点、能力等来妥善分派工作任务，做到知人善任用人所长，使护士人人有事干，科室事事有人管；充分地授权和放权，做到“疑人不用，用人不疑”，善于用信任来赢得护士的心，放手让他们工作，让每位护士成为科室的主人，激发他们的工作热情，充分发挥主人翁精神，使他们积极参与到科室的管理中来；并需多应用激励机制，利用激励资源，如：绩效奖励、年终评奖评优、外派学习培训等，来鼓舞护士的士气，同时要善于发现护士的优点和长处，发挥每个人的特长，多运用表扬和称赞，树立护士的自信，充分发挥他们的主观能动性和积极性。

（五）掌握批评技巧，达到有效批评

护士长是一个护理单元的具体组织者和领导者，在护理管理活动中，护士长经常需要对护士的工作进行检查和督促，对在检查中发现的问题和错误常常需要对当事人进行批评指正，但批评的方式不同，起到的效果也会截然不一样，因此，护士长在工作中一定要善于巧用批评，掌握批评的方法和技巧，从而达到预期的目的和效果。

护士长在批评护士时，首先要注意批评时所采取的语气和态度。护士长在批评护士时应该以平等的姿态，真诚的语气，在批评中能体现出对护士的关爱、鼓励和帮助，不宜用专横、暴怒和不容置辩的语气，不应采取居高临下的态度，进行大声的训斥和指责，应与其心平气和地分析讨论错误的危害和严重程度、造成的不良后果及需要承担的责任，帮助护士自我反省，意识到自己的错误，吸取教训，并下决心改进。护士长在批评时需要多一些耐心，多一些冷静，动之以情、晓之以理，这样护士会更容易接受。

其次是护士长在批评时，需分清错误的性质，应认真分析问题的性质、原因，了解情况，分清是非，不同问题需不同对待和不同处理，切忌凭主观武断处理问题和采取批评，那样则会把事情弄得一团糟，从而影响护理工作的正常进行。对所犯错误性质较严重的护士，一定要直截了当地指出错误的严重性，严肃认真地进行批评教育，让当事人写出书面检查及今后个人的改进措施，并召集护士全员开会，组织大家分析讨论，共同吸取教训，制定出切实可行的改进措施。对错误性质较轻的问题，也就是不会直接导致护理质量和效果受到影响的问题，护士长的批评注意不要过火，不必在早交班会上点名或当众批评，可以委婉地进行提醒和暗示，也可以在适当的场合，如护理工作小结或总结会上，对做的好的护士在会上点名表扬，对工作欠缺的护士可以不点名批评，但需将工作完成不到位的地方点明，这样间接地对工作差的护士进行了不点名批评。

最后护士长需要注意的是，批评要因人而异。由于护士之间的思想境界、知识能力、个性特点、自我调节能力不同，决定了他们对待护士长批评所反映的态度也会千差万别。因此，对护士的批评不能一概而论。护士长应考虑不同护士的自身特点，充分考虑他们的心理承受能力，选择其能够接受的、效果最佳的批评方法，切忌简单教条，搞一刀切。对老护士需要注意尊重，批评时注意时机与场合，尽量不要公开批评，对其发生的问题，原则性的点到为止，也可在单独场合诚恳指正，而不是一味责备；对年轻的护士，既要严格又要温和，边批评边指导，并巧妙地给予鼓励和鞭策，使他们认识到自己的错误与不足，但同时也有勇气和自信进行改进和提高，从而达到预期的批评效果。

（六）妥善处理，化解冲突和矛盾

冲突和矛盾是指组织内部个体与个体之间、个体与群体之间、群体与群体之间在目标、利益或人事方面存在互不相容、互相排斥，而导致心理或行为上抵触、争执或攻击事件。冲突和矛盾可以破坏组织内部团结，危害组织工作绩效，影响组织目标的实现。如果一个组织内部总是发生冲突和矛盾，弄得人心惶惶，大家时间和精力都用于内耗，那么，工作的积极性和创造性则无从谈起。护士长应正确对待组织中存在的冲突，既不能回避，也不能贸然行事，要想方设法进行协调控制，妥善处理和化解矛盾和冲突，使整个团队能通力合作，互相配合，互相支持，构建一个和谐、融洽的工作环境，营造良好的工作氛围，使各项工作顺利开展。

1. 处理好护士相互之间的冲突

作为护士长，应该对矛盾冲突有正确的认识，发生矛盾冲突并不可怕，没有矛盾冲突反而不正常。在护理工作中发生冲突不可避免，护士长应密切关注组织内部潜在的或已发生的冲突，一旦团队内部出现冲突，管理者必须在第一时间进行协调，以免带来消极影响。护士长要从实际出发，找出发生冲突的根源，采取措施及时帮助处理好冲突。护士长在处理护士之间的矛盾冲突时，应以一个旁观者的身份帮助他们客观公正、实事求是地进行分析和认识问题，在陈述自己的观点和看法时，需坦诚表达，注意不要偏袒任何一方。同时鼓励相互之间真诚交换意见，加强彼此的沟通，达到相互理解和体谅，消除误会与隔阂，融洽好相互之间的关系。

2. 处理好护士长自己与护士之间的冲突

护理长在工作中与下属发生冲突时，不能以势(权)压人，而应以理服人。如果与下属发生了分歧与矛盾，护士长不能采取回避的态度，一定要与对方坦诚相待，通过各种方式与其进行积极沟通，将自己的观点和看法清楚地展示给对方，让对方理解。权力是责任，权力是服务，护理管理者和护士在人格上是绝对平等的，护士长需要有颗真诚友善的心和包容的态度，心态平和，坦诚、谦虚地与对方交换意见，了解对方的需求，坚持对事不对人，换位思考，求同存异，达到彼此理解，这样可以避免矛盾和分歧的扩大，而且让下属感到被理解、被尊重，从而使双方心理更加相融、关系更加和谐，团队凝聚力更强，以实现组织目标而努力为共同的理想。

3. 处理好护士与患者之间的冲突

护士在工作中与患者接触多，相处时间长，难免会产生护患之间的冲突与矛盾。如若不及时处理和化解，将对患者的康复和护士的工作均带来不良影响。

作为护士长必须正确认识矛盾所在，加强防范措施，尽可能避免或减少护患冲突和矛盾的发生。如若发生，必须积极妥善处理，以避免矛盾激化。护士长在平时工作中，应定期对护士进行培训，加强医德医风教育，增强护士责任心与主动服务意识，牢固树立“以患者为中心”的服务理念，严格执行各项规章制度，规范护士服务行为，引导护士关心体贴患者，尽力解决患者的困难，满足患者的需求，处处为患者着想，避免与患者发生矛盾纠纷，建立融洽的护患关系。

在护士与患者发生矛盾冲突时，护士长必须进行调查研究，做好认真细致的分析，绝不可凭主观的判断。对护患双方都要尊重，千万不要偏向某一方，应该先了解患者和护士之间起冲突的原因，可适当向家属和其他人员了解具体情况，然后站在公正的角度来进行评判。护士长在处理冲突时，要对事不对人，可分别与冲突的双方单独沟通，再鼓励双方开诚布公真诚交换意见，这样可以缓解矛盾和消除矛盾。如护患冲突来自患者的误解和挑剔责难，护士长应站在护士的一方，委婉并严词拒绝，耐心做好解释工作，但不要和患者发生争论。同时要安抚好受委屈的护士，不要让护士带着情绪工作，必要时安排护士调休，调整好情绪。冲突如果来自护士方面的原因，护士长应谦虚接受患者的批评与投诉，并安抚好患者和家属的情绪，向患者表达真诚的歉意，以获得患者的谅解，不使冲突激化、升级。同时应对护士进行严厉批评教育，并与护士认真探讨分析冲突原因，找出错误所在，帮助其改进，并指导其处理问题的方法和技巧，使其今后不再重蹈覆彻。

4. 处理好护士和医生之间的冲突

在临床工作中，医生和护士是直接服务于患者的重要人员组成部分，在患者的治疗康复过程中，需要两者的紧密合作，良好的合作是完成医疗任务、促进患者快速康复、确保医疗安全，提高医疗质量的重要保证。由于医生与护士在工作中接触频繁，由于双方工作性质不同，对对方有不同的期望值，如果达不到期望且沟通不良，则容易出现各种矛盾和冲突，导致医护关系紧张。护士长要做医生、护士的良师益友，善于观察和发现医护人员的优点，引导双方在工作上互相协作，生活上相互关心，建立融洽的医护关系。在处理医护冲突时，护士长首先要注重沟通技巧，积极化解医护矛盾，不要激化矛盾。对出现问题的医护要先分别了解原因，查清事实真相和原委，就事论事，体现公平公正，不要扩大冲突范围，不要进行人身攻击。还应建立双方有效的沟通途径，鼓励双方加强沟通，理解、尊重、支持和信任。如果冲突是护士方面的原因，应鼓励护士主动做自我批评，找出恰当的解决方案。如果发现是医生方面的问题，应及时与科主任取得联系，取得科主任的配合，针对问题共同提出相应改进管理办法，加强有针对性的教育，营造科室团结向上的工作气氛。并通过合理地安排不同性格的护理人员搭班，避免冲突的发生，促进团队的和谐共建。

思考题

1. 领导与管理的区别和联系有哪些？

2. 如何看待权力性影响力和非权力性影响力？为什么说领导者的影响力关键是增强非权力性影响力？

3. 作为一名领导者，你认为如何才能做到使下属信服？

4. 管理者应具有的领导艺术有哪些？

5. 作为一名护理管理者，你在护理管理活动中是如何运用领导艺术的？

（王卫星　仇铁英）

第七章 控 制

控制职能是管理的五大基本职能之一，控制能及时发现计划执行过程中存在的偏差，起着监督的作用。在护理管理中，控制是护理管理者对员工的工作进行监督检查，看是否按照各项规章制度和操作规程运行，如果发现偏差立即指出，进行原因分析，及时做出修改，保障各项护理活动的正常运行。在护理管理活动中，护理管理者要正确运用控制职能，保证护理计划目标的顺利完成。

第一节 控制概述

一、控制的概念和内涵

控制是指管理者为了保证员工的行为、结果与预定的计划、目标相一致，以达到预期的期望值所进行的监督、检查、评价的系统行动过程。在此过程中，管理者要监督各项活动，对员工出现的与预定目标不一致的情况采取纠正措施。这一概念包括了三个方面的含义：①控制是一个系统的全方面的行动过程；②控制通过监督、检查、评价和纠偏来实现；③控制的目的是保证员工的行为、结果与组织目标一致。

人类很早就产生了控制思想，一切带有"目的性"的活动中都有控制的身影。早期管理理论中，把控制简单地认为就是监督，实行自上而下，带有惩罚性的控制。1948 年，美国应用数学家诺伯特·维纳(Norbert Wiener)发表《控制论——关于在动物和机器中控制和通讯的科学》，宣告了控制这一门新兴学科的诞生。维纳把控制论看作是一门研究机器、生命社会中控制和通讯的一般规律的科学，是研究动态系统在变化的环境条件下如何保持平衡状态或稳定状态的科学。他特意创造"Cybernetics"这个英语新词来命名这门科学。控制论为其他领域的科学研究提供了一套思想和技术，在维纳的《控制论》发表后，各种如工程控制论、生物控制论、神经控制论、经济控制论以及社会控制论等冠以控制论名称的学科如雨后春笋般衍生出来。

控制以系统论、信息论、控制论为理论基础。系统是普遍存在的，任何系统都是一个有机整体，系统内的各个要素都是相互联系的。系统论把所研究的对象当作一个系统，分析系统的结构和功能，研究系统、要素和环境的相互关系和变动的规律。信息论主要处理信息的传递和变换，把任何通信和控制系统都看成是一个信息传递加工系统，把系统有目的的运动抽象为信息变换过程，通过系统内部的信息交流使系统维持正常的运作。控制论研究用信息进行控制，研究系统各个部分如何进行组织，以便实现系统的稳定和有目的的行为。

控制与其他管理职能相辅相成、密切联系。五项管理职能中，计划是前提，组织是保证，领导、决策是关键，控制是手段，任何组织和活动都需要控制。控制与计划的关系最密切，任何管理活动都是从计划开始，管理者在计划的指导下，领导各方面的工作，决定组织活动的目标和实现目标要采取的方案，控制则要保证组织行动的结果与计划一致。计划依赖于控制工作，控制为实现计划目标而服务。管理控制活动需要组织机构提供保证，要按照组织层次进行，各组织层次按照自己的职责要求完成组织活动。控制对组织行为的修复和调整有利于组织适应多变的环境，控制也可以协调组织各个部分的关系，同时组织管理中的错误，也需要控制的调整与修正。控制为领导、决策提供必要的信息，管理者必须在计划实施的各个阶段将实际结果与预定的目标进行比较，如果发现偏差，要进行及时纠偏，保障管理活动的正常进行。当发现原定的目标和方向不正确时，要对目标和方向进行重新制定。

控制是五大管理职能的最后一项职能。临床护理工作中，如何提高护理质量、降低护理成本、提高护理人员素质、改进护理流程、合理分配护理资源、提高患者满意度等都与控制职能息息相关。

二、控制的类型

控制的类型很多，根据不同的划分标准而分为不同的类型。

（一）根据控制的性质划分分为预防性控制和更正性控制

1. 预防性控制

指在组织活动开始之前管理者就要对整个活动及可能产生的结果进行分析，采取必要的预防措施，防止活动出现偏差，保证预期目标的实现。预防性控制着眼于未来，是一种积极主动的控制活动。比如医院为保证新员工能更好地胜任工作而制定的包括学历、思想、社会、身体等各方面的入职标准，医院制定的各项规章制度均属于预防控制。

2. 更正性控制

指在组织活动中管理者为了发现存在的问题以便进行更正而进行的控制。更正性控制的目的是发现偏差并使目标和行为回到预先确定或管理者所希望的水平。在管理过程中，不是所有偏差都是可以预见和预防的，当预防性控制难以实施时，管理者需要采取更正性控制。在实际管理过程中，更正性控制更常见。如科室通过每天对血糖仪进行床边质控，每月的检验科质控和厂家质控测量血糖值范围，减少误差的行为就属于更正性控制。

（二）根据控制点位于整个活动过程中的位置划分分为前馈控制、过程控制及反馈控制

1. 前馈控制

又叫预先控制，指管理者为了避免组织活动产生偏差，在计划实施之前就对可能出现的结果进行分析，采取防范措施，保证组织活动顺利进行。前馈控制先于组织行动，是一种最为经济的控制方法，能起到较好的预防作用，可以防止因为与绩效标准不一致产生的偏差。由于存在许多无法估计的意外事件的发生，所以前馈控制不是时时刻刻都能达到理想的效果。如手术室护士在接手术患者时识别患者身份、核对手术方式、手术部位等或护理操作前检查无菌物品有效期均属于前馈控制。

2. 过程控制

又叫同步控制或现场控制，指在组织活动正在运行时进行的控制。基层管理人员经常使用这种控制方法，它可以持续地监督员工的行为和活动，使其与预期目标保持一致。过程控制不仅要求对员工的工作方法进行有效指导还要进行必要的监督。由于过程控制针对活动过程，管理者一旦发现偏差要立即进行纠正。如护理部组织的护理质量季度检查、每天护士长夜查房、节假日查房均属于现场控制。

现场控制也适用于员工进行自我控制。如护士在配置静脉滴注液体时发现药物剂量错

误，立即改正就属于现场控制。

3. 反馈控制

又叫事后控制或后馈控制，指在组织活动结束以后进行的评价性控制。通过分析组织活动的最后实际结果与预期目标的差异，找出导致偏差的原因，拟定纠正偏差的措施，以此来指导以后的工作，避免偏差的继续发生。这种控制不能改变本次活动的结果，有滞后性的弱点，增加了控制的难度。如发生了护理不良事件以后组织的临床科室内部、系统层面、护理部层面的事件原因分析。

（三）根据控制源划分分为正式组织控制、非正式组织控制及自我控制

1. 正式组织控制

指管理者通过健全的组织机构或统一的规则来进行的控制。在正式组织控制中，组织制定统一的规章、制度，制定标准的作业流程和生产计划，管理者依据规范的流程和计划来指导员工的活动，从而进行控制。正式组织控制通过标准化作业可以保护组织财产不受侵犯，防止权利的滥用，保证产品和服务的质量。如医院组织的新员工培训、护理部组织的质控小组专项检查即属于正式组织控制。

2. 非正式组织控制

又叫群体控制，指员工在工作过程中根据个人的行为规范和准则进行的控制。人们在正式组织安排的共同工作和相互接触中，会以感情和共同爱好为基础形成若干小团体，这些团体不受正式组织的限制，会养成一些不良的行为准则和规范。管理者要重视这种非正式组织控制，对其进行正确的引导，保证组织目标的实现。如医院员工对患者安全的重视，形成的患者安全文化氛围，医院管理者要对这种安全文化进行引导和建设。

3. 自我控制

指员工有意识地按某一目标和行为规范行动，以保证目标顺利完成而进行的控制活动。由于护理工作的特殊性，在工作中要求护理人员具有“慎独”精神，做好自我控制，严格按照各项规章制度和操作规程进行护理活动，保障患者安全。

（四）根据控制的时间范围划分分为日常控制和定期控制

1. 日常控制

指管理者对整个组织活动过程进行的即时控制。护理工作是连续不断进行的，因此要求护理管理者要时刻关注护理人员的工作质量情况，护理人员也要进行自我的控制，一旦发现偏差立即纠正，提高护理质量。

2. 定期控制

指按照固定的期限对组织活动进行的控制。定期控制可以节省人力、物力和财力，但有可能导致信息的滞后。在护理管理活动中，因为人力和物力原因的考虑，有必要进行定期控制。如护理部组织的每季度专项质量检查就属于定期控制。

（五）根据控制的手段划分分为直接控制和间接控制

1. 直接控制

指组织对管理者进行培养并考核，这些管理者能熟练应用管理理论、方法从事管理活动，直接向员工发出控制信息，从而减少组织活动中出现的偏差。直接控制可以提高管理者的素质，促使其主动采取纠偏措施。直接控制也能让管理者准确的把握员工各自的特点，发挥专长，增加员工的成就感和公平感。

2. 间接控制

指根据计划和考核的实际结果，查找发生偏差的原因，并追溯组织各部门及个人责任以使其改进未来工作的控制活动，多见于上级管理者对下属工作过程的控制。间接控制可以纠正管理者由于知识缺乏、经验和判断力不足所造成的管理上的失误，能帮助管理者汲取教训，提高管理水平。但间接控制有可能不能及时发现与纠正偏差，会造成偏差的累积，导致管理成本的增加。

（六）根据控制覆盖的范围划分分为全面控制和重点控制

1. 全面控制

指从对组织计划的制定到计划执行的整个过程所进行的控制，全面控制涉及组织活动的人、财、物等方方面面，它具有全面性、全员性、全过程和全方位的特征。如从患者入院到出院整个过程的控制就属于全面控制。

2. 重点控制

指对组织活动中的重点部门、重要环节、重大项目内容进行的控制。由于人力、物力、财力的有限，在护理管理中需要进行重点控制。

控制的分类不是绝对的，有时一种控制同时属于几种控制类型。如护理部组织的每季度专项护理质量检查既属于过程控制、也是正式组织控制、更是定期控制。在护理管理活动中，护理管理人员要根据管理对象、管理目标、系统状态的不同选择合适的控制方式。

三、控制的功能

（一）限制偏差累积

事物的发展及变化具有多样性，任何组织活动的进行都不可能一帆风顺，不可避免的会出现偏差行为。虽然小的偏差不会立即给组织造成严重损害，但如果没有及时发现和纠正这些偏差行为，随着组织的运行，这些小偏差就会累积和扩大，最终会对组织造成威胁，甚至导致灾难性的后果。如在护理管理活动中要求急救物品和药品完好率百分之百，如果出现偏差，将会对患者生命产生威胁。由于护理工作的连续性和护理人员的多样性，工作中出现偏差不可避免。因此护理管理者要防微杜渐，关注细节，重点控制，把握全局，及早的发现偏差信息并进行有效的处理，提高护理质量，保障患者安全。

（二）适应环境的变化

组织计划和目标制定出来以后要经过一定时间的实施才能够实现。在实施的过程中，组织内部环境和外部条件时刻发生着变化，如政府会对原有法规和政策进行修订或制定新的政策、组织内部人员或结构的变化、服务对象新的需求等。这些变化不仅会妨碍组织活动的实施，而且有可能会影响计划本身的科学性和可操作性，导致整个活动计划的变动。

由于护理活动的服务对象是患者，护理偏差的成本不可估计，因此在整个护理活动中要建立有效的控制系统去帮助护理管理者和护理人员去预测和识别内外环境的变化，并对这些变化作出正确、有效的反应。

四、控制的原则

（一）与计划一致原则

控制系统和控制方法应当与计划相适应，在设计控制系统之前要分别制定不同的计划。控制是对计划制定后的实施过程进行监督、检查、评价和纠偏的过程。计划是实施控制的依据，所以控制过程要能反映计划的要求。控制工作越是能考虑到计划的特点，就越能发挥控制的作用。

（二）组织机构健全原则

有效的管理控制必须能反映一个组织的结构状况并通过健全的组织机构予以保证。控制活动是强制性的，只有组织机构拥有权利，才能保证控制的顺利进行。在享有权利的同时，组织机构必须建立完整的规章制度、操作规程、岗位职责，做到职、权、责的统一。健全的组织机构还能保证信息的有效沟通，保证纠偏措施的顺利实施，提高控制的效率。

（三）控制关键问题原则

在组织活动中，管理者不能也没有必要对组织活动的方方面面进行控制。有效的控制应是对影响计划实施的重要、关键的少数因素进行重点控制。对关键问题进行控制不仅可以降低管理成本，还可以提高管理效率。

（四）例外情况原则

例外情况原则指管理者将控制工作重点放在计划实施中出现的例外情况上。组织的内部环境和外部条件随时发生着变化，虽然在制定计划的时候会制定针对各种变化的应急预案，但某些突发性的不被预见的变化也会发生，管理者需要格外关注。强调例外原则还需要与控制关键问题原则相结合，使管理者把有限的精力放在真正需要注意和重视的问题上，产生事半功倍的效果。

（五）灵活性、及时性和经济性原则

控制的灵活性是指控制系统能适应内外环境的变化，连续地发挥作用。任何组织都处于一个动态变化的过程，控制所依据的标准、衡量工作所用的方法等都可能随着情况的变化而调整，控制工作也要不断地变化。如果发生变化，但仍按照原有计划实施，将会造成极大的损失。

控制的及时性是指要及时发现偏差和及时纠正偏差。进行有效控制的第一步需及时发现偏差，要及时收集信息和传递信息，减少时滞，提高控制时效。及时发现偏差是实施有效控制的第一步，但如果仅仅是停留在这个阶段，也不能进行有效的控制，需要适当的调整方案来纠正偏差。

控制的经济性是指控制工作要以最小的成本获得最大的收益。只有当产出大于投入时，控制才有价值。要坚持适度控制，根据控制问题的重要性对控制活动的成本和收益进行分析，选择最佳的纠偏方案。

（六）控制趋势原则

有时控制现状比较容易，但控制现状所预示的变化趋势则比较困难。对于管理者来说，控制现状所预示的趋势比现状本身显得更为重要。趋势是多种复杂因素作用在一起产生的结果，需要较长时间的累积才能产生，它制约着管理的成效。控制趋势的关键在于揭开表象，当趋势刚露出苗头时就察觉到，并有效地进行控制。

（七）参与原则

控制的目的是为了保证计划不出现偏差，顺利达到预期的目标。为了有效地进行控制，需组织的各个部门及全体成员的参与。广大员工在组织活动的第一线，是各种计划的最终执行者，管理者应该尊重员工的意见和建议，提高其责任心，加强员工的自我控制能力。

五、有效控制的特征

有效的控制系统能保证组织活动的顺利进行，它有以下特征：

1. 目的性

控制系统都是针对具体任务，目的性是控制有效性的实质性标志。控制的目的是使组织的实际活动与初始的计划保持一致，保证计划的完成。控制必须具有明确的目的，如果缺乏目的，将使控制工作陷入混乱。

2. 及时性

有效的控制系统必须能及时地获取信息、加工信息和使用信息。管理者能否实时地发现组织活动中存在的偏差，立即采取纠正措施和保证措施的顺利实施关系到控制的效率，关系到组织活动计划目标能否完成。如果信息延误将可能造成不可估计的后果。

3. 准确性

一个有效的控制系统依赖于准确的数据和可靠的信息，只有信息准确，管理者才能在组织活动中作出正确的决策，指导下属的行为；反之，不正确的信息会导致管理者在采取行动时出现偏差行为，甚至会导致偏差的累积。

4. 预防性

有效控制还应具有预防性。在制定计划时就应能遇见计划执行过程中会出现的种种问题，主动地去寻求问题，找出解决问题的方法。

5. 客观性

有效的控制必须是符合实际的，客观的。客观性要求在实际活动中要实事求是，不能凭主观臆断办事。控制过程中所采用的标准、方式、手段都要客观，要求能正确的反映组织运行的实际情况。

6. 灵活性

控制系统应具有灵活性，以适应各种变化。组织是动态变化的，管理者要随时关注这些变化，控制也要随之改变。

7. 经济

有效的控制应是效益成本，不论是经济效益，还是社会效益。

8. 促进自我控制

控制工作要重视“人”这个要素，必须以人为本，充分考虑到控制系统对人的心理和行为的影响。有效的控制系统需要员工的理解与支持，且能促进员工进行自我控制。

第二节　控制内容

一、控制对象

控制对象又称被控对象，是管理者实施控制活动的客体，包括人员、财务、作业、信息、组织绩效五个方面。

1. 对人员的控制

管理中控制的重点对象是人，凡事都需要人去完成，对人的控制是整个控制系统的关键。人员控制有四个基本功能：①使员工知道组织机构的目标和行为标准；②确保员工拥有能完成本职工作所需要的能力和资源；③避免员工发生对工作有损害的不良行为；④督促员工进行自我控制。通常使用直接巡视和对员工的系统评估这两种方法进行人员控制。直接巡视是最常用的，管理者可以在现场发现问题并立即进行纠正。如护士长在病房巡视时发现护士给患者输血时床旁没有悬挂输血单，及时指出护士存在的问题，予以改正。另一种方法是对员工进行系统评估，需要建立奖惩分明的绩效制度，奖励绩效好的员工，以保持良好的工作成效。处分绩效较差的员工，采取相应措施。

对人员的控制是其他控制方式有效运行的基础，与其他控制方法相比，人员控制成本较小，易于操作。在管理活动中如何有效地激发员工的积极性，使员工更加忠诚于企业，尽心尽力地完成工作，是每一个管理者都必须解决的一个问题。

2. 对财务的控制

是指对组织机构的资金投入和收益过程、收益结果进行衡量与矫正。财务控制要在确保法律法规和规章制度贯彻执行的基础上，优化整体资源综合配置效益，致力于消除隐患、防范风险、规范经营和提高效率，建立全方位和多元的财务监控措施。对财务的控制主要由财务部门完成。在护理活动中，护理管理者主要进行护理的预算和护理成本控制。

3. 对作业的控制

作业是将劳动力、原材料等物质资源转化为最终产品和服务的过程。相对于人员控制，作业控制的对象是“事”。对作业的控制需要制定职责制度和操作规范、信息有效沟通和及时的纠偏措施进行支撑。在护理工作中，作业就是护理人员执行各项操作，为患者提供护理服务的过程。护理管理者通过对各种护理服务进行控制，能有效提高护理服务的质量，提高患者满意度。护理工作中常用的作业控制有：护理技术控制、护理质量控制、医疗护理所用材料及药品购买控制、库存控制等。

4. 对信息的控制

作为控制内容之一的信息控制，在控制中发挥着不可替代的作用，为控制的其他内容发挥作用提供了信息支撑，也为整个控制活动的有效运行提供了信息支持。对信息进行控制，不仅要保证信息的完整性，还要对不同信息资源进行协调，利用信息监控。护理信息系统包括护理业务管理、行政管理和科研教学三个信息系统。护理业务管理系统又分为患者信息系统、医嘱管理系统和护理病例管理系统等。

5. 对组织绩效的控制

组织绩效是指在某一段时间内所有组织中的所有工作流程和活动的最终累积结果。组织绩效作为上层管理者的控制对象，能反映组织的生产率和组织有效性及组织目标的完成情况。在组织活动中，不管是管理者还是广大员工都十分关心组织绩效的结果。对组织绩效进行控制，关键在于建立科学的绩效评价系统，要采用多种多样的指标来衡量并有所侧重。对医疗卫生服务行业进行绩效评价，不仅要看其经济效益，还要关注社会效益。

二、控制程序

根据不同的分类原则，控制的类型也不同，但无论控制的对象是什么，什么时间控制，采取的控制方法有什么区别，控制的基本程序都是一样的，包括确定标准、衡量绩效、纠正偏差。

（一）确定控制标准

标准是人们检查和衡量工作结果的规范，制定标准是进行控制活动的基础。控制过程中确立什么标准比如何确立标准显得更为重要。标准必须从计划中产生，要确定控制的对象、选择控制的关键点、制定标准的方法。

1. 确定控制的对象

确定控制对象是确立控制标准的第一步，进行控制首先遇到的问题是“控制什么”。控制的目的是保证组织目标的顺利完成，所有会对组织目标完成产生影响的因素都是控制的对象。但是，在实际管理活动中，由于环境的复杂性和变换性，资源的局限性，不可能将所有这些影响因素都一一进行控制。通常需要选择那些对组织目标的完成具有重要影响的因素作为控制的对象。工作方法或程序对于组织预期目标实现有较大关系的活动，工作过程本身就是控制对象。而对于那些工作成果较难衡量、工作过程难以标准化的活动，员工的素质和技能是主要的控制对象。

2. 选择控制的关键点

控制对象确定以后，还要选择控制的关键点。波尔·斯德克斯(Paul M. Stokes)选择八个主要的绩效领域对管理经营活动进行评价，往往也成为组织活动中控制的关键点，有：财务状况、市场地位、业务流程、生产力、人员发展、公共责任、员工态度、短期目标与长期目标的平衡。在控制活动中，管理者要考虑多方面的因素去选择控制的关键点，选择能影响整个组织活动运行的重要操作和事项，在重大损失出现之前显示出差异的事项，能反映组织主要绩效水平的事项。

护理管理活动中控制的关键点有：①制度：查对制度、消毒隔离制度、交接班制度、危重患者抢救制度等。②护士：实习护士、新入护士、进修护士以及近期遭遇重大生活事件的护士等。③患者：疑难危重患者、新入院患者、手术后患者、接受特殊检查和治疗的患者、有自杀倾向的患者、老年和婴幼儿患者等。④设备和药品：毒麻药品、高危外渗药品、急救药品、监护仪设备、除颤仪、呼吸机和血透机等特殊设备。⑤科室：急诊科、重症监护室、血液透析室、产房、手术室、供应室等。⑥时间：交接班时间、节假日、午休、夜间等。

3. 制定标准的方法

制定的标准要具有可操作性和可量化，即定量标准。如果实在量化不了或不宜量化的，要提出易操作的定性标准。护理工作中常用的标准有以下几种：

(1)时间标准：对护士进行考评时，往往会把完成一定数量的护理操作或某项护理操作的时间作为衡量标准之一。如对院外带入压疮的患者，护理部有要求科室在什么时间进行上报，科护士长和护理部接到报告后什么时间查看患者。

(2)行为标准：指护理人员在执行护理工作中需要遵守的行为规范，如着装仪表要求、道德规范、文明用语、服务忌语、操作规范等，这些标准不宜量化，属于定性标准。

(3)质量标准：指护理服务需达到的质量要求，如护理技术操作质量标准、护理文书书写质量标准、消毒隔离标准等。

(4)程序标准：指制定的各项护理操作的操作流程，如心肺复苏、静脉输液、中心负压吸痰等。

(5)成本标准：指护理服务过程中所消耗的护理资源。护理人员在工作中要采取措施降低护理成本，提高护理收入。

制定的控制标准要相对稳定和具有前瞻性，一般制定标准的方法有如下三种：①统计分析法，根据组织的历史数据及同类其他组织的水平，运用统计学方法来确定的标准。这种方法简便易行，但如果历史数据不准确或统计分析方法不正确，制定的标准就没有任何意义，且它只反映历史情况而不反映现实条件的变化对标准的影响。②经验估计方法，通过管理者和员工的实际工作经验，并参考有关资料，考虑计划执行期内的变化等因素来制定标准。经验估计法工作量小，简单易行，但受主观因素影响大，准确性差，只适用于缺乏技术资料和统计资料的情况。③工程标准法，指对工作情况进行客观分析，并以准确的技术参数和实测数据为基础，通过科学计算来确定标准。

(二)衡量绩效，找出偏差

衡量绩效，找出偏差是控制的第二步，也是控制过程中工作量最大的一步，主要包括衡量和比较两个步骤。衡量是根据确立的标准对实际工作情况进行检查，做出定量或定性的评估结果。比较则是找出实际工作与标准之间的偏差。为了做好这一阶段的工作，管理者应注意以下几个问题。

1. 确定适宜的衡量方式

管理者在进行衡量工作之前要明确几个问题，谁来衡量、衡量什么、什么时间衡量、如何进行衡量。

(1)衡量主体：即谁来衡量，包括各级管理者、员工本人、同事等。衡量的主体不同，控制的类型就不同，采取的控制方法和标准也不同。

(2)衡量内容：即衡量什么，明确采取何种信息与制定的标准进行比较，是衡量工作最为重要的一面。管理者应根据实际工作，确定衡量的内容，避免只衡量那些易于衡量的项目。衡量内容既能全面的反映实际工作情况，又要做到有侧重点的衡量。

(3)衡量频率：即什么时间衡量，有效的控制要求适宜的衡量次数和频率。不同的衡量内容其衡量次数是不一样的，如果衡量次数过多，不仅会增加成本，也会导致相关人员的反感，对组织产生负面的情绪；衡量次数过少，则可能导致许多严重的偏差不能被及时发现，进而影响纠偏措施的实施，影响组织目标的实现。适宜的衡量频率取决于被控制活动的性质、控制活动的要求。

(4)衡量方法：即如何进行衡量。衡量绩效的方法较多，常用的有管理者个人的亲自观察、利用报表或报告等书面资料分析、展开抽样调查、召开会议、现象推断等。在实际工作中，要多种方法结合使用，才能获取全面真实的信息。

2. 建立有效的信息反馈系统

衡量的目的是找出实际工作与预期目标之间差异的信息，为纠正偏差提供依据。在实际工作中，绩效的衡量、纠偏措施的制定和执行都是由不同的人员进行的，为了保证信息及时、可靠、全面的传递，有必要建立有效的信息反馈系统。对信息的传递有以下要求：①信息的及时性，收集信息要及时，信息的加工、传递也要及时。②信息的可靠性，收集的信息要准确可靠，只有可靠的信息才能对实际工作中发现的问题作出正确的反应。③信息的适用性，在衡量绩效时，会产生较多且较杂的信息，如果不加区分这些信息，会加重管理部门的负担，不利于正确决策的制定。因此，应对绩效衡量中的信息进行整理分析，保证信息的适用。

3. 通过衡量绩效，检验标准的客观性和有效性

工作中出现偏差有三种可能，一是执行中存在问题，需要进行纠正；二是标准存在问题，需要修正和更新标准；三是环境出现重大变化，需要调节计划目标。这样通过预先制定的标准检查工作的过程也是检验标准的客观性和有效性的过程。

(三)纠正偏差

纠正偏差是控制的第三步，也是控制工作的关键。纠正偏差可以使组织活动回归正轨，从而实现预先设定的组织目标，是控制过程的最终实现环节。

1. 找出偏差产生的原因

要纠正偏差，首先要找出产生偏差的原因，然后才能针对这些原因采取措施纠正偏差。偏差的产生往往是多种原因造成的，有主观原因，也有客观原因，有组织内部原因，也有外

部原因，有些原因是可控的，也有的原因不可控。管理者在分析偏差产生的原因时要抓住重点，寻找根本及主要原因，取得理想的纠偏效果。

2. 确定纠偏措施实施的对象

纠偏措施的实施对象可能是组织的实际工作，也可能是预先设定的组织目标和衡量组织活动的标准本身；可能是员工，也可能是管理者自己或某个活动。

3. 选择恰当的纠偏措施

对偏差进行评价和分析原因后，管理者就要采取行动纠正偏差。如果偏差是由于实际工作失误造成的，管理者就应该对工作进行管理和监督，使实际工作与预期目标保持一致。如果偏差是因为计划目标不切合实际或控制标准不科学，或者是环境发生了重大的变化，那么就要按实际情况修改计划目标或重新修订标准，或者启用备用计划或制定新计划。在纠偏的过程中，要使纠偏方案双重优化，第一重优化是，不采取任何行动，任偏差发展；第二重优化是，如果必须采取行动，要选择一个投入最少、成本最小、效果最好的方案。同时要充分考虑纠偏措施对原有计划的影响，注意消除人们对纠偏措施的疑虑，争取组织成员的理解和支持，使得纠偏工作顺利进行。

三、控制技术

控制技术分为硬技术和软技术。在实施控制过程中所采用的技术设备、装置和仪器属于控制硬技术。控制软技术是指控制方法。在组织控制系统的构建中，由于控制目标、要求和控制技术的不同，应选择合适的控制方法。

管理实践中采用的控制方法比较多，下面主要介绍几种在护理管理中常用的控制方法。

（一）资金控制

1. 预算控制

资金控制是管理控制活动中使用最广泛的控制方法，其中最常见的是预算控制。所谓预算，是指使用数字的形式来描述完成组织目标和计划所需资金的来源和用途，它同时也规定了各部门或各项活动在使用各种资源方面的可支出额度。预算控制是根据预算规定的收入和支出标准来检查和监督组织各部门的生产经营活动，使各部门在充分达成既定目标、实现利润的过程中加强对资源的利用。预算控制属于事前控制，它的优点有：①可以把组织内不同的部门或不同活动之间的绩效进行比较，帮助管理者了解组织的优势和问题部门，为协调企业活动指明方向；②帮助管理者对组织各项活动进行统筹安排，有效协调各种资源；③预算可以很容易测量出实际活动与组织目标之间的偏差，为采取纠偏措施奠定基础；④方便控制过程中的绩效控制，使结果客观可靠。预算控制也存在不足的地方，表现在：①过多的根据预算数字来执行计划会导致控制活动欠缺灵活性；②过于详细的预算支出可能会使管理者失去管理其部门所需要的自由；③有可能忽视组织活动的本来目的和实际需要。

2. 成本控制

是指以成本作为控制的手段，通过制定成本总水平指标、可比产品成本降低率及成本中心控制成本的责任等，达到对经济活动实施有效控制目的的一系列管理活动与过程。成本控制首先要制定标准，确定目标成本，然后根据组织的各种数据进行成本的核算，找出成本存在差异的原因，最后采取纠偏措施，以降低成本。

3. 经营审计

审计是指对反映组织资金运动过程及其结果的会计记录及财务报表进行审核、鉴定，以判断其真实性和可靠性，了解组织的生产经营活动，从而为控制提供依据。可以分为外部审计、内部审计和管理审计。

（二）目标控制

目标控制是管理活动中常用的控制方法之一，目标控制清晰、明确，各级管理者很容易就被控对象的执行情况与设定的目标之间得到差异做出判断。目标控制将总目标分解为不同层次的子目标，形成一个目标体系和考核体系，只要各个子目标能完成，就能确保总目标的完成。在目标控制中，被控对象可以根据环境的变化不断改进行动方案，从而可以提高管理的效率，目标控制也比计划控制更灵活和更好地适应环境变化。

（三）质量控制

质量是指事物、产品或工作的优劣程度，是产品的主要衡量标准，质量的好坏直接影响到组织的竞争力。质量标准指的是衡量某一事物或某项工作应达到的水平，它是检查和衡量质量的依据。质量控制就是为了使产品或工作达到所制定的质量标准要求所采取的技术和活动。质量控制一般涉及两类决策：战略性质的质量决策和战术性质的质量决策。战略性质的质量决策主要是制定质量水平以及为改进质量保持竞争地位所采取的步骤。战术性质的决策主要是质量的日常管理决策。在临床护理工作中，制定的各种如急救物品的完好率、患者满意度等都属于战略性质的质量决策。而为了达成这些目标所制定的各种技术操作规范、各项规章制度及质量检查标准也都属于战略性质的质量决策。

（四）人事控制

控制工作从根本上来说是对人的控制，人事控制是指组织规定和评定员工在资历和能力上适应其工作职责的一种内部控制方法。人事控制的核心是对组织内部人力资源进行管理，关键是“工作结构控制”和“人员控制”。工作结构控制是指为完成组织任务而进行的组织各级机构设置和职权的划分，通过确定各级机构的任务、权利、职责，使组织机构有序运转，为任务的顺利完成提供组织保证。工作结构控制也可以通过组建或改组组织结构的办法，实施对某类工作的控制。人员控制是指对组织所有成员，包括管理者进行科学的考任、晋升、培训等人事行政工作，保证人员数量和质量等方面能满足有效完成组织任务的需要，以此来减少工作中因人员方面的问题而造成的偏差。

（五）行政控制

行政控制是指管理者和员工依照制定的规则和标准的操作规程进行的控制工作，其目的在于指出计划实施过程中的缺点和错误，塑造和规范组织及员工的个人行为。行政控制可以分为内在控制和外在控制。内在控制又叫自我控制，指组织及员工能自觉地用行政管理规范指导、约束、检查自己的行为。外在控制指组织运用各种力量从外部规范、约束组织成员的行为。行政控制可以是强制性的控制，也可以是非强制性的。行政控制是行政方向正确的重要保障，是贯彻依法行政的重要体现，也是保证行政目标实现的重要机制，要真正实现有效的行政控制，需讲究方式方法。行政控制有上下对立的控制方式和上下协调的控制方式，前者以力服人，后者以德服人。行政控制有其不利的方面，可能使组织变得官僚主义，不能适应环境的变化；使员工墨守陈规，过度标准化，影响组织发展。因此在行政控制过程中管理者要对行政控制的方式保持敏锐的洞察力，统一认识、思想和标准，坚持系统、客观、适时、经济的原则，做到组织机构健全、办事程序明确、信息传递通畅、考核标准完善。

（六）组织文化与团体控制

组织文化与团体控制是指通过共享价值观、规范、行为标准和共同愿景等其他与组织文化相关的因素对组织中的群体和个人实施的控制。它是被动管理到自我管理的演进，关键措施在于加强组织文化建设。组织文化是组织和员工在长期的实践活动中形成的具有组织特色的价值观、团体意识、行为规范和思维模式的总和，被组织普遍认可和遵循。组织文化与团体控制是对组织和员工的一种软性的理性约束，没有具体的硬性要求，它尊重员工个人思想，使组织目标与员工的行为保持高度一致。与行政控制相比，组织文化与团体控制具有更强和更久的控制力，同时也要求管理者具有更高的管理水平和领导艺术。

在护理管理活动中，管理者要根据实际情况选择最合适的一种或几种控制方法，要具体问题具体分析，不能生搬硬套。

（秦玉菊）

第三节　护理管理中的控制

护理工作具有高风险性，为了保证护理安全，护理管理者和护理人员必须把控制工作贯穿护理服务全过程，对护理风险及安全、护理质量、护理成本的控制是最为关注的重点。

一、护理风险管理

（一）基本概念

1. 风险

风险是指在实现组织目标的过程中出现的各种不确定事件，这些事件发生的概率和影响程度是无法预先估计的，往往会对组织活动产生不利的影响。风险的分类很多，按风险的损害对象可以分为财产风险、人身风险、责任风险、信用风险等；按风险的性质可以分为纯粹风险、投机风险、收益风险；按损失的原因可以分自然风险、社会风险、政治风险、经济风险等。

2. 风险管理

风险管理是指组织机构或个人通过风险识别、风险衡量、风险分析、风险评价，在此基础上运用各种风险管理技术，对风险进行有效控制，以保障组织活动顺利进行的科学管理过程。风险管理是一项有目的的管理活动，只有目标明确，风险管理才不会流于形式。风险管理的目标就是要以最小的成本获得最大的安全保障。在实际工作中，有人将风险管理与安全管理混为一谈，两者之间关系虽然密切，但也有差异。风险管理的范围较安全管理广泛，风险管理不仅仅是一个安全生产问题，还包括保险、投资、政治风险等。

3. 护理风险

护理风险是指护理活动中可能会发生的，导致医院、患者、护士或社会遭受损失或伤害的护理危险，是一种职业风险。护理风险具有多样性和广泛性、难以预测性、难以防范性、难以归因性、原因累积性、后果严重性等特点，且护理风险始终贯穿在各项护理操作过程中，要求护理管理者和护理人员要识别风险并规避风险，实施有效的风险管理。

4. 护理风险管理

护理风险管理是指对护理服务全过程中现存和潜在的护理风险进行识别、分析、处理、评价，以减少护理风险事件的发生及降低风险带来的危害和经济损失的管理活动。护理风险与护理安全并存，护理风险较高时，护理安全系数就越低，反之护理安全系数较高，要保障患者安全就必须加强风险管理。如果风险管理不善，将可能导致患者治疗的延长，增加医疗资源的消耗，加重患者经济和心理负担，对医院形象造成不良影响。护理风险管理不仅关系到患者安全，还会影响到护理人员本身的健康与安全，要完善各种职业防护措施和各项操作规程，提高护理人员执业安全。

（二）医疗风险基本要素

风险是由风险因素、风险事故和损失三个基本要素构成的统一体，三者之间存在一种因果关系。风险因素是指引起或增加风险事故发生的机会或扩大损失幅度的原因和条件。风险事故是由一种或几种风险因素共同作用而发生的任何造成生命、财产损失的偶发事件。而风险损失指非故意、非预期和非计划的人身损害及财产经济价值的减少。总之，风险因素是风险事故发生的潜在原因，它将引起或产生风险事故，风险事故是损失的媒介，是造成损失的外在的或直接的原因，风险事故将导致风险损失。

医疗风险因素是指在诊疗过程中，引起或促使伤残事件发生或扩大损失幅度的原因和条件。它是医疗风险事故发生的潜在原因，是造成损失的内在或间接的原因。目前，医疗风险主要有医疗事故、医疗差错、过度医疗、防御性医疗、医疗意外等导致患方损害的医疗事件以及因患方或其他原因对本无过错医疗行为不理解而产生的医疗纠纷事件。就上述医疗风险产生的因素而言，从本质上来分主要有道德因素、医疗技术因素和外界因素三大因素。

1. 道德因素

医学是关于人生命的科学，医德是医务人员在医疗工作中应该遵守的职业道德和行为规范的总和，是医院发展的内在性资源，也是医院在市场竞争中的基础和软实力。它对于提高医疗质量、维护医疗秩序、改善医患关系等方面有着举足轻重的作用。但当前，医务人员道德的缺失已成为诱发医疗风险的一个极大的原因，主要表现为：责任心不强，视患者的生命为儿戏；为追求经济利益进行过度医疗；接待患者漫不经心，态度冷淡，语言生硬；收受、索要患者财物等。

道德因素产生的主要原因在于：其一，卫生体制改革方面的因素。医疗机构被放逐市场以后，医生的价值观受到了前所未有的冲击，救死扶伤的白求恩精神与追求利润最大化的市场经济产生了不可避免的矛盾，作为个人的医生，在面临强大的市场经济利益诱惑下，开始偏离了医生应当具备的伦理道德的底线，收红包、吃回扣、过度医疗等现象层出不穷，传统的医学伦理道德正在消失。其二，医学职业道德建设体制的缺失。长期以来，医德建设往往把理想人格的塑造当作关注的重点，这违背了医学职业道德的本质。应当说，医学职业道德并不是追求崇高的道德，而是将医学的职业活动框定在一个合理、正当、有序的范围内。医务人员职业道德看起来是个人修养问题，但个人修养离不开它赖以生长的道德环境。如果医德建设主要寄托于个人的道德修养，势必造成对医德建设应有的体制、机制、规范体系健全的忽视与放松，势必会影响医疗行为，而医疗行为的对象是不可逆回的生命和健康。因此，医学职业道德建设所追求的不是少数医务人员职业行为的合道德性，而是全体医务人员职业行为的合道德性，这必须依赖于制度、规则，而不仅仅是对个人的批评教育以及空洞的政治教育。医德制度是通过一系列的体制、原则、规则、准则等规约医务人员的权利与义务。同时制度的建设要建立在对个人行为的理性分析之上，使制度让个人理性地选择符合医德的行为。传统的医德建设也有制度，但是制度化程度很低，并且存在制度供给不足和制度质量不佳的情况，使制度未能充分发挥其应有的确定性、规范性、可操作性和普遍约束性的效能。

2. 医疗技术因素

医疗技术因素有着丰富的内容，我们按照一定的标准把医疗技术风险因素大致分为三类：

(1)医疗介入行为本身的风险因素。众所周知，任何医疗行为都带有类似“两害取其轻”的紧急避险性质。即以患者身体的局部侵袭和创伤为代价，使其获得功能恢复、解除病痛以提高健康质量的收益。一方面医疗行为可以给人带来疾病治愈，带来正的效用，另一方面又会对人体、健康造成损害和负的效用。如化疗药物可以杀伤癌细胞，但迄今为止，还没有一种化疗药物具有杀伤癌细胞的特异性(或称专一性)。因此，大剂量化疗时不可避免地“敌我不分”“玉石俱焚”，伤及无辜的正常细胞，而产生毒副作用。但如果不治疗，患者的病情永远不可能缓解，甚至可能恶化而危及生命；但是如果治疗，治疗手段本身可能伤及正常器官。这时，从法律上讲，患者要通过签署同意书授权医生为其进行疾病治疗，从而使医疗机构及其医务人员实施的具有一定破坏性的治疗行为合法化。但是，签订同意书等形式是患者支配健康权、行使知情权和选择权的法定形式，是使医生医疗行为合法化的形式，甚至是医院合理规避医疗纠纷的合法形式，但对于控制医疗风险是无济于事的。就医疗介入行为本身而言，实施这种行为的人遵守其行为所必需的规则，并以慎重的态度实施其行为是这一概念的应有之义。因而，控制医疗介入行为风险因素的唯一途径就是大力攻克医疗技术难关、努力提高医疗技术水平，尽量减少由此产生的损害。此种风险属于医疗行为固有的风险，是所有医疗行为的共性，在目前以及可以预见的未来医疗环境中，只要存在医疗行为就不可避免地存在此种固有风险，目前能做的只是尽量减少由此产生的损害。

(2)目前医学界普遍存在的技术难题而带来的风险因素。它是由人类认识、实践的局限性和事物发展的无限性存在的矛盾以及病患的个体差异所决定的。比如并发症，它是一种疾病在发展过程中，横向地合并发生了另一种疾病和症状，是现代医学科学技术能够预见但却不能避免和防范的不良后果的症状。基于人类认识和实践不断发展的历史，我们有理由相信，随着医疗技术的进步，这种可以预见但无法控制的疾病是可以控制和治疗的。

(3)医方自身存在的技术缺陷而带来的风险因素。这类技术风险与上面两种风险相比具有较强的主观性和不可容忍性。换言之，是医方对目前医学界已经比较成熟的技术掌握不够，对于本应该掌握的技术而掌握不够带来的医疗风险。因而，这类风险是不能容忍的，也是比较容易掌控的，因为在本质上它不是技术因素而是主观管理因素。

3.外界因素影响

医疗风险的外界因素主要是指非医方的第三方因素。其一是指由外界供给医方的各种医疗物品。如医疗器械，它作为近代科学技术的产品已广泛应用于疾病的预防、诊断、治疗、保健和康复过程中，成为现代医学领域中的重要诊疗手段，但医疗器械，包括各类手术器械、医疗设备、中医器械、临床检验分析仪器、植入材料和人工器官、口腔科材料、卫生材料及敷料、医用高分子材料及制品、介入材料等，它们被直接植入人体或用于支持、维持生命，对人体具有潜在危险，是医疗风险中不可忽视的因素。包括产品设计缺陷、材料、使用等产品固有的风险因素以及医疗器械故障或损坏，标签、使用说明书中存在错误或缺陷、产品标识、说明书不明确导致错误操作、保存使用不当，导致试剂、材料变质而引起事故的风险因素。因此，从法律上讲，医方并非生产厂商，不是直接责任人，但如果医方对于采购、使用高风险医疗器械的监督管理缺位也难逃其法律责任。因此，医疗器械风险于医方来讲是个管理问题。其二是患方的因素。医疗人员对病员诊疗护理，必须得到病员及其家属的配合。在诊疗护理过程中，如果是由于病员及其家属的原因延误治疗，也可能会出现损害的后果。其三是媒体因素。有的媒体在医疗纠纷的报道中往往忽视了医疗活动的未知性和风险性，在事实未弄清楚之前就提前介入或不适当的介入，草率地发表带有倾向性意见的报道，甚至为了制造新闻效应，作出不客观的报道，误导读者。其后果不仅仅加重医患双方的不信任感，使本来就已紧张的医患关系更加复杂化，甚至提前左右了法官的思想，让他们有了先入为主的印象。而这些，对于医院来说，本身就是一个极大的风险因素。而外界因素之所以能对医疗风险产生影响，是因为它们已转变成了一种医疗行为。

(三)护理工作中的风险

护理风险分为直接风险和间接风险。直接风险指的是护理人员直接对患者的操作过程中产生的风险，如给药错误、遗漏治疗、跌倒等；间接风险指因后勤管理系统方面导致的风险，如医疗设备故障、停水停电、制度不健全等。在护理工作中常见的护理风险事件有以下这些方面。

1. 不良治疗

不良治疗是护理人员在临床工作中由于不严格执行规章制度或责任心不强等原因导致的错误护理行为。包括给药错误(给药方式错误、给药时间错误、药品错误、剂量错误、身份识别错误)、输血错误、医院感染爆发、手术身份部位识别错误、标本采集错误等。

2. 意外事件

护患纠纷事件指由于无法抗拒的因素导致的难以预料和防范的不良后果。包括跌倒、坠床、走失、自杀、烫伤、失窃、火灾等。

3. 护患纠纷事件

由于护理人员工作态度差、责任心不强、技术操作水平差或沟通交流障碍等原因引发的不良事件。包括护患吵架、身体攻击、暴力行为等。

4. 职业安全事件

由于护理工作环境的特殊性，护理人员常常面临很多危及自身安全的危险因素。包括针刺伤、割伤、化疗药物伤害等。

5. 医院管理引发的事件

由于护理管理不善，如护理人员配备不足、规章制度不健全、物品配备不足等导致的护理风险。还包括由于医院建筑毁损、病房设施故障、有害物质泄漏等导致的不良事件。

6. 医疗设备、器械事件

医院的医疗设备或器械在使用过程中有可能发生故障，对患者救治产生影响。

7. 供应室事件

供应室事件是由于供应室的工作失误导致的不良事件。包括消毒物品未达到要求、热源实验阳性、操作中发现器械包物品不符等。

(四)护理风险管理步骤

护理风险管理包括护理风险识别、护理风险评估、护理风险处理与护理风险管理效果评价，这四个阶段构成了护理风险管理的周期循环过程，每一次的循环都是在前一个循环的基础上进行的，使得护理风险能得到更有效的控制。

1. 护理风险识别

护理风险识别是指对现存或潜在的护理风险进行系统的识别、归类，鉴定其性质的过程，是护理风险管理的第一步，为接下来的风险管理工作提供基础。由于护理服务的对象、物资都是动态变化的，所以对护理风险的识别也是需要动态进行的。

护理风险识别的方法有多种，常用的主要有：①建立非惩罚性的不良事件上报系统，鼓励护理人员主动积极的上报护理风险，收集已经发生和可能发生的护理风险信息。护理风险上报的目的不是进行惩罚，而是通过上报使护理管理者能及时收集信息，掌握全院护理风险事件的动态，发出风险预警信息，制定防范风险的措施，防止此类风险的再次发生。②积累临床资料，分析风险的规律。明确护理工作中风险发生的高危环节、易发时间段、需重点关注的护理人员，如交接班时间、治疗抢救时、节假日、新进护理人员等。对风险发生规律的分析，可以使管理者抓住管理重点，加强对风险发生的高危环节和人员进行控制，减少风险事件的发生。③分析护理工作流程的具体步骤，找出每一步骤可能发生的护理风险，从而对风险加以防范。

2. 护理风险评估

护理风险评估是在护理风险识别的基础上对风险进行分析，确定风险的性质、损失的程度和发生的概率，为风险管理措施的确定提供决策依据。风险可能存在于护理工作的各个环节，护理人员要意识到风险的存在，准确地作出风险评估。目前，临床上常用一些量表来评估护理风险，如 Braden 压疮评估量表，跌倒风险评估量表、DVT 风险评估量表等。通过量表的评估，可以识别高风险的患者，采取有效措施进行防范，规避风险的发生。护理风险的危险性与风险的严重性和发生的频率有关，对于风险，护理管理者要进行定量分析，通过定量分析的结果选择合理的风险管理策略。

3. 护理风险处理

护理风险处理是护理风险管理的核心内容，是在风险识别和评估的基础上采取的解决风险问题的措施。

(1)护理风险预防：指在风险事件发生以前就采取防范措施阻止风险的发生。护理管理者可以通过建立护理风险管理制度、加强护理人员风险教育、加强患者安全督导、加强法律法规的培训等方面的工作来预防护理风险。

(2)护理风险规避：指采取一种可以完全避免患者发生护理风险、彻底消除护理风险损失可能性的控制策略。如建立血液透析等各项高风险护理操作的准入制度，严格进行准入。

(3)降低护理风险导致的损失：护理风险发生以后，护理管理者要采取各种措施努力降低护理风险导致的损失，使损失最小化，降低风险的不良后果。

(4)护理风险转移：指将护理风险通过某种方法转给其他机构或个人，如患者购买的医疗保险，疑难危重患者向上级医院的转诊都属于风险转移。

(5)护理风险教育：指将已经发生的护理风险事件作为经验教训，制作风险教育的素材，进行风险教育，提高护理人员风险意识。

4. 护理风险管理效果评价

护理风险管理效果评价是对风险管理的措施或手段的执行情况性和效益性进行监测、评估和改进的活动，为下一个风险管理周期提供更好的决策依据。

常用的护理风险管理效果评价方法有两个：①采用效益比值判断护理风险管理能否以最小的成本换取最大的安全保障。某项风险处理方案的效益比值等于方案减少的损失除以方案所产生的费用。效益比值越大，说明该方案可取，管理更有效。②采集护理风险管理措施实施前后的信息进行统计，对比分析风险管理的成效，如潜在风险的减少情况、不良事件的发生率、患者满意度等。

二、护理安全管理

(一)基本概念

1. 安全

安全是一种状态，即通过持续的危险识别和风险管理过程，将人员伤害或财产损失的风险降低并保持在可接受的水平或其以下。

2. 安全管理

安全管理指为实现安全目标而进行的有关决策、计划、组织和控制等方面的活动。安全管理运用管理放入手段和方法，分析各种不安全因素，采取有效的措施，消除各种不安全因素，防止事故的发生。

3. 护理安全

护理安全指在护理服务全过程中，患者不因护理失误或过失造成心理、生理方面的损害，甚至发生残疾或死亡，同时也包括护理人员的安全。

4. 护理安全管理

护理安全管理指主动地实施一系列与安全相关的措施，从根本上有效地防范事故发生，确保患者安全，创建一个安全高效的医疗护理环境。护理安全管理是保障患者生命和财产安全的重要手段，是提高护理质量的关键环节，是消除不安全因素，避免发生护患纠纷的客观需要。

(二)护理安全管理机构

为进一步加强护理安全管理，落实各项规章制度，及时发现护理安全隐患并制定整改措施，医院需要设立专门的护理安全管理机构。在院长领导下，设立护理安全管理委员会，形成护理部—科护理安全小组—病区护理安全员的管理架构。护理安全管理机构要建立护理质量安全管理体系，加强护理安全制度的建设，及时发现并纠正护理安全隐患，杜绝严重差错事故的发生，降低护理缺陷的发生率，保障患者安全。为保证护理安全管理目标的实现，必须设定各级管理人员的工作职责，建立科学的有指导意义的工作程序，提出工作要求。

(三)护理安全管理的方法

护理安全管理是护理质量管理的重要内容，包括患者安全管理和护理人员职业防护。患者安全管理的目的在于避免患者在医疗护理活动中遭受不必要的伤害，因此医疗机构应重视安全文化建设，降低医疗系统中不安全的设计、行为，并对患者安全进行连续监测。护理人员职业防护包括针刺伤预防、噪音预防、消毒灭菌剂预防、化疗药物预防、麻醉废弃管理、精神缓解等。护理人员安全与患者安全密切相关，相互影响。为了有效进行护理安全管理，护理管理者必须采用科学的安全管理方法，常用的有以下几种方法。

1. 根本原因分析法

根本原因分析法(root cause analysis, RCA)是一个系统化的问题处理过程，通过找出问题的根本原因并加以分析，制定出解决问题的方法。RCA 关注系统及过程的改善，帮助找出系统和流程存在的缺陷，而不是仅仅关注问题的表征，改变过去只针对具体事件，治标不治本的缺点。RAC 工作主要包括以下四个步骤：①发现护理不良事件，针对事件成立 RCA 小组，通过收集资料识别发生了什么事、事件发生的具体过程等。②寻找所有可能导致事件发生近端原因。③通过头脑风暴、鱼骨图等工具找出事件发生的最根本的原因，将根本原因列成表。④制定改进的措施。

2. PDCA 循环

PDCA 循环又称“戴明循环”，由计划(plan)、实施(do)、检查(check)、处理(action)四个环节组成的一个不断旋转的循环，大环套小环、小环保大环，推动着管理过程不断向前发展，详见第八章。

3. 品管圈

品管圈(quality control circle, QCC)是由相同工作场所、工作性质的人们自动自发组成数人一圈的小圈团体，按照一定的活动程序来解决工作现场、管理、文化等方面所发生的问题及课题，详见第八章。

4. 重大事件稽查

重大事件稽查(significant event audit, SEA)指管理者定期对不良或优良事件进行系统和详细的分析，以寻求改进和提高的过程。SEA 通过全面系统的了解不良事件发生的原因和发展的过程，在此基础上采取相应的措施，以预防类似不良事件的发生。SEA 工作包括如下四个步骤：①确定将要稽查的重大不良事件；②收集重大不良事件的信息；③举行重大不良事件讨论会，讨论案例、澄清事件的意义及做出的关于事件的决定；④进行记录。

5. 失效模式与效应分析

失效模式与效应分析(failure mode and effect analysis, FMEA)是一种基于团队、系统、前瞻性的用来确定潜在失效模式及其原因的分析方法。其目的在于在故障发生之前预防失效，消除或减少潜在失效模式的发生。失效模式是指活动过程中可能存在的安全隐患，效应分析是指通过分析潜在的安全隐患对活动的影响程度，提出可以或可能采取的预防措施，以减少缺陷，提高质量。FEMA 强调事前预防，主要包括以下几个步骤：①选择研究主题及流程；②组建一个多学科综合性的团队；③搜集整理研究流程相关的信息并绘制流程图；④进行危害分析；⑤制定并执行改善措施，同时评估效果。

6. 患者安全技术

患者安全技术是指能帮助医护人员减少临床失误的各类技术，通过这些技术的运用能有效保障患者安全，减少不良事件的发生，目前临床应用较多的安全技术有：条形码系统、腕带系统、全自动口服摆药机、患者监护系统、计算机工作站、各类报警技术等。

护理安全管理不仅需要采取合适的管理手段和方法，还需要健全安全管理的机制。医院最高领导层必须重视护理安全管理工作，转变安全管理的理念，建立质量控制体系，成立护理安全管理监控网络，加强管理者分析问题和解决问题的能力，对护理人员进行安全管理的培训，针对患者及家属开展安全教育，营造医院安全文化。

(四)护理安全(不良)事件及隐患的报告及处理

护理安全(不良)事件是指在护理过程中以及医院运行的过程中，任何可能影响患者的诊疗结果、增加患者痛苦和负担并可能引发护理纠纷或事故，以及影响医疗护理工作正常运行和医务人员人身安全的因素和事件。护理安全(不良)事件报告是发现护理过程中存在的安全隐患、防范医疗事故、提高医疗护理质量、保障患者安全和利益，以及促进护理学科发展的重要措施。为达到我国医院评审对患者安全的要求，落实建立与完善主动报告护理安全(不良)事件与隐患的要求，鼓励护理人员及时、主动报告。

护理安全(不良)事件按其发生后对患者造成的严重程度可以分为四个等级。Ⅰ级－警讯事件，指涉及死亡或严重物理性或精神性的伤害，以及由此产生的危险。Ⅱ级－不良后果事件，或对患者机体与功能造成损害的事件。Ⅲ级－未造成后果事件，虽然发生了错误事实，但未造成不良后果，或未给患者机体与功能任何损害。Ⅳ级 - 接近错误事件（隐患事件），发现的缺陷或错误，未形成事实；未发生错误事实，但发生了意外事件。

为创建医疗护理安全的文化氛围，减少患者伤害事件的发生，医疗机构应构建护理（安全）不良事件及隐患的监测及报告系统，通过报告的事件，识别护理过程中潜在的系统问题或流程缺陷，实现安全信息共享、避免类似错误的发生。畅通的护理安全（不良）事件及隐患的报告系统能保障患者安全、提高医疗质量。构建护理安全（不良）事件及隐患的报告系统有几点需要注意：①上报程序要简单，不额外增加护士工作量；②建立非惩罚性的上报制度，鼓励主动上报；③注意保护隐私；④建立和完善护理工作中可能发生突发事件的应急处理预案；⑤加强护理人员培训，提高对护理安全的认识；⑥各种及时进行反馈，采取有效措施整改；⑦建立信息化的护理安全（不良）事件及隐患报告和管理系统。

一旦发生护理安全不良事件后，要立即启动应急处理预案，采取紧急处理措施将可能的损害或不良影响降低到最小程度。若发生不良事件有可能对患者造成损害，应立即终止可能加重不良影响的因素，报告值班医生，密切观察病情变化，遵医嘱及时处理；妥善保管有关证据，不得擅自涂改护理记录或销毁证据，安抚患者和家属的情绪。当事人或见证人就不良事件按制度进行逐级上报，包括不良事件发生的时间、地点、经过及处理情况等。发生不良事件所在科室应对不良事件进行原因分析、结果讨论并提出整改措施，防范类似事件再次发生。

三、护理质量控制

见第八章。

四、护理成本管理

随着医疗服务市场的不断开放，医疗市场的竞争日益激烈，“低耗高效”成为市场经济条件下医院经济运行的必然要求。护理成本是医院成本的重要组成部分，如何利用有限的护理资源提供有效的服务、提高护理生产力，如何进行护理成本研究是护理管理者需要面对的重要课题。

（一）基本概念

1. 成本

成本是生产和销售一定种类与数量产品所消耗的生产资料和劳动。在医疗卫生领域，成本是指在医疗服务过程中所消耗的直接成本（材料费、人工费、设备费）和间接成本（管理费、培训费和其他费用）的总和。

2. 护理成本

护理成本是指在提供护理服务过程中所消耗的护理资源，即为人类提供护理服务过程中物化劳动和活劳动的消耗部分，或者是指在给患者提供诊疗、监护、防治、基础护理技术及服务过程中的物化劳动和活劳动消耗。物化劳动是指物质资料的消耗，活劳动是指脑力劳动和体力劳动的消耗。

3. 成本管理

成本管理是指在生产经营过程中各项成本核算、成本分析、成本决策和成本控制等一系列科学管理行为的总称。成本管理的目的是降低成本，提高经济效益。医院成本管理包括对医疗服务成本投入的计划、实施、反馈、评价、调整和控制等各项环节和全过程。

(二)护理成本管理的内容与程序

护理成本管理贯穿于护理服务全过程，包括成本预测、成本计划、成本核算、成本控制、成本分析与成本考核。

1. 成本预测

成本预测是医疗机构运用科学的方法，依据医院历史数据和预测期内的有关因素，对未来成本水平及其变化趋势作出科学的估计。成本预测是编制成本计划的前提，通过护理成本预测可以使管理者选择最佳方案，减少决策盲目性。成本预测是加强护理全面成本管理的首要环节，随着医院之间竞争的激烈，护理成本管理工作也要不断提高，要合理降低护理成本、提高护理效益。由于根据历史资料来推断未来，成本预测不可避免地会出现局限性和不确定性，在做护理成本预测时，预测过程要科学、预测结论可靠且可修正。

2. 成本计划

成本计划是通过成本预测，采取各种措施降低成本水平，以货币形式规定医院各种耗费和服务的成本水平的书面方案。成本计划属于成本管理的事前控制，通过成本的计划与控制，分析实际成本与计划成本之间的差异，指出有待改进的地方，提高护理效益。编制护理成本计划时，要以先进合理的技术经济定额为依据，如物资消耗定额、劳动定额、费用开支定额；根据护理活动计划、物资供应计划、护理人员工资计划等为依据来编制护理成本计划。

3. 成本核算

成本核算是将护理服务过程中发生的各种耗费，按照性质进行分配、归集、核算，以计算总成本和单位成本，达到有效配置有限护理资源的目的。护理成本可分为直接护理成本和间接护理成本。直接护理成本指的是科室为开展护理服务活动而发生的可以直接计入护理服务成本的费用或采用一定方法计算后可以直接计入的各种支出，如护理人力支出、耗材和设备成本。护理间接成本指的是为开展护理服务活动而发生的不能直接计入，需要按照一定原则和标准分配计入的各项支出，如水电费、教学科研费用、护理管理费等。护理成本核算的方法有以下几种：

(1)项目法：以护理服务项目为对象，归集费用与分配费用来核算成本。但项目法不能反映每一疾病的护理成本，而且同一项目之间成本也是有差异的。

(2)床日成本核算：将护理费用包含在平均的床日成本中，护理成本与住院时间直接相关。一般常规性的护理服务项目都包含在内，但床日法未考虑护理等级与患者的特殊要求。

(3)相对严重度测算法：将患者疾病的严重程度与利用护理资源的情况相联系，适用于ICU患者的成本核算。

(4)患者分类法：以患者分类系统为基础，判断护理需求，计算护理点数和护理时数，从而确定护理成本和收费标准。患者分类是以患者在特定时间所需护理活动的多少为标准对患者予以分类。患者分类方法主要有描述性的患者分类、评分式的患者分类、以时间为导向的患者分类三种方法。分级护理就属于描述性的患者分类方法；生活自理能力评分、急性生理学及慢性健康状况评分系统、治疗干预评分系统等属于评分式的患者分类；罗斯麦迪可斯患者分类系统属于以时间为导向的患者分类系统。

(5)病种分类法：以病种为成本计算对象，归集与分配费用，计算出每一病种所需护理照顾成本的方法。按病种服务收费是将全部的病种按诊断、手术项目、住院时间、并发症和患者的年龄、性别分成若干个病种组，对同一病种组的任何患者，无论实际住院费用是多少，均按统一的标准对医院进行补偿。

(6)综合法：又称计算机辅助法，指结合患者分类法和病种分类法，辅以计算机技术建立相应的护理需求的标准来实施护理，决定某组患者的护理成本。

4. 成本控制

成本控制是医疗机构根据预先建立的成本管理目标，在耗费发生以前和成本控制过程中对各种影响成本的因素采取的一系列预防措施，以保证成本管理目标的实现。成本控制的目的在于防止医疗资源的浪费，提高护理服务的效率。护理成本控制包括以下程序：首先对各项费用开支和资源消耗进行定额规定，制定成本的标准；其次对成本的形成过程进行计算和监督；再次核算实际发生的成本消耗，找出与预先制定的标准的差异并分析原因和责任归属；最后采取措施降低成本或修订成本标准。

5. 成本分析

成本分析是利用成本核算及其他相关资料，分析成本水平与成本的变动情况，研究影响成本的各种因素及其发生变动的原因，寻找降低成本的途径，为下一期成本预测提供依据。主要包括以下分析内容：

(1)成本与收费的比较分析：分析实际成本与收费之间的差异，可以为评价医疗机构效益、制定合理收费标准提供依据。

(2)实际成本与标准成本的比较分析：通过实际成本与标准成本的比较，护理管理者可以找出差距，发现护理服务中不合理因素。

(3)成本内部构成分析：将成本按不同方法分解为不同的组成部分，分析各组成部分的比例、特点及对总成本的影响等。

(4)量本利分析：通过分析服务量、生成成本、收益三者之间的关系，掌握成本和收益变化的规律，找出以最小成本获得最多服务量并取得最大收益的方案。

(5)护理成本的效益分析：比较护理服务所消耗的资源成本与由此产生的效益之间的差异，它以货币来表示护理干预的效果，以完成护理资源配置经济效益、护理管理经济效益和护理技术经济效益的分析。

(6)护理成本的效果分析：用于评价不能用货币来表示的护理服务结果，如压疮发生率、血压降低指标等。

(7)护理成本的效用分析：是成本效果分析发展的特例，通常对同一护理问题的不同处理方案的成本效果进行比较。

6. 成本考核

成本考核是指定期对成本目标的实现情况和成本计划的完成情况进行监督和考核，全面评价成本管理工作的成效。成本考核要以法律法规为依据，以成本计划为标准，以完整可靠的指标为基础，以提高医疗机构管理水平和经济效益为目标。

(三)降低护理成本的途径

1. 构建护理成本管理体系

建立护理成本管理体系，确定成本核算的内容、核算指标、核算方法，专人负责成本核算，提高护理人员成本管理的意识，以降低护理成本。

2. 合理配置护理人力资源

人力成本是护理成本中最好控制的一部分，护理管理者应做到合理排班，有效调派护理人员，人尽其才，改革收入分配制度，多劳多得，优劳优酬，激发护理人员积极性。工作中注意改进工作方法，简化流程，提高工作效率。

3. 加强物力成本管理

对各种仪器设备的使用进行培训，使护理人员熟练掌握仪器设备操作方法和保养注意事项，避免损坏。建立物品申领、使用、管理、维修登记，实行零库存，减少一次性物品和易耗品的浪费。

4. 零缺陷管理

护理人员应遵守各项规章制度、操作规程，提高技术水平，增强责任心，争取把事情一次性做好，避免护理不良事件的发生，这是控制护理成本最为经济的手段。

5. 高等护理教育开设护理经济课程

通过对学生进行护理经济方面的课程学习，使学生建立护理成本管理的意识，在以后的临床工作中能做到护理成本管理，以有限的护理资源向患者提供高效的护理服务。

我国护理成本研究起步较晚，现在的护理成本管理中存在较多的问题，如护理成本管理意识淡薄，现行的收费标准不能真实地体现护理服务的价值，护理成本回收低于成本支出，护理人力资源配置不合理，护理成本核算的方法和内容不科学，护理人员很少有机会参与成本研究和目标制定等。因此所有护理人员要增强成本意识，主动控制浪费，努力提高护理服务的效益和护理工作的地位。

思考题

1. 控制的类型有哪些？
2. 控制的原则有哪些？
3. 控制对象包括哪些？
4. 控制技术有哪些？
5. 护理工作中的风险包括哪些方面？

（刘家红）

第八章　护理质量管理

质量是医院生存和发展的生命线，是医院管理的核心工作。随着医疗管理制度的逐步完善，社会人群健康需求日益提高，质量管理更成为衡量管理水平的重要考核指标。护理质量是医院质量的重要组成部分，在保证医疗护理服务效果中占有举足轻重的地位。护理质量管理是一个不断完善、持续改进的过程。坚持质量第一，强化护理质量管理是护理管理永恒的主题，是提高医院核心竞争力的重要举措。

第一节　护理质量管理概述

一、质量管理的概述

（一）质量管理的相关概念

1. 质量（quality）

质量又称为“品质”。在管理学中是指产品或服务的优劣程度。国际标准化组织对质量的定义，一般包含3层含义，规定质量、要求质量和魅力质量。规定质量是指产品或服务达到预定标准；要求质量是指产品或服务的特性满足了顾客的要求；魅力质量是指产品或服务的特性超出顾客的期望。

2. 质量管理（quality management）

质量管理是组织为使产品或服务质量能满足质量要求，达到顾客满意而开展的策划、组织、实施、控制、检查、审核及改进等有关活动的总和。质量管理的核心是制定、实施和实现质量方针与目标，质量管理的主要形式是质量策划、质量控制、质量保证和质量改进。它是全面质量管理的中心环节。

3. 质量意识（quality awareness）

质量意识是指一个组织及其员工对待质量的态度和信念，是一种自觉地保证工作质量和服务质量的意志力。质量意识应体现在每一个员工的工作中，也应体现在管理决策层的工作中。它对质量起到引导和规范的作用。

4. 质量体系（quality system）

质量体系指为保证产品、过程或服务质量，满足规定（或潜有）的要求，由组织机构、职责、程序、活动、能力和资源等构成的有机整体。按体系目的可分为质量管理体系和质量保证体系两类。

5. 质量策划（quality planning）

质量策划是确定质量目标和要求、采用质量体系要素、规定必要运行过程。质量策划类型包括：①服务策划，即对产品的服务质量特性进行识别、分类、比较、并建立相应的目标、质量要求和约束条件；②管理和作业策划，即对实施质量管理体系进行准备，包括组织和安排；③编制质量计划和做出质量改进规定。

6. 质量控制(quality control)

质量控制是对影响服务质量的各环节、各因素制订相应的监控计划和程序，对发现的问题和不合格情况进行及时处理，并采取有效的纠正措施过程。

7. 质量保证(quality assurance)

质量保证是为了向服务对象提供足够的信任，表明组织能够满足质量要求，而在质量体系中实施并根据需要进行证实信任度的全部有计划和有系统的活动。

8. 持续质量改进(continuous quality improvement)

持续质量改进是指为了增强组织满足服务对象需求的能力所开展的质量改进的循环活动。

(二)质量概念的形成与发展

按照在发达国家的实践历程划分，质量管理一般分为质量检验、统计质量控制和全面质量管理三个阶段。

1. 质量检验阶段

从20世纪初到20世纪30年代末是质量管理的初级阶段。这一阶段的特点是以事后检验为主。在此之前工厂的产品都是通过工人的自检来进行。20世纪初，美国物理学家泰勒提出科学管理理论，要求按照职能的不同进行合理分工，首次将质量检验作为一种管理职能从生产中分离出来并设立了专职的质量检验岗位，即产品由专职的检验人员进行质量检查。质量检验的专业化对保证产品质量起到了积极的作用，但由于是事后把关，因而这种方法只能防止不合格产品出厂，却不能防止不合格产品的产生。

2. 统计质量控制阶段

这一阶段从20世纪40年代持续到50年代末。其主要特点是从单纯依靠质量检验事后把关，发展到过程控制，突出了质量的预防性控制与事后检验相结合的管理方式。在控制方法上，引入了统计数学。在管理方式上，质检工作由专职检验人员转移给专业的质量控制工程师和技术人员完成。这一阶段质量管理概念和方法的逐步完善，为严格的科学管理和全面质量管理奠定了基础。

3. 全面质量管理阶段

这一阶段从20世纪60年代延续至今。20世纪50年代末，科学技术得以突飞猛进地发展，新技术、新发明大规模涌现，人造卫星、第三代集成电路的电子计算机等相继问世，相应出现了强调全局观念的系统科学。人们对产品质量的要求也进一步提高，促成了全面质量管理的诞生。全面质量管理是组织的全体员工和有关部门共同参加，综合运用现代科学技术和管理技术成果，控制影响产品质量的全过程和各个因素，高效地研制、生产并提供顾客满意的产品的系统性管理活动、提出全面质量管理的代表人物是美国的阿曼德·费根堡姆(Armand Vallin Feigenbaum)与约瑟夫·朱兰(Jospen M. Juran)等人。20世纪60年代以后，全面质量管理的理念、理论和方法逐步被世界各国所接受。

二、护理质量管理

护理质量是指护理人员为患者提供护理技术服务和生活服务的效果和程度，即护理品质的优劣和效率的高低。护理质量不仅取决于护士的业务素质、技术水平和职业道德水平，而且与护理管理方法的优劣和管理水平的高低密不可分。科学有效的质量管理是提高护理质量的主要措施和必要手段。随着医学模式的转变，护理质量的内涵在不断拓宽，它包括：①要树立整体护理观念，帮助人们预防疾病，维持健康，为患者提供从生理到心理的整体护理；②以护理程序为核心规范各项护理工作；③要有扎实的专业知识和熟练的操作技术；④质量的标准是零缺陷，要杜绝差错事故，消除安全隐患。

（一）护理质量管理的概念

护理质量管理（management of nursing quality）是指按照质量形成的过程和规律，对构成护理质量的各要素进行计划、组织、协调和控制，以保证护理工作达到规定的标准和满足服务对象需要的活动，是护理管理的重要内容。开展护理质量管理，首先建立护理质量管理体系并有效的运行，护理质量才能得到保证；其次，要制定护理质量标准，有了标准管理才能有据可依；第三，要对护理过程构成的护理质量各要素，按标准进行控制，才能符合服务对象的要求。

（二）基本任务

1. 建立质量管理体系

护理质量是在护理服务活动过程中逐步形成的，是医院质量管理体系的重要组成部分。要使护理服务过程中影响质量的因素都处于受控状态，必须建立完善的护理质量管理体系，明确规定每一个护理人员在质量工作中的具体任务、职责和权限。形成一个目标明确、职权清晰的管理体系，保证服务质量的不断提高。护理质量管理体系是医院质量管理体系的一部分。一般护理质量管理体系应与医院质量管理体系同步建立。

2. 开展护理质量教育

质量教育是质量管理一项重要的基础工作。护理管理者应加强质量教育，不断增强全体护理人员的质量意识，使护理人员认识到自己在提高质量中的责任，树立质量第一的观念，自觉地掌握和运用质量管理的方法和技术，提高管理水平和技术水平，保证各环节的质量。

3. 制定护理质量标准

护理质量标准是护理质量管理的基础，也是规范护士行为的依据。护理管理者的一个重要任务就是建立护理质量标准，管理者通过借鉴国内外先进的护理质量管理标准，再结合本院工作的实际，制定完善、具体、科学的护理质量标准体系，使各项工作有章可循。

4. 进行全面质量控制

对影响质量的各要素、各个过程进行全面的质量控制；建立可追溯机制，利用先进的管理技术和方法，对影响护理质量的各要素、全过程进行监控，保证护理活动按标准规范进行，及时发现可能存在的隐患，并采取措施纠正。

5. 护理质量持续改进

护理质量管理的重点不仅是防止差错事故的发生，还应在原有的质量基础上不断进行质量改进和提高，质量持续改进是质量管理的灵魂，树立第一次就把工作做好、做不好是不正常的、只能不断改进、不能安于现状、追求卓越的意识，力争对护理质量进行持续改进。

（三）基本原则

1. 以患者为中心原则

患者是医院医疗护理服务的中心，是医院发展的生命线。护理管理工作者应以患者的满意度为原则，无论是临床护理工作流程设计、优化，护理标准制定，还是日常服务活动的评价等管理活动中都必须打破以工作为中心的模式，建立以尊重患者人格，满足患者需求，提供专业化服务，把患者放在首要地位的工作模式。

2. 预防为主的原则

护理质量的高品质是要由预防来完成的。预防就是对质量进行前馈控制，在质量效果发生之前严格把控影响质量的各个环节，做好充分评估，寻找薄弱点重点把控，发现问题及时采取切实可行措施解决。切断影响质量的效果形成的各种不利途径。重视基础质量和环节质量，通过对护士的教育与训练来提高质量，把质量缺陷消灭在萌芽状态。

3. 工作标准“零缺陷”的原则

美国管理思想家克劳士比(Philip B. Rosby)认为质量成本包含符合要求的代价，和不符合要求的代价，前者是指第一次把事情做对的代价，后者是指所做事情没有符合要求所产生的额外费用，包括报废、返工、返修等内部损失费和用户索赔、维修等外部损失费用。“零缺陷”与“差不多”是两个不同的概念，质量是以不符合要求的代价来衡量的，而不是指数，因缺陷水平指数的抽象性掩盖了质量问题的本质。故工作标准必须是“零缺陷”而不是差不多。

4. 全员参与原则

护理服务是护理人员劳动的结果，各级护理管理者和临床一线护理人员的态度和行为直接影响着护理质量。人是管理活动的主题，也是管理活动的客体。因此，护理管理者必须重视人的作用，对护理人员进行培训和开发，增强护理人员的质量意识，引导每一位护理人员能自觉参与护理质量管理工作，充分发挥全体护理人员的主观能动性和创造性，使护理人员的素质得到全面的提升，是有效管理的基本前提。随着市场竞争的加剧，全员主动参与显得尤为重要。

5. 基于事实的决策方法原则

有效的决策必须以充分数据和真实的信息为基础。护理管理者要运用统计技术对护理质量要素、过程及结果进行测量和监控，分析各种数据和信息之间的逻辑关系、寻找内在规律。管理者应采用统计学方法进行数据分析，直观科学的发现问题，从而不断提高护理质量和工作效率，再以科学的态度和方法制定出各种定性和定量的衡量标准。这是避免决策失误的重要原则。

6. 持续改进原则

持续改进是护理质量的灵魂，它是指在现有水平上不断提高服务质量及管理体系有效性和效率的循环活动。护理对象的需求是不断变化的，必须不断地持续改进才能获得服务对象的满意。因此，这要求护理管理工作者要根据不同的情况，不同背景，不同的活动采取灵活的管理方式，使质量改进处于阶梯上升状态的循环过程。

(四)护理质量管理的基本标准

1. 相关概念

(1)标准(standard)：是为在一定范围内获得最佳秩序，对活动或其结果规定共同的和重复使用的规则、原则或特性文件。它以科学技术和实践经验为基础，经有关方面协商同意，由公认的机构批准，以特定形式发布，具有一定的权威性。

(2)标准化(standardization)：是为在一定范围内获得最佳秩序，对实际的或潜在的问题制定共同的和重复使用的规则的活动。这种活动包括制定、发布、实施和改进标准的过程。这种过程不是一次完结，而是不断循环螺旋式上升的，每完成一次循环就使标准化水平进一步完善和提高。标准化的基本形式包括：简化、统一化、系列化、通用化和组合化。

2. 标准的分类和级别

标准的分类方法很多。《中华人民共和国标准化法》规定，我国的标准分 4 级：国家标准、行业标准、地方标准和企业标准。

3. 护理质量标准

(1)定义：护理质量标准(nursing quality standard)是依据护理工作内容、特点、流程、管理要求、护理人员及服务对象特点、需求而制订的护理人员应遵守的准则、规定、程序和方法。护理质量标准是由一系列具体标准组成。如在医院工作中，各种条例、制度、岗位职责、医疗护理技术操作常规均属于广义的标准。《中华人民共和国护士管理办法》《综合医院分级护理指导原则》《基础护理服务工作规范》与《常用临床护理技术服务规范》等，均是正式颁布的国家标准。

(2)重要性：护理质量标准是护理管理的重要依据，它不仅是衡量护理工作优劣的准则，也是指导护士工作的指南。建立系统、科学和先进的护理质量标准与评价体系，是指导护士工作的指南。

(3)分类：护理质量标准目前没有固定的分类方法。依据使用范围一般分为护理业务质量标准、护理管理质量标准；根据使用目的分为方法性标准和衡量性标准；根据管理过程结构分为要素质量标准、过程质量标准和终末质量标准。

1)要素质量标准：要素质量是指构成护理工作质量的基本要素。要素质量标准既可以是护理技术操作的要素质量标准，同时也可以是管理的要素质量标准，每一项要素质量标准都应有具体要求。

2)过程质量标准：过程质量是各种要素通过组织管理所形成的各项工作能力、服务项目及其工作程序或工序质量，它们是一环套一环的，所以又称为环节质量。在过程质量中强调协调的医疗服务体系能保障提供连贯医疗服务，连贯的医疗服务主要指急诊与入院的衔接、诊断与治疗的衔接、诊疗程序的衔接、科室之间的衔接和院内与院外衔接。

3)终末质量标准：护理工作的终末质量是指患者所得到的护理效果的综合质量。它是通过某种质量评价方法形成的质量指标体系。要素质量、环节质量和终末质量标准是不可分割的，一般将三者结合起来构成综合质量标准。

(4)常用的护理质量标准

1)护理技术操作质量标准：包括基础护理技术操作和专科护理技术操作。

总标准：严格“三查七对”；正确、及时、确保安全、省力、省物；严格执行无菌操作原则及操作程序，操作熟练。每一项护理技术操作的质量标准可以分为评估、准备、操作流程、评价几部分。

2)临床护理质量标准：临床护理工作体现人性化服务，要体现患者知情同意与隐私保护的责任，基础护理与等级护理的措施到位；护士对住院患者的用药、治疗提供规范服务；对实施围术期护理的患者有规范的术前访视和术后支持服务制度与程序；提供适宜的康复和健康指导；各种医技检查的护理措施到位；密切观察患者病情变化，根据要求正确记录。

3)护理病历书写质量标准：护理病历标准包括首次护理评估单、体温单、护理记录单等标准。

4)护理管理质量标准：为了进行质量管理，需要对有关的计划、决策、控制、指挥等管理职能制定相应的标准，即护理管理质量标准。

4. 护理质量标准化管理

护理质量标准化管理就是制(修)订护理质量标准，执行护理质量标准，并不断进行护理标准化建设的工作过程。

(1)原则

1)可衡量性原则：没有数据就没有质量的概念，因此在制定护理质量标准时，要尽量用具体数据来表达，对一些定性标准也尽量将其转化为定量的指标。

2)科学性原则：制定护理质量标准要在符合法律法规和规章制度要求基础上，要能够满足患者需求，有利于规范护士行为，有利于提高护理质量，提高医院管理水平，有利于护理人才队伍的培养，促进护理学科的发展。

3)先进性原则：因为护理工作对象是患者，任何疏忽、失误或处理不当，都会给患者造成不良影响或严重后果。因此，要总结国内外护理工作正反两方面经验和教训，在充分循证的基础上，按照质量标准形成的规律制定标准。

4)实用性原则：从客观实际出发，充分对医院目前护理质量水平与国内外护理质量水平作出分析，结合本院具体情况，定出质量标准和具体指标，制定标准值时应基于事实，略高于事实，即标准应是经过努力才能达到的。

5)严肃性和相对稳定性原则：在制定各项质量标准时要有科学的依据和群众基础；经审定，必须严肃认真地执行，凡强制性、指令性标准应真正成为质量管理规；其他规范性标准，也应发挥其规范指导作用。因此，需要保持各项标准的相对稳定性，不可朝令夕改。

(2)方法和过程

制定护理标准的方法和过程可以分为3个步骤：

1)调查研究，收集资料：调查内容包括国内外有关标准资料、标准化对象的历史和现状相关方面的科研成果，实践经验和技术数据的统计资料和有关方面的意见和要求等。调查方法要实行收集资料与现场考查相结合，典型调查与普查相结合，本单位与外单位相结合。调查工作完成后，要进行认真的分析、归纳和总结。

2)拟定标准并进行验证：在调查研究的基础上，对各种资料、数据进行统计分析和全面综合研究，然后着手编写关于标准的初稿。初稿完成后要发给有关单位、人员征求意见，组织讨论、修改形成文件。须通过试验才能得出结论的内容，要通过试验验证，以保证标准的质量。

3)审定、公布、实行：对拟定的标准进行审批，须根据不同标准的类别经有关机构审查通过后公布，在一定范围内实行。

4)标准的修订：随着护理质量管理实践的不断发展，原有的标准不能适应新形势的要求，此时就应该对原有质量标准进行修订或废止，制定新的标准，以保证护理质量的不断提升。

第二节　护理质量管理方法

一、PDCA 循环法

PDCA 循环管理是美国休哈顿质量管理专家爱德华·戴明(W. Edwards Deming)提出的，被称为“戴明环”。PDCA 是英文 plan(计划)、do(执行)、check(检查)和 action(处理)4 个词的缩写，它是在全面质量管理中反映质量管理客观规律和运用反馈原理的系统工程方法。

(一)PDCA 循环基本工作程序

每一次 PDCA 循环都要经过 4 个阶段，8 个步骤，如图(8－1)。

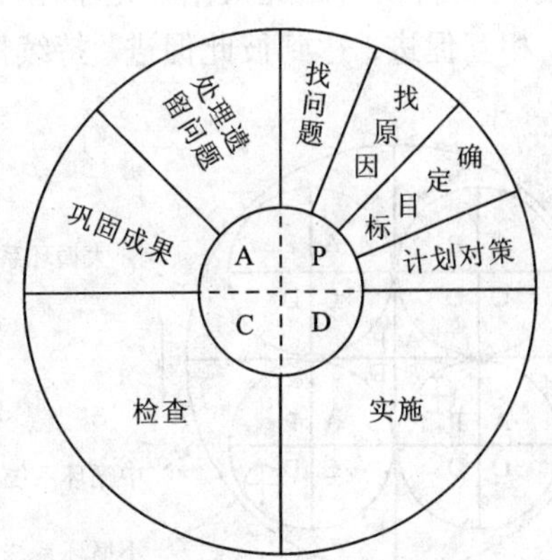

图 8－1 PDCA 循环的八个步骤

1. 计划阶段

第一步搜集资料，分析质量现状，找出存在的质量问题；第二步在搜集资料的基础上分析产生质量问题的原因或影响因素；第三步在调查的基础上，分析影响质量问题的每个因素的主次，找出影响质量的主要因素；第四步针对影响质量的主要原因研究对策，制订相应的管理或技术措施，提出改进行动计划，并预测实际效果。措施应具体而明确，回答 5W1H 内容：为什么要这样做(why)？做什么(what)？谁来做(who)？什么时间做(when)？在什么地方做(where)？怎样做(how)？

2. 执行阶段

按照预定的质量计划、目标、措施及分工要求付诸实际行动。此为 PDCA 循环第五步。

3. 检查阶段

根据计划要求，对实际执行情况进行检查，将实际效果与预计目标作对比分析，寻找和发现计划执行中的问题并进行改进。此为 PDCA 循环第六步。

4. 处置阶段

对检查结果进行分析、评价和总结。具体分为两个步骤进行。第七步把成果和经验纳入有关标准和规范之中，巩固已取得的成绩，防止不良结果再次发生。第八步把没有解决的质量问题或新发现的质量问题转入下一个 PDCA 循环，为制定下一轮循环计划提供资料。

(二) PDCA 循环的特点

1. 系统性

PDCA 循环的四个阶段必须是完整的，缺一不可，在实际应用中，缺少任何一个环节都不可能取得预期效果，只能在低水平上重复；比如计划不全，给实施造成困难；有布置无检查，结果不了了之；不注意将未解决的问题转入下一个 PDCA 循环，护理质量就难以提高。

2. 关联性

PDCA 循环作为一种科学的管理方法，适用于各种管理工作和管理的各个环节。从循环的过程上看，各循环彼此关联，相互作用。整个医院质量体系是一个大的 PDCA 循环，大循环所套着的层层小循环即各部门、各科室及病区质量体系的动态管理。护理质量管理体系是整个医院质量体系中的一个小的 PDCA 循环，而各护理单元的质量控制小组又是护理质量管理体系中的小循环。整个医院运转的绩效，取决于各部门、各环节的工作质量，而各部门、各环节必须围绕医院的方针目标协调行动。因此大循环是小循环的依据，小循环是大循环的基础，各个循环之间相互协调，相互促进，达到彼此促进、持续提高的目的(图 8－2)。

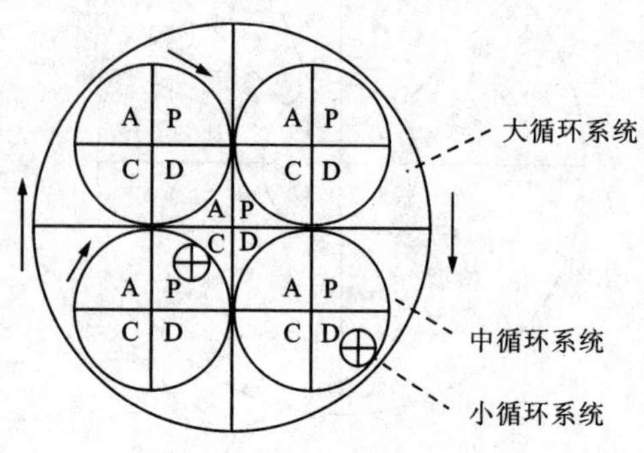

图 8－2　大环套小环示意图

3. 递进性

PDCA 循环作为一个持续改进分模型，从结果上看是阶梯式上升的，PDCA 循环的四个阶段周而复始地运转，每次循环都要有新的目标，都能解决一些问题，都会使质量提高一步，接着又制定新的计划，开始在较高基础上的新循环。是一种持续不断、有系统、有节奏的管理。这种螺旋式的逐步提高，使管理工作从前一个水平上升到更高一个水平(图 8－3)。

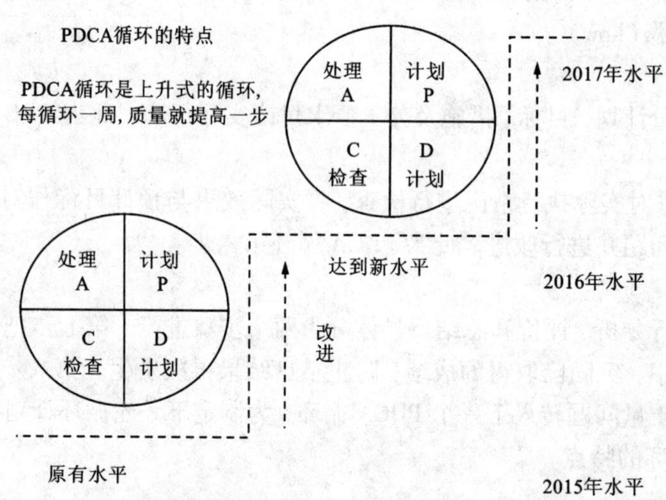

图 8－3　PDCA 循环螺旋式上升示意图

(三) PDCA 循环基本要求

1. PDCA 循环周期制度化

循环管理必须达到制度化要求：①明确规定循环周期，周期时间不宜过长，也不能很短，一般以月周期为宜；②必须按循环周期作管理制度运转，不可随意搁置、停顿。

2. 实行 PDCA 循环管理责任制

PDCA 循环能否有成效地转动起来，关键在于责任到人，首先是确定循环管理的主持人；其次还要组织有关人员参加。

3. 制定循环管理的有关标准

定期进行循环管理成绩考核。

4. 实现 PDCA 循环运作的程序化。

二、五常法

五常法又称 5S 管理法，是现代管理基础。五常法即常组织(structurise)、常整顿(systematise)、常清洁(sanitise)、常规范(standardise)和常自律(self-discipline)，简称为5S。其起源于日本，在各种机构中用来提高工作的安全和效率，改善品质和环境，减少故障，是提高企业形象及竞争力的一种有效方法，也是全面质量管理的基础模式之一。近年来，五常法被广泛应用于医院，取得一定效果。

(一)五常法的目的

(1)清理掉不必要的物品，腾出更多的空间来灵活使用，确保必要的物品在手头。

(2)使医院工作场所物品放置整齐有序，一目了然，减少寻找物品的时间，消除过多的积压物品，提高工作效率。

(3)保持医院环境整洁明亮，各种物品、仪器设备完好处于备用状态。

(4)通过制度来维持环境整洁，保持规范。

(5)提高员工的素养，培养规范认真的习惯。

(二)五常法实施的方法

1. 目视法管理

目视管理是利用形象直观、色彩适宜的各种视觉感知信息，进行组织现场生产活动，达到提高劳动生产率的一种管理手段，也是一种利用人视觉管理的科学方法。具有迅速快捷传递信息；形象直观显现潜在的问题和浪费；营造协调配合、公平竞争的好氛围，促进医院文化的建立作用。

2. 标准化管理

标准化是指对于一项任务，将目前认为最好的实施方法作为标准，让所有做这项工作的人执行这个标准并不断完善的过程。具有降低成本，减少变化，便利性和兼容性，责任明确的特点。

3. 颜色管理

颜色管理是将医院的管理活动和管理事物披上有色的外衣，使任何管理方法利用颜色来管制，让员工自然、直觉地和交通标志灯相结合，促使全员共识、共鸣、共行。颜色在日常生活中扮演着重要的角色，往往能左右人的心情和情绪，美化的环境能使我们的居住和工作环境更加赏心悦目，可以提高员工的干劲和效率，使工作绩效更加显著。

4. 透明化管理

在很多病区及办公室，物品和文件都放在有锁的柜子内和密封的架子上，这样一来，人们就看不见这些物品和文件。由于密封的空间很多时候都不会引起人们的注意，因此这些空间通常杂乱无章。最好的办法其实是去掉一些乱七八糟的物品，尽量使用透明的柜子，使所有的员工都知道柜子内是什么物品，以及它们的外观状态是好还是坏。

5. 拍照管理

了解现状最好的方法是拍照片。通过照片，将实施五常法管理前后的物品、区域进行对比，实施的效果就一目了然，并进行分析，区分要改进的步骤及流程，促使形成良好的工作现场。

6. 分层管理如表(8－1)。

表8－1　分层管理的具体措施

利用程度	必要的程度(使用频率)	保存方法(分层管理)
低	过去一年都没有使用的物品 过去7～12个月中使用过的物品	处理掉或回仓 把它保存在比较远的地方
中	在过去1～6个月中使用的物品	把它保存在工作中间区域
高	每日至每月都用到的物品 每小时都用到的物品	把它保存在工作现场附近 随身携带

(三)五常法的具体实施

1. 常组织

五常法中的常组织是对“物”的规范要求之一，主要指的是将被管理的相关物品按照性能或者其他分类方法进行组织分类，每类又按照不同规格进行细分。具体如下：

(1)对所在的工作场所(范围)进行全面检查(包括看得见和看不见的地方)。

(2)制定需要和不需要的标准。

(3)清除不需要的物品。

(4)调查所需物品使用的频率，决定日常用量。

(5)根据物品的使用频率进行分层管理。

2. 常整顿

五常法中的常整顿也是对“物”的规范要求之一，主要指的是把日常工作中用到的物品进行“整顿”，使其依规定位置摆放整齐。具体如下：

(1)物品定位摆放——物有其位，物在其位。

(2)物品定量摆放——过目知数。

(3)取用还置方便——取放物品无需寻找。

(4)物品分类，分规格摆放——一目了然。

3. 常规范

五常法中的常规范也是对“物”的规范要求之一，主要指的是把日常中涉及工作中规范化、制度化，并坚持按照规范制度来开展工作，常规范的目的是形成良好的规章制度和习惯。具体如下：

(1)个人使用物品自己负责清洁——不增加清洁工。

(2)物品清洁时检查是否异常——清洁也是点检。

(3)对设备清洁时同时做好防护——清洁也是保养。

4. 常清洁

五常法中的常清洁也是对“物”的规范要求之一，主要指的是经常进行整理、整顿和清扫，清除工作场所内的垃圾、保持个人卫生和预防感染的责任；保持环境的整洁、有序。常清洁的目的是消除影响质量的因素。常清洁与传统意义上的突击性的“大扫除”不同，五常法中的常清洁要对日常工作环境的保持制度化、经常化，人人从身边做起。清扫本身就是工作的一部分，是每一个岗位都需要做的工作。具体方法如下：

(1)目视管理法：把潜在的问题显现出来，让人清楚到一看就知道里面的异常情形，不必浪费时间去研究或寻找。例如，通过医护人员身上挂牌上岗，明确每个人的职责范围，方便患者；职能部门在工作场所设立告示牌，明确工作范围、程序及标准；工作场所的危险区域或危险物品加贴警告标识等。

(2)颜色管理法：利用不同颜色引起人们视觉的注意，防止呆板管理，调节工作场所的气氛，如红色标签用于外用药、蓝色标签用于口服药、黑色标签用于剧毒麻药、绿色标签用于杂物标识等。

5. 常自律

五常法中的常自律是对“人”的规范要求之一，常自律就是员工自觉执行各项规章和规则，每天运用五常法，养成好习惯。常自律最终要达到护理人员均自觉执行各项规定的良好习惯，自愿遵守五常法开展过程中制定的各项规章制度，自愿实施整理、整顿、清扫和清洁，高标准、严格要求维护环境的整洁和美观。具体如下：

(1)持续推动常组织、常整顿、常清洁、常规范至习惯化。

(2)科室制定共同遵守的有关规则。

(3)持之以恒，坚持每天运用五常法，使五常法成为日常职责的一部分。

(4)加强五常法管理，将五常法管理工作纳入病房质量管理的检查内容。

(四)五常法的意义

通过实施五常法审核评比活动，客观、具体地反映存在问题，通过激励和竞争，充分发挥护理人员的创造性思维和主动参与管理的积极性，在实践中逐步解决了护理工作中出现的各种问题，提高了工作质量和效率。增加安全度，同时，养成良好习惯，建立舒适工作环境，改善服务品质，提高工作效率。养成良好的工作习惯，创造具有良好自律氛围的环境和团队精神，从而提升医院良好的形象，创造良好的医院文化。

三、六西格玛管理

西格玛(σ)是希腊文的字母在统计学中表示标准差，反映的是质量特征值偏离正态分布均值的大小，以此来反映总体中个体离均值的偏离程度。西格玛值越大，错误或缺陷就越少。六西格玛是一个目标，可解释为每百万个事件中有 3.4 个出错的机会，即合格率是 99.99966%。这是一个近乎于人类能够达到的最高质量水平和最完美的境界。

六西格玛管理是一种统计评估法，是组织提供近乎完美产品和服务的一个高度规范化的过程。其核心是追求零缺陷生产、防范产品责任风险、降低成本、提高生产效率和市场占有率、提高顾客满意度和忠诚度。

西格玛水平：

6 个西格玛 =3.4 失误/百万机会：意味着卓越的管理、强大的竞争力和忠诚的客户。

5 个西格玛 = 230 失误/百万机会：意味着优秀的管理、很强的竞争力和比较忠诚的客户。

4 个西格玛 =6210 失误/百万机会：意味着较好的管理和运营能力，满意的客户。

3 个西格玛 =66 800 失误/百万机会：意味着平平常常的管理，缺乏竞争力。

2 个西格玛 =308 000 失误/百万机会：意味着组织资源每天都有二分之一的浪费，组织生存艰难。

1 个西格玛 =690 000 失误/百万机会：意味着每天有三分之二的事情做错，组织将无法生存。

(一)六西格玛管理的原则

1. 关注顾客

高度关注顾客满意度，以广泛的视角关注影响顾客满意度的所有因素，并努力提升顾客满意度和服务水平，降低资源成本，进而提升业绩。

2. 依据事实管理

六西格玛管理广泛采用各种统计技术工具，使管理成为一种可测量、数字化的科学，提升企业管理的能力，注重数据和事实，高度重视数据，依据数据和事实决策以获得更多改进机会，达到或减少工作差错及产品缺陷的目的。用数据说话是六西格玛管理的精髓。

3. 重视产品和流程的突破性的质量改进

六西格玛项目的改进都是突破性的。重视流程改进，重视并通过流程改进使产品质量得到显著性甚至突破性提高，从而使组织获得显著的经济利益。

4. 有预见的积极管理

六西格玛管理包括一系列的工具和实践经验，它用动态的即时反应、有预见、积极的管理方式取代被动的习惯，促使组织在当今追求近乎完美质量水平的竞争环境下快速向前发展。

5. 倡导无界限合作

无界限合作也叫全面合作，六西格玛管理中通过确切的理解最终用户和流程中工作流向的真正需求，以广泛的沟通为基础，营造出一种真正支持团队合作的管理结构和环境。

(二)六西格玛管理步骤

六西格玛有一套全面而系统地发现、分析、解决问题的方法和步骤，即 DMAIC 模式，它通过系统地、集成地采用质量改进流程，使控制目标达到“零缺陷”水平。DMAIC 方法是由界定(define)、测量(measure)、分析(analyze)、改进(improve)、控制(control)五个阶段构成的过程改进方法，也被称为过程改进五步法(图 8－4)。

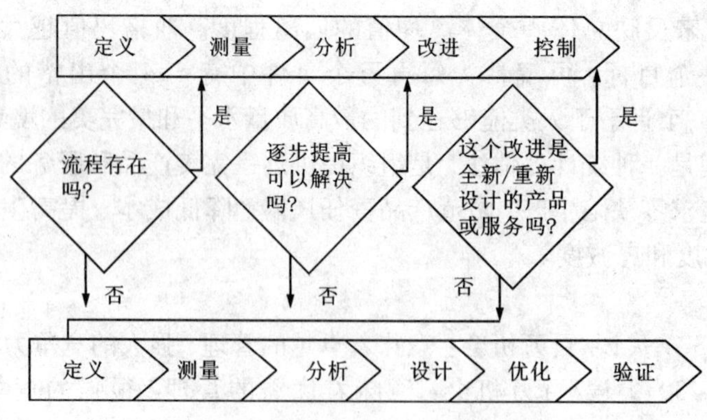

图 8－4　DMAIC 流程

1. 定义阶段

主要是明确问题、目标和流程。这是六西格玛项目第一步，也是至关重要的第一步。主要方法有：胜任力模型、行为事件访谈、专家小组法、问卷调查法、全方位评价法、专家系统数据库和观察法。

2. 测量阶段

识别并量化客户要求，收集数据，了解现有的质量水平。主要方法有：AFP 法、模糊综合评价法、直方图、矩阵数据分析图。

3. 分析阶段

应用统计学方法对数据进行分析，找出有统计学意义并且影响患者满意度的关键因素，提出解决方案，选择可操作性的最佳方案。主要方法有鱼骨图、柏拉图、回归分析、因子分析等。

4. 改进阶段

实施最佳方案，并在实践中不断验证和完善措施，最终将措施标准化。这个步骤需不断测试以检测改善后方案是否有效。主要方法有流程再造等。

5. 控制阶段

确保所做的改善能够持续下去，避免错误再次发生，采取措施以维持改进的结果。控制是六西格玛能长期改善质量、降低成本的关键。主要方法有标准化、程序化、制度化。

(三) 六西格玛管理的优点

1. 提升企业管理的能力

六西格玛管理以数据和事实为驱动器。使对管理的理解和对管理理论的认识不止停留在口头上和书面上，而把这一切都转化为实际有效的行动。美国管理大师韦尔奇在通用电气公司 2000 年年报中所指出：“六西格玛管理所创造的高品质，已经奇迹般地降低了通用电气公司在过去复杂管理流程中的浪费，简化了管理流程，降低了材料成本。

2. 节约企业运营成本

对于企业而言，所有的不良品要么被废弃，要么需要重新返工，要么需要客户去现场维修、调换，这些都需要花费企业成本。质量缺陷的发生率下降将有效节约组织的运行成本。有助于护理组织树立注重细节、追求完美、“ 一次就要做好”的观念，杜绝或者减少护理缺陷，提高护理质量。

3. 增加顾客价值

实施六西格玛管理可以使企业从了解并满足顾客需求到实现最大利润之间的各个环节实现良性循环：首先了解和掌握顾客的需求，然后通过采用六西格玛管理原则减少随意性和降低差错率，从而提高顾客满意程度。通用电气的医疗设备部门在导入六西格玛管理之后创造了一种新的技术，以往患者需要 3 分钟做一次全身检查，现在却只需要 1 分钟了。医院也因此而提高了设备的利用率、降低了检查成本。这样出现了令公司、医院、患者三方面都满意的结果。

4. 改进服务水平

由于六西格玛管理不但可以用来改善产品品质，而且可以用来改善服务流程，因此对顾客服务的水平也得以提高。

5. 形成积极向上的企业文化

通过实施六西格玛管理，每个人知道自己应该做成什么样，应该怎么做，员工十分重视质量以及顾客的要求，并力求做到最好，由此营造每个人努力保证质量，不断提高效率的工作氛围。

(四)六西格玛管理对护理质量管理的意义

1. 提升护理质量

有助于护理组织树立注重细节、追求完美、“一次就要做好”的观念，杜绝或者减少护理缺陷，提高护理质量。

2. 提高患者满意度

强调以患者为中心，关注并尽力满足患者的各种合理性需求，为患者提供个性化护理服务，提高患者满意度。

3. 提高管理效益

采用量化方法分析护理流程，护理决策以数据和事实为依据，强调科学性与实用性，避免决策失误，提高管理效率与效益。

四、品管圈

“品管圈”活动(quality control circle)是指由同一工作现场内、工作性质相类似的基层人员所组成工作小组，在自我和相互启发下，活用各种质量控(qualitycontrol，QC)手法，全员参与，对自己的工作现场不断地进行维持与改善的活动，亦称持续质量改善小组、质量控制圈、质量小组等。由日本石川馨 (Kaoru Ishikawa)博士于1962年所创。

护理品管圈活动的宗旨是及时发现护理工作中存在的不足，制定相关管理措施，消除隐患，为提升护理质量和工作顺利开展提供有效保障。

(一)品管圈活动的精神与目的

1. 品管圈活动的精神

(1)尊重人性，创造愉快的工作环境。

(2)改善企业机制，提升组织活力，促进组织的繁荣发展。

2. 品管圈活动的目的

(1)提高基层管理者的管理能力及领导能力，并发挥其潜能，从而提高组织的绩效。

(2)提高员工发现问题、解决问题的意识及质量意识，使基层成为质量保证的核心，促进质量持续改进。

(3)增强自我提高和自我培养意识，以利于学习型组织的形成，达到全面质量管理的目的。

(4)增加员工的满意度和成就感，提高向心力和士气。

(二)品管圈的组圈

1. 确定人选

成立组圈根据存在的不同问题，在自愿的前提下组成不同的品管圈活动小组，每组 6 人左右，圈长由小组成员民主推选，组员为基层人员为主，自主自发，对品管圈感兴趣，有共同的课题。

2. 明确工作职责

(1)圈长是品管圈的关键人物，具有高度的使命感，统一圈员的意志、观念及做法带领并激励圈员积极参与活动，发挥好领导能力，做好协调沟通工作，带领圈活动。

(2)圈员是品管圈的基石。在品管圈活动中，圈员应积极参与，踊跃发言，发挥创意，认真执行各项任务。工作时遵守作业标准书，与其他圈员互助合作、互相督促。发现问题及时沟通。

(3)联络员是品管圈的桥梁。联络员负责圈内外的沟通联络。信息收集、核查、提供数据，起参谋的作用。

(4)辅导员可由直属主管担任。辅导员应了解部门品管圈小组对活动的想法和做法，发挥支持和辅导的作用。帮助选定主题，协助解决圈内问题，指导使用正确的质量管理手法，适度评价及鼓励所属品管圈。

3. 建立圈会制度

定期召开圈会，由圈长主持，并确定一名记录人员，担任圈会的记录工作。

4. 确定圈名、圈徽

以民主的方式确定圈名、圈徽，并对圈徽加以解释。

5. 成立品管圈

圈长向单位 QCC 推动委员会提出品管圈活动的组圈申请，注册登记备案。

(三)品管圈活动的基本步骤

品管圈活动遵循 PDCA 循环的四个阶段，即计划、实施、检查与处置的程序来进行，其基本步骤如图(8-5)。

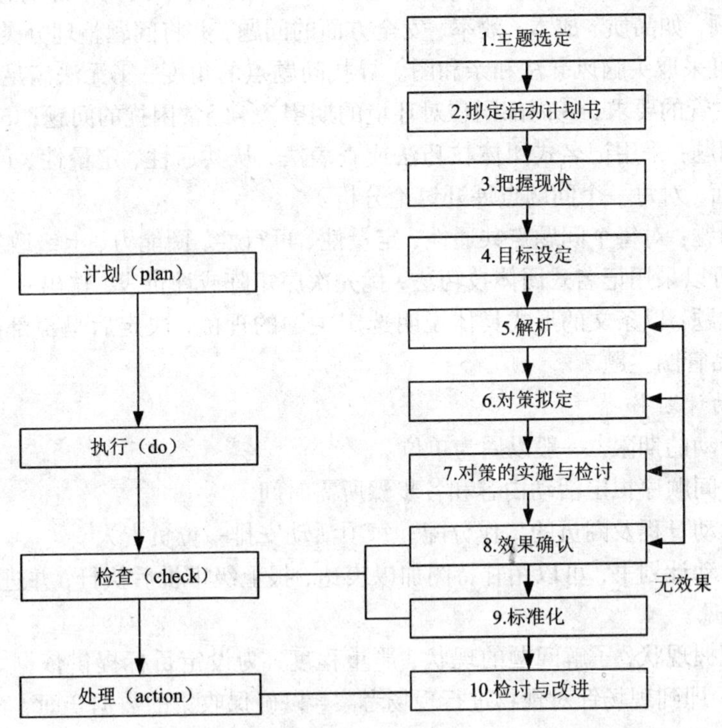

图 8-5 品管圈活动的基本步骤与 PDCA 循环

1. 主题的选定

品管圈活动必须围绕一个明确的活动主题进行。活动主题选定的步骤参照下图(8-6)可采用头脑风暴、记名式团体技巧法，以及优先次序矩阵、查验表、排列图、流程图和评价表等方法。

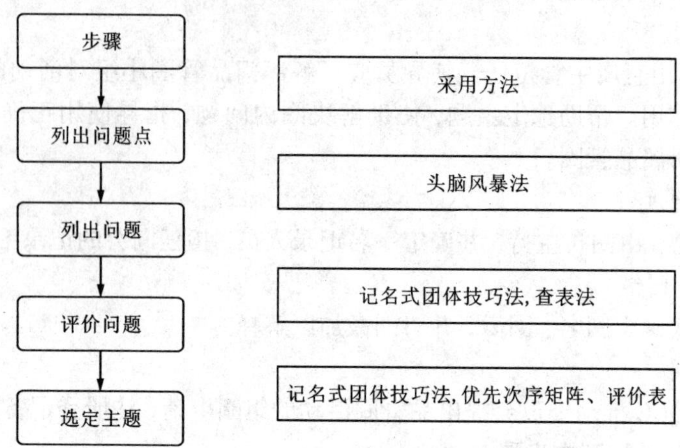

图8－6　主题选定的步骤

(1)列出问题点：从日常工作、交谈中、工作结果或反省中找出本部门存在的偏离常态、偏离目标的问题，如品质、成本、效率、安全方面的问题，并将问题整理分类，列出问题一览表。寻找问题可采取头脑风暴法和亲和图。寻找问题点的角度：①无法满足的内、外部顾客需求；②上级主管的要求；③内部同仁对环境的期望；④经常困扰的问题；⑤政策、法规。

(2)讨论问题：采用记名式团体技巧法或查表法，从共通性、定量性、可行性、圈能力、上级政策等方面，对每一个问题点展开讨论分析。

(3)评论问题：对每个问题点共通性、定量性、可行性、圈能力、上级政策等方面作出重要程度判断。可以采用记名式团体技巧法，优先次序矩阵或评价表，选出一个主题。

(4)选定主题：以条文的形式具体说明选定主题的理由，决定后呈报部门主管审核，批准后为正式的品管圈主题。

2. 拟定活动计划书

(1)决定活动的期限，一般以周为单位。

(2)决定时间顺序拟定活动内容和各步骤所需时间。

(3)决定活动日程及圈员的工作分配。每项活动安排一位负责人。

(4)拟定活动计划书，可以用甘特图加以表达，报上级审批后执行，并进行活动度监控。

3. 现状把握

(1)通过把握现状，了解问题的现状、严重程度，为设定目标提供依据。现场把握要遵循“三现原则”，即到现场针对现物进行现场考察，以确保收集的数据全面、客观真实。

(2)根据选定的主题，召开圈会，设计适合本圈现场所需要的，易于数据收集、整理的查检表，包括数据的收集周期、收集时间、收集方式、记录方式及责任人。

(3)核查和完善查检表。按照查检表的要求开始收集数据。针对收集的数据过程中所发生的困难点，全员检讨，并提出解决方法。

(4)对收集的数据进行整理、分析，找出影响问题的关键项目，确定改善重点。

(5)常用质量管理的工具：查表法，直方图、柏拉图等。

4. 目标设定

主题决定和现场把握后，必须制定改善的活动目标，目标值与改善项目的程度及活动效益相关联。制定目标应配合医院和部门方针，以本圈为主题，依据圈状况，自主制定明确、具体、切实可行的活动目标。

5. 解析

(1)查找原因：召开圈会，对“把握现状”阶段获得的信息进行分析，找出影响问题的原因。

(2)原因分析：列出所有可能影响问题的原因后，利用5W1H或5 - Why的自问自答方式，整理出可能的“原因”。找出的原因要具体、明确且便于制定改善对策。

6. 对策拟定

(1)根据实际观察、分析、研究的结果，集思广益。提出对策，由圈员分工整理成具体的对策方案。

(2)在圈会上对对策方案进行分析，选择有效的对策方案。有效的对策应满足的条件：能合乎品质、成本、效率要求；有改善的效果，能达到预期的改善目标；对圈员、对同事工作不会造成负担，绝对安全可靠。

(3)制定对策计划书，定出具体的目标、步骤、日程和负责人，注明提案人。同时提出具体合理化改善构想。对策实施计划书及合理化改善构想呈报部门主管，批准后实施。

(4)常用质量管理工具：头脑风暴法、系统图法、评价法、亲和图、查检表。

7. 对策的实施与检讨

(1)实施前召集相关人员进行说明及教育培训，保证实施过程中方法正确；

(2)按照对策实施计划书及合理化改善构想，分阶段实施对策；

(3)密切注意实施状况，收集相关数据，观察并记录，定期检讨。实施中如发现效果不佳可重新调整后实施；

(4)实施后必须立刻确认效果，再实施下一个对策；

(5)常用质量管理工具：查表法、直方图、排列图、推移图。

8. 效果确认

(1)有形成果：通常是可以用物质价值形式表达出来，能直接计算其经济效益的成果。可以用查表法、直方图、排列图表达。

(2)无形成果：通常是难以用物质或价值的形式表达出来，无法直接计算其经济效益的成果。可以用雷达图表达。

9. 标准化

标准化的目的是把品管圈有效对策和成果纳入标准体系中，如建立标准操作流程，制定标准书，通过教育和培训使所有同事都能了解和遵守。建立标准化应按照统一化、规格化、系列化、规范化的原则进行。

10. 检讨与改进

对品管圈活动过程进行反省与评价，检讨各步骤或质量控制工具运用上的优缺点及今后努力方向。明确残留问题或新发生的问题，列出下期活动主题，拟定今后活动计划。

(四)品管圈活动对护理质量管理的意义

1. 改变了护理质量管理的模式

以往的护理管理方式大都是自上而下的管理，护士是被管理者、被检查者，而品管圈则提供由下而上的管理模式，使护士自动自发地参与管理活动，并在工作中获得满足感。

2. 有利于提高护士评判性思维能力

品管圈活动的特点是人人都有参与决策和解决问题的机会。参与活动的护士必须通过认真观察、学习才能提出问题，采用科学的统计技术和工具来分析问题，并制定出改进措施，有利于提高护士评判性思维能力和解决问题能力。

3. 有利于增强团队合作意识

品管圈重视团队活动，强调通过相互沟通，让组员感受到共同协作的快乐，有利于增强团队合作意识，提高团队协作能力和凝聚力。

4. 有利于促进标准化管理

品管圈采取科学的方法查找问题的原因、制定对策、实施、效果确认及评价，有利于促使护理质量不断改进。

（陈亚梅）

第三节　质量管理的常用工具

一、检查表

（一）概念

检查表（Data - collection Form）又称调查表、核对表、统计分析表，是用来系统地收集和积累数据，确认事实，并对数据进行粗略整理和分析的统计图表。

（二）使用目的

系统地收集资料、积累信息、确认事实并可对数据进行粗略的整理和分析。也就是确认有与没有或者该做的是否完成（检查是否有遗漏）。

（三）工具制作步骤与应用

检查表的制作通常包括以下5个步骤：

（1）明确收集资料的目的；

（2）明确为达到目的所需的资料及所用的分析方法；

（3）要根据目的不同设计检查表格式，包括检查者、检查时间、地点和方式等项目；

（4）对搜集和记录的部分资料进行预先检查，确定检查表格式设计的合理性并做出评价；

（5）必要时应评审和修改检查表格式。某医院某科室护理教育评价的检查表见表8－2。

二、排列图法

（一）概念

排列图（pareto chart）又称为帕累托图，它是将质量改进项目从重要到次要进行排序的一种图示技术，是找出影响产品质量主要因素的一种有效方法。排列图由一个横坐标、两个纵坐标、几个按高低顺序排列的矩形和一条累计百分比折线组成。排列图建立在帕累托原理的基础上。意大利经济学家帕累托研究社会财富分布状况时发现。在社会中，拥有财富最大部分者只占总体人口的较小百分比，而大多数的人只拥有财富的较小部分，即“关键的少数和次要的多数”原理。美国质量管理学家朱兰最先把这一原理运用到质量改进活动之中。同社会财富的分布状况类似，在质量改进的项目中，其中的少数部分起着主要的、决定性的作用，通过区分“关键的少数和次要的多数”，就可找到最具改进潜力的问题，从而用最小的努力获得最大的改进。

表 8－2　某医院护理教研组对于各科室护理教育评价的检查表

项目	评价内容	评价等级				
		10 分	8 分	6 分	4 分	2 分
教学管理评价	你对医院临床科室的护理教学质量的总体评价					
	每轮科室教学查房组织、完成情况					
	每轮科室小讲课组织、完成情况					
	每轮科室操作示范组织、完成情况					
	出科理论和操作考核组织、完成情况					
	护士长关注护理带教质量					
	带教总体氛围					
	你对医院临床科室带教总体满意度					
带教老师评价	带教老师的态度					
	带教老师的专业知识水平					
	带教老师的临床操作技能水平					
	带教老师的小讲课水平					
	带教老师的操作演示水平					
	临床科室的教学查房水平					

(二) 使用目的

排列图有两个主要作用：一是按重要顺序显示出每个质量改进项目对整个质量问题的影响和作用；二是找出“关键的少数”，抓住关键问题，识别质量的机会。

(三) 工具制作步骤与应用

排列图的制作通常包括以下 6 个步骤：

(1) 确定质量分析的问题(如产品缺陷)。

(2) 搜集影响问题的项目数据，并将相同项目(如缺陷原因、缺陷发生的部位或单位)归类，统计各类项目的出现频数。

(3) 按频数大小由高到低把各类项目排序，以长方形表示在横轴上。高度即为频数。

(4) 计算每个项目占总项目的百分比。

(5) 计算累计比率(即累计频率)，画出累计频数曲线，即帕累托曲线，用来表示各项目的累计作用，便完成了帕累托图的绘制。

(6) 找到关键的少数(累计占 80% 左右的项目)，确定对质量改进最重要的项目。

例：某腹透中心患者血浆白蛋白丢失原因排列图，见图 8－7。

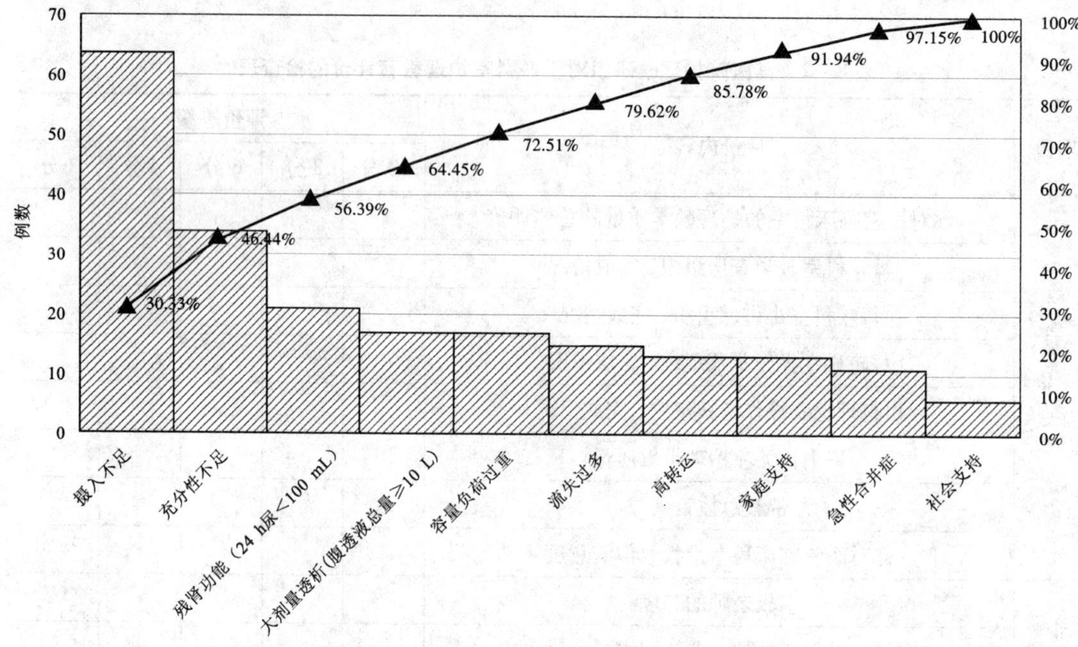

图 8－7　患者血浆白蛋白丢失原因排列图

三、因果图法

(一)概念

因果图(cause and effect diagram)又叫石川图、特性要因分析图、树枝图、鱼骨图等。它是表示质量特性波动与其潜在原因的关系，即表达和分析因果关系的一种图表。

(二)使用目的

运用因果图便于找到问题的原因，对症下药，解决质量问题。因果图在质量管理活动中(如 QC 小组活动中)的质量分析方面有着广泛用途。

(三)工具制作步骤与应用

因果图的制作通常包括以下 5 个步骤：

(1)简明扼要地规定结果，即规定需要解决的质量问题。

(2)规定可能发生的原因的主要类别。

(3)把结果画在右边矩形框中，然后把各类主要原因放在左边矩形框中，作为结果的输入。

(4)寻求次一级的原因，画在相应的主(因)枝上，并继续层层地展开下去。

(5)从最高层(最末一层)的原因(末端因素)中选取和识别少量对结果影响大的原因(称为重要因素或要因)，必要时需要进一步验证。

例：某科室分析护士记录输液卡不规范的原因，做出因果图，如图(8－8)。

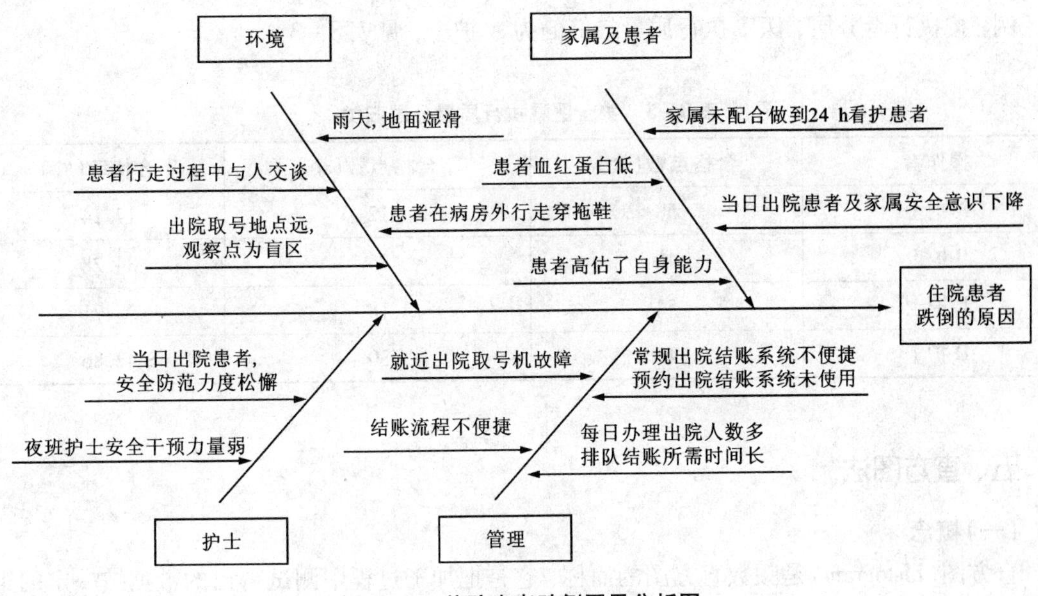

图 8－8　住院患者跌倒因果分析图

四、分层法

(一)概念

我们知道，引起质量波动(或称变异)的原因多种多样，因此搜集到的质量数据和意见往往带有综合性。为了能够真实反映产品质量波动的原因和变化规律，必须对质量数据、意见等进行适当地归类和整理，这种方法也被称为分层法(stratification)。分层法又叫分类法、分组法，是指按照一定标志，把搜集到的大量有关某一特定主题的统计数据、意见等加以归类、整理和汇总。

(二)使用目的

分层的目的在于把杂乱无章和错综复杂的数据和意见加以归类汇总，使之更能确切地反映客观事实。分层的目的不同，分层的标志也不一样。分层的原则是，同一层次内的数据波动(意见和观点差别)幅度尽可能小，层与层之间的差别尽可能大。这样才能达到归类汇总的目的。基于不同的分层标志，有多种分层方法。常用的分层标志有5M1E、时间、意见和观点等。可根据具体情况灵活选用和细分，也可以在质量管理活动中不断开发出新的分层标志。

分层法常用于归纳整理所搜集到的统计数据，或归纳汇总由“头脑风暴”法所产生的意见和想法。分层法常与其他方法结合起来应用，如分层直方图法、分层排列图法、分层控制图法、分层散布图法、分层因果图法和分层调查表法等等。

(三)工具制作步骤与应用

分层法的制作通常包括以下 5 个步骤：

(1)收集数据和意见；

(2)将采集到的数据或意见根据目的不同选择分层标志；

(3)分层；

(4)按层归类；

(5)编制分层归类图。

例：按执行者分层，医嘱执行质量最好的为A护士，见表8-3。

表8-3 护士医嘱执行质量分层归类

操作者	合格点数(个)	不合格点数(个)	不合格率(%)
A护士	58	12	17.14
B护士	46	24	34.28
C护士	52	18	25.71
D护士	40	30	42.86

五、直方图法

(一)概念

直方图(histogram)是频数直方图的简称，它是把加工过程中测试得出的数据按一定的组距加以分组归类做出直方图，然后与设计规格的公差范围对比，判断生产过程是否稳定。其形式是用一系列宽度相等(表示数据范围的间隔)，高度不等(表示在给定间隔内的数据数)的长方形表示。

(二)使用目的

(1)直观地显示了质量波动的状态；

(2)较直观地传递有关过程质量状况的信息；

(3)当人们根据直方图的图形研究质量数据波动状况之后，就能掌握过程的状况，从而确定在什么地方进行质量改进工作。

(三)工具制作步骤与应用

直方图的制作通常包括以下6个步骤：

(1)集中和记录数据，求出其最大值和最小值。数据的数量应在100个以上，在数量不多的情况下，至少也应在50个以上。我们把分成组的个数称为组数，每一个组的两个端点的差称为组距。

(2)将数据分成若干组，并做好记号。分组的数量在5~12之间较为适宜。

(3)计算组距的宽度。用最大值和最小值之差去除组数，求出组距的宽度。

(4)计算各组的界限位。各组的界限位可以从第一组开始依次计算，第一组的下界为最小值减去最小测定单位的一半，第一组的上界为其下界值加上组距。第二组的下界限位为第一组的上界限值，第二组的下界限值加上组距，就是第二组的上界限位，依此类推。

(5)统计各组数据出现频数，作频数分布表。

(6)作直方图。以组距为底长，以频数为高，作各组的矩形图。

例：2017年5月某医院患者满意度考核统计，做出直方图见图8-9。

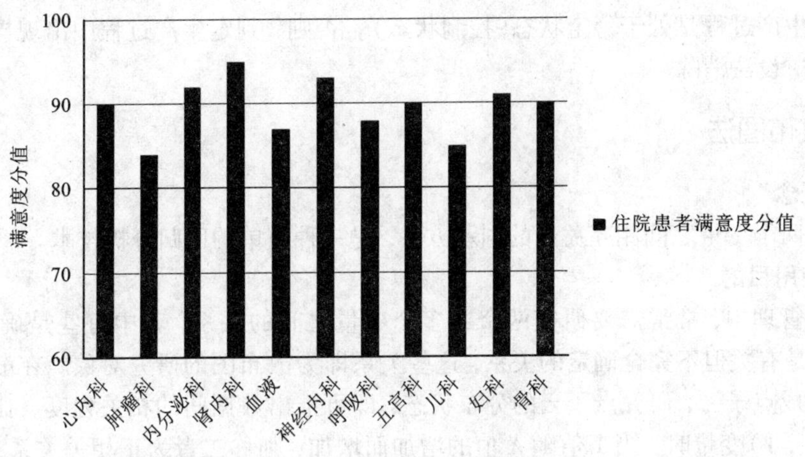

表 8－9　满意度考核直方图

六、控制图法

(一)概念

控制图法是以控制图的形式，判断和预报生产过程中质量状况是否发生波动的一种常用的质量控制统计方法。

控制图的种类：

1. 计量值控制图

(1)平均值－极差控制图，一般用符号 $X-R$ 图表示。

(2)中位数－极差控制图，一般用符号 $X-R$ 图表示。

(3)单值－移动极差控制图，一般用符号 $X-Rs$ 图表示。

2. 计数值控制图

(1)不合格品数控制图，一般用符号 Pn 图表示。

(2)不合格品率控制图，一般用符号 P 图表示。

(3)缺陷数控制图，一般用符号 C 图表示。

(4)单位缺陷数控制图，一般用符号 U 图表示。

控制图的种类虽有不同，但它们的基本原理却是共同的。

(二)使用目的

直接监视生产过程中的过程质量动态，具有稳定生产，保证质量、积极预防的作用。

(三)工具制作步骤与应用

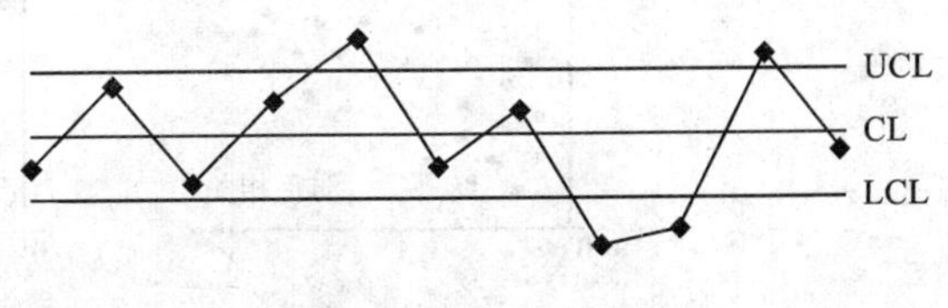

图 8－10　控制图

控制图的基本形式如图(8－10)所示。在直角坐标中有三条线。纵坐标表示需要控制的质量特性值，横坐标表示按系统取样方式得到子样的编号；上、下两条虚线表示上控制界限(UCL)和下控制界限(LCL)，中间的细直线表示中心线(CL)。在控制图上，把采取系统取样方式取得的子样质量特性值，用点子描在图上的相应位置。若点子全部落在上下控制界限之间，且点子排列没有什么异常状况时，应说明生产过程是处于稳定状态(控制状态)。否则，判定生产过程中出现异常因素，则应查明原因，设法消除。

七、散布图法

(一)概念

是研究两个变量之间相互关系的图示方法，是一种简单的回归分析技术。

(二)使用目的

在质量管理中，常常需要研究两个或多个变量之间的关系，其中有些是确定的函数关系，有些则是有关但不完全确定的关系，这些关系即为散布图的研究对象。在散布图中，成对的数据形成点子云，研究点子云的分布状态，即可推出数据间的相关程度。比如，研究成对出现的(X, Y)变量时，当 Y 值随 X 值的增加而增加，则称二者为正相关关系；反之，当 Y 值随 X 值的增加而减少时，则称二者为负相关关系。

(三)工具制作步骤与应用

散布图的制作通常包括以下 5 个步骤：

(1)确定要研究的数据组成对数据(X, Y)；

(2)搜集二者的成对数据一般不少于 30 对；

(3)标明 X 轴与 Y 轴；

(4)描点作图(当两对的数据值相同时，即数据点重合时，可围绕数据点画同心圆表示，或在该点最近处画点)；

(5)分析变量的相关程度。

利用散布图进行简单的分析方法一是对照典型图例作为判断，二是利用简单象限法，即分别作 X 轴平行线，将点子云的点数上下基本平分，作 Y 轴的平行线，将点子云左右基本平分，而后根据对角象限的点子数判断相关关系，如图(8－11)。如果需进一步精确分析变量之间的相关关系，则还需要建立回归方程符进行相应的回归分析和计算。

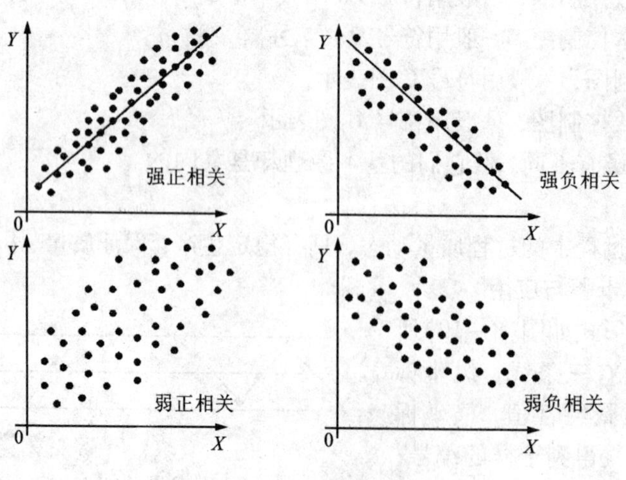

图 8－11　散布图

例：2017年5月某医院住院患者满意度考核统计，做出散布图

应用散布图应注意的事项：

1. 应将不同性质的数据分层作图，否则将会导致不真实的判断结论；

2. 散布图相关性规律的应用范围一般局限于观测值数据的范围内，不能任意扩大相关判断范围；

3. 散布图中出现的个别偏离分布趋势的异常点应在查明原因后予以剔除。

例：某医院对100位患者住院天数及住院满意度进行调查，进行相关性分析，做出散布图，如表8－12。

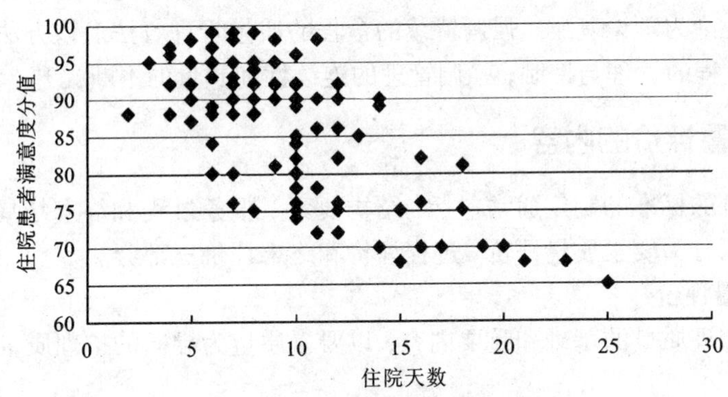

图8－12　患者住院天数与满意度散布图

（王丽雅）

第四节　护理质量评价与持续改进

持续质量改进（continuous quality improvement，CQI）是在全面质量管理基础上发展的，以系统论为理论基础，强调持续的、全程的质量管理方法。该方法在注重终末质量的同时，更注重过程管理、环节控制，强调管理的连续性和质量的不断提升。

质量改进不同于质量控制。质量控制是使产品或服务保持已有的质量水平，或符合相关标准；质量改进是在现有质量水平基础上逐步提高使质量达到一个新水平、新高度。质量改进必须遵循以下要求：①质量改进是为了做得更好；②质量改进必须把服务对象的利益放在第一位；③质量改进必须得到组织内所有人的认同与参与；④发现需要改进的问题是质量改进的契机；⑤质量改进策略需建立在充足的资料和数据基础上；⑥质量改进是一个持续的过程。

一、护理质量评价的目的与原则

（一）护理质量评价的目的

（1）可以衡量工作计划是否完成，衡量工作进展的程度和达到的水平。

（2）工作人员工作是否按预定的目标或方向进行。

（3）根据提供护理服务的数量、质量，评价护理工作需要满足患者的程度、未满足的原因及其影响的因素。为管理者提高护理质量提供参考。

(4)评价指标和批准的确立是质量控制的主要形式和护理的指南。

(5)通过评价工作结果，可以肯定成绩，找出缺点和不足，并指出今后的努力方向。也可通过比较，选择最佳方案，如选用新技术、新方法等。

(6)可检查护理人员工作中实际缺少的知识和技能，为护士继续教育提供方向和内容。

(二)护理质量评价的原则

(1)评价应是实事求是的。评价应建立在事实的基础上，将实际执行情况与原定的标准和要求进行比较。这些标准必须是评价对象能够接受的，并是在实际工作中能够衡量的。

(2)对比要在双方的水平、等级相同的人员中进行，就是所定标准应适当，不可过高或过低。过高的标准不是所有的护士都能达到的。护理质量持续改进：是在全面质量管理基础上发展的，以系统论为理论基础，强调持续的全程的质量管理方法。该方法在注重终末质量的同时，更注重过程的管理与控制，强调管理的连续性和质量的不断提升。

二、护理质量评价的内容

护理质量评价的标准的制定通常包括，结构要素、服务过程和终末结局，因此护理质量评价的内容也可以分为要素质量评价、过程评价和终末评价三部分。

(一)要素质量评价

要素质量是护理质量的基础和重要内容，以要素质量为导向的护理质量评价主要包括以下几个方面：

1. 物理环境及资源

病区的建筑结构和设施、医疗护理活动空间、空气质量。卫生条件、仪器设备、药品和器材等，是护理质量的基础性内容。

2. 人力资源

主要指护士个人素质和业务水平是否合乎标准、职责是否明确，护理方式的选择是否恰当，管理者的组织协调是否合理等。

3. 组织结构和系统

可根据医院的规模，设置二至三级质量管理组织，以满足质量目标要求，并定期进行质量控制活动。

4. 各种规章制度的制定及执行情况

主要指各类规章制度是否健全并得以落实，护理文书是否完整，后勤保障工作是否到位等。以要素质量为导向的评价方式有现场检查、定期考核、问卷调查、查阅资料等。

(二)过程评价

过程质量是指护理的全过程中各个环节的质量，又称环节质量。过程质量评价主要评价各项护理标准的实施情况，从而反映出护理活动过程是否达到质量要求。一方面，护理质量管理贯穿于护理工作的全过程和各个环节之中，任何一个环节的质量活动没有做好，都可能影响整体护理质量。另一方面，加强环节质量能够及时有效地反映护理工作问题，实现前反馈控制，促进质量持续改进。根据护理工作程序和工作性质，过程质量评价包括从就诊、入院、诊断、治疗、护理到出院等各个阶段的工作质量评价。目前临床护理质量评价重要集中在关键环节和重点对象上，如正确执行医嘱情况，手术安全核查程序执行情况，患者身份识别准确性，危重患者抢救、交接程序执行情况，以及病情观察、健康教育实施情况。

（三）终末评价

终末质量即护理服务的最终结果，是要素质量和环节质量的综合反映，是护理服务全过程的最终体现。医疗卫生服务的结果是患者在接受服务后生理、心理及社会健康状态的改变，因此，终末质量评价应从患者角度出发，临床护理效果、健康相关知识和行为改变、服务对象的满意度等是护理终末质量评价的重要方面。此外，终末质量评价还应从对医疗机构的影响度进行分析，如对医疗机构服务质量、形象和经济效益等也应纳入评价范畴。

要素质量、过程质量、终末质量评价三者不可分割，反映了护理工作的全面质量要求。其中，要素质量是质量控制的基础，可通过要素质量评价掌握质量控制全局；过程质量是保证条件，其评价有利于护理措施的落实和护理工作的正常进行；终末质量是护理工作的最终结果与反馈，并可为下一周期的护理质量管理提供依据。实际工作中一般会采用三者相结合的评价，即通过综合评价实施全过程质量管理。

三、护理质量评价的形式

（一）建立健全质量管理和评价组织

成立护理质量督导组是护理质量管理和评价的组织保证。医院分管护理工作的副院长或护理部主任任督导组组长，督导组由科护士长及部分护理专家组成，科室与病区分别成立护理质量控制小组，形成护理部、科护士长、护士长三级循环管理体系。

1. 一级监控

以病区护士长为核心，成立由护士长和2～3名护理骨干组成的质控小组，建立科学的质控制度，进行自我监控，要求每日检查，每周讲评。

2. 二级监控

以病区护士长为核心，成立由护士长和2～3名护理骨干组成的质控小组，随机检查各病区护理质量，即时监控与指导。

3. 三级监控

护理部成立由护理部主任、科护士长和护理专家组成的质控小组，根据医院质控标准，每季度进行质量大检查，主动发现问题并提出整改意见。

（二）加强信息管理

信息是质量管理的重要基础，是计划和决策的依据。护理质量管理依赖于护理信息的正确、及时与全面。因此，护理管理者要注意信息的获取和应用，对各种信息流进行集中、比较、筛选、分析，从中找出干扰质量的主要和一般的、共性和个性的因素，再从整体出发，结合客观条件作出适当指令。

（三）采用数理统计指标进行评价

医院护理部应根据各科室报表及检查、督导情况，建立反映护理工作数量、质量的统计指标体系，使质量评价更具有科学性。运用统计方法时要注意统计资料的真实性、完整性和准确性，注意统计数据的可比性和显著性。按照统计学原则要求，正确对统计资料进行逻辑处理。

（四）评价的时间

1. 定期评价

（1）综合性全面定期检查评价：有月评价、季度评价、年度评价等，由护理部统一组织全面检查评价。检查时应有侧重，注意重点单位重点问题。

（2）专题对口检查评价：根据每个时期的薄弱环节，组织对某个专题项目进行检查评价。

时间随任务内容而定，质量管理人员按质量标准定期检查评价。

2. 不定期评价

各级护理管理人员、质量管理人员根据临床实际和相关检查评价标准、随时深入到临床科室进行检查评价。

四、护理质量评价的方法

护理质量评价的结果分析方法有多种，根据收集数据的性质不同可采取不同的分析方法，常用方法有定量分析和定性分析。定量分析是对各级护理单位及个人的各项工作制定评价标准通过量化分析进行评价的方法。定量分析法可以减少主观因素造成的误差，有利于评价对象之间的客观公正的比较。定性分析往往建立在严格的定量分析基础上，通过定性分析有利于寻找主要质量问题及影响因素。

护理质量评价常用的定量分析方法有以下 3 种。

1. 标准化评价方法

对护理质量管理中实际或潜在的问题制定共同和可重复使用的评价标准，并对每项标准设立分值，根据标准评价护理工作的质量。评价时对照标准进行检查或考核评分，最后将分相加，评分越高质量越好。

2. 因素比较法

因素比较法是将护理工作质量分为若干因素或要素，再把每个要素评价区分成多个不同等级，评价时根据工作的实际情况将不同因素和不同等级对应起来，各等级意见的综合或数值的总和即为护理质量评价的结果。

3. 加权平均法

加权平均法就是进行评价检查时，根据管理者认为的各资料的重要性的不同，分别给以不同的权数加以平均的方法。此法可根据权重不同，突出护理工作中的质量问题，可引导护理人员的高度重视程度。

随着护理管理不断向科学化、信息化和数字化发展，管理学及统计学中常用的质量分析方法也在护理质量评价中得到较好的应用，如寻找影响质量的各因素及其关系的因果图、直观有序的排列图等，对护理质量管理起到较好的促进作用。

五、护理质量持续改进

（一）质量持续改进概述

持续质量改进（continuous quality improvement，CQI）是在全面质量管理基础上发展的，以系统论为理论基础，强调持续的、全程的质量管理方法。该方法在注重终末质量的同时，更注重过程管理、环节控制，强调管理的连续性和质量的不断提升。

质量改进不同于质量控制。质量控制是使产品或服务保持已有的质量水平，或符合相关标准；质量改进是在现有质量水平基础上逐步提高使质量达到一个新水平、新高度。质量改进必须遵循以下要求：①质量改进是为了做得更好；②质量改进必须把服务对象的利益放在第一位；③质量改进必须得到组织内所有人的认同与参与；④发现需要改进的问题是质量改进的契机；⑤质量改进策略需建立在充足的资料和数据基础上；⑥质量改进是一个持续的过程。

(二)护理质量持续改进的方法

护理质量持续改进最常用、最典型的方法是 PDCA 循环法。该方法已在本章第二节详细介绍，这里不再赘述。此外，下面两种方法可以分别从“事前预防”和“事后纠正”两个方面加强质量管理，并使护理质量持续改进。

1. 失效模式与效应分析

失效模式与效应分析(failure mode and effects analysis，FMEA)是一种基于团队的、系统的及前瞻的分析方法，用于识别一个程序或设计出现故障的方式和原因，以及为改善质量提供建议并制定措施。FMEA 强调的是“事前预防”，即预见性地发现流程欠缺，在发生问题前修正已经失效的模式，防患于未然，避免发生不良事件及质量问题。

2. 根本原因分析法

根本原因分析法(root cause analysis，RCA)是对不良事件进行回顾性分析，进而使质量不断改进的管理方法。通过对已经发生的事件和问题进行分析，找出发生问题的根本原因，针对其薄弱环节及程序缺陷进行修改或重新设计，以减少或防止类似事件重复发生。该方法的核心理念是分析整个系统及过程，而非个人执行上的过错与责任。

在护理质量管理中实施 RCA 时，护理管理部门应先建立专业化的项目质量改进小组。根据项目性质，选择相关的护理业务骨干参与，由具有丰富管理经验的护理专家任组长，分析质量各个环节，找出影响质量的根本原因，重新修改、细化护理工作(操作)流程，明确质量标准，在实施过程中及时总结评价，以便继续巩固。虽然根本原因分析法不能提前阻止错误的发生，只是“事后纠正”，但仍能起到亡羊补牢的作用，使同类不良事件不会再次发生，达到了护理质量的持续改进。

护理质量改进是一种不间断的过程，没有终点。护理管理者应建立前瞻性的护理质量管理模式，将质控的重点前移，同时对不良事件进行原因分析和调查总结，采取“事前预防”与“事后纠正”相结合的方法，不断推进护理质量提升。

思考题

1. 如何将 PDCA 循环应用于提高护理人员的临床能力方面?
2. 利用品管圈的理论阐述护理质量管理的重要性?
3. 如何利用五常法做好病区的物品管理?
4. 根据图 8－12，分析该散布图中的两个变量之间的关系。
5. 结合自己学习、生活或工作中遇到的问题，做出一张检查表。

(陈亚梅)

第九章　护理信息管理

随着社会的快速发展和进步，科学技术正逐步改变人类的生活方式。尤其是信息时代的到来，给整个人类文明带来了翻天覆地的变化。信息，渗透到了每个地区每个角落并影响到了每一个人。认识信息的价值，重视信息资料的收集与管理，是新时期提高工作效率、增强管理科学性、规范工作行为的根本。目前，计算机、网络、信息技术等软硬件在医院护理工作的各个方面得到广泛应用，护理工作的科学化、合理化和现代化水平逐步提升。提高对护理信息化建设的认知、学习相关知识和技术、加强护理信息管理已然成为新时期护理工作者必须获得的素养和能力。

第一节　信息概述

一、信息的相关概念

信息，全世界没有明确统一的定义。一般分为广义和狭义两种。广义的信息是指语言、文字、符号、声像、图形或数据等知识或消息，它本身并不是事物，但反映客观世界中事物的特征及变化。狭义的信息是针对接收信息者而言，指经过加工和整理后对于接收信息者有某种使用价值的消息、数据或情报等的总称。相同的数据对于不同的人会产生不同的解释，因而得到不同的信息，对各自的决策起到不同的影响。

从信息的各种定义我们可以得出，信息是客观事物变化和特征的最新反映；是客观事物相互作用、相互联系的表现；信息的范围很广，同时，需要经过传递才能获得。

二、信息的特征

事物均有区别于其他的本质属性，信息也不例外。也许各种信息的具体内容不尽相同，但有共同的基本特征：

1. 真实性

正确反映客观事物的存在、特征和变化，是信息的核心特征。信息价值的大小，主要取决于信息是否符合事实。因此，要充分重视信息的真实性，避免造成决策失误，从而导致巨大损失。

2. 传递性

信息只有在传递中才能发挥价值。要获取、利用信息，进行信息反馈，都需要进行传递才能实现。

3. 依附性

信息本身并无实质存在，需要依附于某种载体才能进行交流传递。如人们通过语言、文字、声音、图像、光波、光盘、磁带等物质载体识别、传递、显示、储存和利用信息。

4. 时效性

信息的价值与时间有关系。一般情况下，随着时间的推移，信息的价值会递减，如科技、股票以及不断变化的医学研究等相关的信息。在使用此类信息时，要注意及时性，滞后的信息可能导致决策失误。但是一些信息需要经过时间的检验才能得以证明其价值，名人字画、古物等，随着时间的沉淀，其价值也就越高。

5. 共享性

信息相较于其他事物，还具有不会消耗的属性。这即是信息的共享性特征。一旦信息为人掌握，便可通过以上所说的各种途径进行传递，使世界共享信息。尤其现在的信息和网络技术空前发达，各种信息共享与利用已愈发简便快捷，尤其还可以加工为二次信息，三次信息，并赋予其新的价值，大大提高了信息的利用效率，推动了整个人类社会的进步。

三、信息的分类

信息的种类具有多样性，通常以信息发生的领域以及表现形式进行分类。

1. 以信息发生的领域进行划分

(1) 自然信息：指自然界中无生命物体传播的各种信息，如风雨雷电、山川河流、春夏秋冬等传递的信息。

(2) 生物信息：指自然界中各种动植物等生命物体相互传递的信息，如疾病传播、植物授粉等。

(3) 社会信息：指人与人之间交流的信息，此类信息并不是原始信息，而是一定条件下，经过人们识别、筛选、加工后形成的信息。如政治信息、经济信息、文化信息、科技信息等。

2. 以信息表现形式进行分类

(1) 口语信息：指以口头语言的形式获得的信息。如谈话、会议、讲座或学术交流等，具有传递性强、互动性强等特点，但稍纵即逝，久传易出现差异。

(2) 文献信息：指以文字、图型、音频、视频等载体形式保存的知识和信息。这类信息是目前数量最大、利用率最高的信息资源。如书写型的病案、统计报表，印刷型的图书、报纸、期刊杂志，声像型的电影、幻灯，机读型的硬盘、光盘等均属于文献信息。

第二节　医院信息管理

一、概述

当人类跨入信息化时代，信息技术也在医疗系统快速蔓延。随着各种信息系统的开发和引进，医院进入了一种实时信息传输和智能信息处理的数字化时代，为医院管理、医疗活动带来日新月异的各种变革。如今，充分、合理利用信息及信息技术提升医院管理及服务能力成为衡量医院管理水平的重要指标之一。

(一) 医院信息管理的概念

医院信息管理是指通过信息的管理为管理和临床决策服务。包括利用信息及相应的技术和系统服务于医院行政管理、医疗服务及质量监控等，在充分利用信息的基础上进行管理决策，从而推动医院的改革和发展。医院信息管理可针对以下几个方面进行探索和研究：全面、系统地研究管理医院所需要的信息内容；建立健全的信息管理制度；不断探索更有效的信息处理方式；普及信息和管理知识。

（二）医院信息管理发展现状

据研究报道，近10年来医院信息管理领域从电子病历建设、医疗质量信息化管理、医院管理信息化、数字医院的建设到医院网络信息安全等方面均有涵括。随着新医改的东风，中医医院信息化及医院信息化过程中的医院改革和成就也逐渐成为医疗信息领域的关注点。随后，一些医院开始借助新的计算机网络技术（物联网、云计算等）建立信息化平台、数据中心以实现数据共享。近年，随着智能手机设备的不断成熟，医院信息化开始聚焦于医疗移动终端，建立一体化的信息集成平台；大数据时代的到来，借助新型的计算机技术进行医疗数据的挖掘以服务于医疗活动又成为研究的热点。

二、医院信息系统

医院信息系统（hospital information system，HIS）是医学信息学的分支，是利用电子计算机和通讯设备，为医院所属各部门提供患者诊疗信息和行政管理信息收集、存储、处理、提取和数据交换的能力并满足授权用户的功能需求的平台。它包括医院管理信息系统和临床医疗信息系统。

（一）我国医院信息系统的发展历史

20世纪60年代开始，美国开始了HIS的研究，日本、欧洲国家逐渐跟上，而我国从20世纪70年代末期才开始将信息系统运用于医疗行业，并经历了以下几个阶段的发展。

1. 单机单任务阶段

20世纪70年代末期至80年代初，开始出现小型机的运用，随着苹果PC机和Basic语言的普及，一些医院开发了一些小型管理软件，如工资软件、出院患者费用管理等。

2. 部门级系统应用阶段

20世纪80年代中期，一些医院开始建立小型局域网，并开发出基于部门管理的小型网络管理系统，如住院管理、药房管理、门诊计价及收费发药等。

3. 全院级系统应用阶段

20世纪90年代以后，实现了完整的医院管理网络系统的开发与应用，HIS系统也由此而逐渐完善，全院数据共享，临床实验室检查报告系统（LIS）、医学图像实时传输与查询及归档系统（PACS）、办公信息自动化处理系统（OA）等得以开发和应用。现今国内医院的信息系统大都处于这一阶段。

4. 区域医疗探索阶段

近年来，国内逐渐开始了区域医疗信息化探索，即在一定区域内建立跨医院的信息交换平台，实现检验结果共享、远程医疗、双向转诊等功能。

（二）医院信息系统的特性

医院信息系统是所有信息系统中较复杂的一类，它不仅要追踪人、财、物所产生的各种信息，还要管理整个医疗、教学、科研活动所产生的数据。在实现医院信息管理的过程中，要求医院信息系统应具有以下特性：

1. 高效率、大容量、多功能

门急诊量大、出入院多是很多大型医院的共性，而患者反复看病、住院产生的病史资料、医疗记录等呈动态增长，再加上医疗中所产生的信息不仅包含文字，还需要进行大量的图形、图表和影像的储存与处理，这些需要一个高效率、大容量、多功能的数据库管理系统。

2. 不间断、高安全

患者 24 小时住院，需要 7 天/24 小时不间断系统进行信息管理。同时，患者的信息是隐私，其医疗记录具有法律性，有严格的保密要求，需要有安全的信息系统进行管理。

3. 可扩充、界面友善

随着数据的增加，各种新系统的开发与应用，需要对现有信息系统进行扩充，满足医院不同部门、不同时期的要求。临床信息量大，医护人员需关注的事项多，因此需要一个操作方便、简洁、美观的页面，可以减少差错发生，提高工作效率。

(三) 医院信息系统的作用

随着医院信息系统的广泛使用，它在医疗领域发挥了越来越大的作用。主要表现在以下几个方面：优化工作流程，提高工作效率；科学经营管理，提高经济效益；加强过程监控，提高医疗质量；增加医院透明度，提高医院信誉；实现资源共享，提高信息利用等。由此可见，医院信息系统不仅仅是一个管理软件，它是将医院的管理思想、医院各部门的业务经验以及当今最新计算机技术完美统一起来的整体。

(四) 医院信息系统的内容

一个完整的医院信息系统一般包括医院管理信息系统和临床医疗信息系统两大部分。

1. 医院管理信息系统(hospital management information system，HMIS)

主要功能是支持医院的行政管理与事物处理，减轻事务处理人员的劳动强度，提高工作效率，辅助高层人员决策，辅助医院管理，使医院以更少的投入获得更好的社会、经济效益。如物资供应、财务收支、人力资源、医疗管理、护理管理等系统。

2. 临床信息系统(clinical information system，CIS)

主要功能是支持医院临床医护人员的临床活动，收集和处理患者的临床医疗信息，提供临床数据通讯支持，辅助诊疗、辅助临床决策，提高医护人员工作效率。如医生工作站、护士工作站、PACS、LIS 等系统。

三、病案信息管理

(一) 概念

1. 病案

是指医务人员记录患者疾病诊疗过程的文件，它客观、完整、连续地记录了患者的病情变化、诊疗经过、治疗效果及最终转归，是医疗、教学、科研的基础资料，也是医学科学的原始档案材料。病案记录的形式包括文字、图表、图像、录音等，并通过纸张、微缩胶片、磁盘、光盘等进行保存。

2. 病案管理

是指对病案进行集中、整理归档、保管供应、统计分析以及制定管理的规章制度等。它的职责与功能包括：病案资料的收集、整理、归档、借阅供应、分类编码、质量控制、索引登记、随访登记；为医疗、科研、教学以及社会提供病案信息服务；依法收集医疗统计数据，进行统计分析，向医院和卫生行政部门提供统计报表和统计信息；管理和审定医疗记录表格等。

3. 病案信息管理

随着计算机及其相应技术的普及，病案管理阶段已向病案信息管理阶段过渡。它是病案管理的更高阶段。病案信息管理是在病案管理工作中充分利用计算机技术、网络技术、信息技术对病案资源进行处理、管理、开发并提供利用、挖掘其社会价值，达到为社会发展提供服务的目的。

（二）电子病历

1. 相关概念

电子病历（electronic medical record，EMR）是医疗机构的医务人员对门诊、住院患者（或保健对象）临床诊疗和指导干预所使用的信息、系统生成的文字、符号、图表、图形、数据以及影像等数字化的医疗服务工作记录，是居民个人在医疗机构历次就诊过程中产生和被记录的完整、详细的临床信息资源。它涉及患者资料的采集、存储、传输、处理和利用。可在医疗中作为主要的信息源代替纸张病历，提供超越纸张病历的服务，满足所有的医疗、法律和管理要求。

电子病历系统（electronic medical record system，EMRS）是指为人们提供各种医疗服务过程中采集、存储、传输、提取和处理卫生信息的计算机与通讯处理系统，包括各种医疗知识获取和辅助诊断决策等功能。由于病历信息贯穿于患者在医院就诊的各个环节中，因此，电子病历系统是在HIS上收集其原始、完整的资料，将不同业务系统或不同平台的患者信息集成到一起。

2. 电子病历信息内容要求

（1）临床诊疗信息全要素记录：电子病历集成和融合了患者在医疗过程中所有的诊疗信息，不仅仅是电子病程记录，还包括动态的医学影像、药品耗材厂商、供应商以及检查检验设备等更详实信息。

（2）仅限在医疗机构内部：电子病历记录的内容具有法律责任，因此限于单个医疗机构内部使用。跨医疗机构的信息共享和个人记录属于电子健康档案管理范畴。

（3）与电子健康档案的关系：电子健康档案是以医院电子病历为主体，以信息共享为核心的健康档案。

3. 电子病历建设

电子病历系统是以患者为中心的全医疗过程的数据记录，是建立在医嘱、检验、医学影像、手术麻醉及护理等各类临床信息系统的基础上，以满足临床诊疗现场的信息需求和改善医生临床决策为目的的综合信息平台，完整的临床数据集成、展现以及智能化应用成为电子病历发展的目标，并主要体现在以下三个方面：

（1）无纸化存储：无纸化储存是实现电子病历的必要条件，实现无纸化储存需具备以下条件：电子病历需包括纸质病历的所有内容；其保存和管理应采用国际公认的标准数据语言而不是依附于任何独立厂商的数据格式；能实时记录从各种临床信息系统采集到的诊疗信息和医护人员记录的主客观信息并具备防篡改功能和不可抵赖性；一般用户不得以任何形式访问病历内容，尊重和保护患者的隐私权；有完备的技术和管理手段确保电子病历信息的安全。

（2）一体化展现：电子病历以图形化界面全面展示患者诊疗信息，减少了医务人员多次启动不同子系统的重复操作，可直观有效地调阅、查询、检索和对比不同的诊疗信息，实现快速浏览、书写等各种功能，极大地提高了工作效率，为医生提供了利用患者信息的最有效途径。

（3）智能化应用：电子病历可以实现医疗过程管理、电子化临床路径、闭环医嘱、临床知识库和临床辅助决策支持等应用功能，其智能化水平可以大大帮助提高医生的临床决策能力。

虽然实行电子病历仍然存在人员、技术、硬件、安全及法律等问题，在一段时间内也难以从内容上完全覆盖纸质病历，但当前以电子病历为核心的医院信息化建设已经成为现阶段我国医疗行业推广的重点，不久的将来，电子病历将通过网络，对实现病历数据共享、远程医疗、大规模医疗数据分析等方面发挥更强大的作用。

第三节　护理信息管理

当今医院信息化、网络化正不断推进，在医学领域形成了一种新的技术革命，护理信息化作为其中的一部分起到了推波助澜的作用。护理信息系统的开发与利用已日趋完善和普及，护理信息管理水平也得到了极大提升。

一、概述

护理信息是指在护理活动中产生的各种情报、消息、数据、指令、报告等，通常以声音、图像、文字、数据等形式表现和传递。护理信息管理即是为了有效开发和利用信息资源，通过现代信息技术，对医疗及护理信息资源的利用进行计划、组织、领导、控制和管理的实践活动。

（一）护理信息的特点

护理信息由于与护理专业相结合，具有其自身特点：

1. 生物医学属性

护理信息因与患者健康相关，因此其具有生物医学属性特点。在人体这个复杂的系统中，由于健康和疾病处于动态变化状态下，护理信息又具有动态性和连续性。

2. 相关性

在护理工作中，临床表现的观察、实验室检查结果的参考、患者的自述等都是护理信息的体现。因此，护理信息的产生除了由于疾病的复杂性使若干单个含义的信息相互关联，互为参照，同时也是各部门相互配合参与的共同结果。这种多个信息相互关联，共同表征的状态特点即是相关性。

3. 准确性

医院护理信息的收集需要多部门、多人员的共同参与和配合，信息的收集和传递存在一定的困难。护理信息中一部分可用客观数据进行表达，如出入院患者数、护士出勤率、患者血压的变化等，另一部分则来自主观反应，如患者心理状态的判断，因此护士须及时获取信息、作出准确判断和快速反应。

4. 大量性和分散性

护理信息涉及面广、信息量大、种类繁多且分散。有来自临床、医生、护理管理等各方面的信息；有数据、图像、声音信息；有形和无形信息。

（二）护理信息的分类

护理信息种类繁多，主要分为护理业务信息、护理科技信息、护理教育信息和护理管理信息四类。

1. 护理业务信息

护理业务信息是主要来源于护理临床业务活动中的一些信息。这些信息与护理服务对象直接相关，如患者生命体征信息、入院信息、转科信息、出院信息、患者一般信息、医嘱信息和护理文件书写资料信息等。

2. 护理科技信息

护理科技信息包括国内外护理新进展、新技术、护理科研成果、论文、著作、译文、学术活动情报、护理专业考察报告、护理方面的专利、新仪器、新设备、医院各种疾病的护理常规、卫生宣教资料等。同时还包括院内护理科研计划、成果、著作、论文、译文、学术活动、护士技术档案资料、护理技术资料等。

3. 护理教育信息

护理教育信息主要包括教学计划、实习和见习安排、进修管理资料、继续教育计划和培训内容、日常业务学习资料、历次各级护士考试成绩及标准卷等。

4. 护理管理信息

护理管理信息是指在护理行政管理中产生的一些信息，这些信息往往与护士直接相关，如护士基本情况、护士配备情况、排班情况、出勤情况、考核评价情况、奖惩情况、护理管理制度、护理质量检验结果等。

(三)护理信息收集的基本方法

1. 人工处理

人工处理是指信息的收集、加工、传递、存储等都是用人工书写或口头传递等方法进行。

(1)口头方式：是比较常用的护理信息传递方式，如抢救患者时的口头医嘱和晨交班等都是以口头形式进行信息传递。口头传递简单易行，但容易发生错误，且错误的责任有时难以追查。

(2)文书传递：是最常用的护理信息传递方式，如交接班报告、护理记录、各种护理规章制度等。文书方式保留时间长，有据可查，但传递速度较慢。

2. 利用计算机处理信息

计算机运算速度快，计算精确，有大容量记忆存储功能和逻辑判断能力，是一种先进的信息管理方式。目前在护理管理中应用计算机系统的主要方面有：

(1)临床护理信息系统：主要用于处理医嘱，制定标准的护理计划等。

(2)护理管理信息系统：主要用于护理质量管理，如护理质量控制系统、护士注册处理系统。

(3)护理知识库信息系统：主要用于护理论文检索和护理诊断查询等。

(四)护理人员使用信息的管理

护理信息在护理工作中发挥着重要作用，但因其有专业特点，对护士使用信息提出了要求：

(1)护士需要重视护理信息管理的重要性，自觉参与护理信息的收集、整理、分析和利用。

(2)加强信息制度管理，实行分级负责，减少信息传递过程中的不必要环节，防止数据丢失。

(3)积极参与培训学习，掌握计算机文字处理系统和数据使用等计算机基本知识，保证信息的完整、真实、及时，并对数据进行适当保密。

(4)应对信息及时传递、反馈，经常检查和督促信息管理工作，对违反信息管理制度和漏报、迟报信息、影响正常医疗护理工作或造成患者受损的情况，应追究责任。

(5)学习新技术和新方法，提高利用先进信息技术为临床护理和护理管理服务的能力。

（五）护理信息学

1.概念

与护理信息系统相伴而生的是护理信息学（nursing information，NI），它是应用信息科学理论和技术方法研究解决护理工作中问题的一个专门学科，以护理学理论为基础，以护理管理模式和流程为规范，运用计算机技术加工和交流护理领域的资料和数据，并将研究成果运用于护理工作的实践，以推动护理临床、教学和科研工作的全面发展。信息技术与护理学的碰撞，已然或将要在护理临床、教育、管理等方面开启新的篇章。

2.护理信息学的发展及思考

伴随着1974年国际医学信息学会第一届MEDINFO会议的举办，护理信息学开始萌芽，相关的学术活动已经列入医学信息学会议的讨论中。1980年，美国护理协会（ANA）明确了护理信息学的定义，确定了护理信息学的研究领域主要集中在临床护理、护理教育、护理管理和护理研究方面。1992年美国护士协会（ANA）正式将护理信息学作为护理的一个专科实践领域，并分别于1994年发布、2008年修订了护理信息学实践范围和标准。目前，国际上影响力较大的护理信息学学术组织主要为国际医学信息学会护理信息学工作组（IMIA－NISIG）、护理信息联盟（alliance for nursing informatics，ANI）和美国医学信息协会护理信息学工作组（AMIA－NIWG），以上学术团体的成立和发展极大地推进了护理信息学在全球医疗信息及护理中的影响力。近年来，随着护理信息学对护理事业的日益影响，我国也相继成立了中国医院协会信息管理专业委员会护理信息学组、中国医药信息学会（CIMA）护理信息学专业委员等护理信息学专业团体，致力于发展我国护理信息学。

护理信息学的应用对象是护士，学科基础是护理学、计算机科学和信息技术，应用的内容包括临床护理的护理信息技术、数字化健康护理仪器设备、信息化护理培训教育与护理相关的政策制定、患者教育、自我教育、研究和行政管理上的信息化应用。虽然前期应用发展前景广阔，但护理信息学教育开始于20世纪90年代且发展缓慢，目前大多护理院校的目标是培养护理学生的计算机能力，只有极少护理院校开设护理信息学课程，对于中高级护理信息专业人才的培养仍在探索阶段。在护理信息学的发展中，需要在以下方面进行探讨和努力：

（1）积极推动专业团体的发展：总结国外经验，专业组织团体在护理信息学的萌芽及发展过程中功不可没。我国护理信息学专业组织团体同样肩负着促进我国护理信息学发展的重要使命。临床护士是护理信息学学科建设的设计者和使用者，积极参与护理信息化的学习和临床实践，才能推动和促进护理信息学的发展。

（2）探索我国护理信息职业资格的认证制度：美国信息护士的职业认证是护理信息学发展的重要标志。国家统一的职业资格认证不仅能保障护理信息学专业人才的职业声望和社会认可度，同时也发挥着本领域准入门槛的作用。同时，职业资格认证内的级别晋升，可以促进人才持续提高专业能力。随着信息技术在护理领域的应用以及护理信息人才的出现，研讨出一套我国医疗就业环境支持的、符合我国护理信息学人才特点的职业资格认证体系以保障护理信息人才的储备和就业，是促进护理信息学发展的必要途径。

（3）完善护理信息学的教育体系和教育内容：护士必须具备信息素养和计算机能力以应对信息时代的快速发展。由于教育认知、教材、师资等多方面因素的制约，目前我国仍缺乏正规的护理信息学教育体系，多层次的护理信息学教育形式和人才培养模式。随着医疗领域信息化的持续推进，护士的计算机能力、信息素养和信息管理能力的培养需求逐渐增加。因此，我国在护理信息学教育上需投入更多的研究，结合我国具体情况，分别在培养计划、课程设置、师资力量、培训方式、培养能力等方面探索，逐步提升护理信息学的教育水平。

二、护理信息系统

信息技术与医疗活动的密切结合是21世纪医学发展的重要特征之一。护理信息系统(nursing information system，NIS)的建立和完善改变了传统的护理工作模式，对于贯彻"以患者为中心"的护理理念，提高护理工作质量，促进护理管理的科学化、规范化有着重要意义。

(一)概念

护理信息系统是一个由护理人员和计算机组成，能对护理管理和业务技术信息进行收集、储存和处理的集合，是医院信息系统的一个子系统。自20世纪70年代末计算机进入我国护理领域以来，护理工作信息化经历了从单机上开发单任务的NIS到单机上开发多任务NIS，再到医院局域网环境下开发NIS的发展阶段。如今，应用计算机信息管理进行护理管理，对提高护理质量，使护理管理的科学化、标准化、现代化起到极大的促进作用。

(二)护理信息系统的发展演化

在国外，发达国家如美国的NIS开发应用包括以下环节：①寻找涉及信息系统的理论指导框架；②在此框架指导下确定基本的护理信息数据集(包括信息类目、名称、属性及代码)；③对信息类目结构化，即设计功能模块、每个功能模块包括的类目信息、不同信息类目及不同功能模块间存在的关系、同一类目的信息在不同功能模块间共享；④对信息类目、功能模块及相互间的关系用计算机语言表达；⑤配置所需软硬件运行环境；⑥系统的持续运行、维护和发展完善。因国外的卫生系统框架、医院工作模式、护士职责范围与工作内容等与我国有明显差别，直接使用其NIS不能适用国内医院。

与国外相比，虽然我国的NIS于20世纪80年代初开始起步，护士最早利用计算机处理医嘱是80年代末期，但真正的发展起于21世纪初。从全国影响较早较大的"微型计算机辅助实时责任制护理软件"，到相继出现的"ICU微机管理系统""营养支持微机管理系统""护理部信息综合管理系统""护理人员科技档案管理系统""护理差错事故分析程序""临床护士计算机辅助训练系统""护理学基础试题系统"等，再到近年的"移动护理信息系统"，说明我国的护理信息系统在不断完善和发展，同时也发现实现较为复杂完善的临床NIS，在计算机、通讯和网络技术层面上并不是极困难的挑战。

(三)护理信息系统的应用

护理信息系统在医院的应用广泛，主要包括护理管理信息系统和临床护理信息系统。

1. 护理管理信息系统

(1)护理质量管理信息系统：是通过将护理质控指标和原始数据标准化，赋予权值，建立字典库，并将护理质量控制小组检查结果及时、准确的录入或上传至计算机，由计算机完成这些信息的存储、分析和评价，从而实现护理质量管理信息化。随着科技与技术的发展，部分医院的质量管理系统将移动终端加入，实现了护理质量指标的实时采集和各项检查结果的实时上传，自动统计分析并输出各科室和各种项目质量的分数和达标率，考核结果自动反馈给科室进行整改，整改结果汇集护理管理部门，生成问题汇总列表等功能，极大的促进了护理质量控制管理的改革，使科室护理质量管理量化，减少主观因素对质控的干扰，减少人工统计环节，提高了工作效率与管理水平。

(2)护理人力资源管理信息系统：主要应用于护理人力资源管理的人员配置、培训、技术档案管理等方面。如护理排班管理，护士长可根据患者数、病房床位数、床位利用率、分级护理情况等进行排班、调整和打印生成；护理人员技术档案系统，对护理人员的综合信息，包括个人简历、科研论文、考试考核、技术职称、护士注册等可一次输入，永久保存，有效解决了资料保存不全、查询难的问题；护理人员培训与继续教育学分信息系统，为护理人员的学习提供了方便快捷的途径，国内制作的单机版软件包含急救护理技术、护士工作站、基础护理和护理管理方面的内容；学分管理信息系统的应用规范了护理人员培训与继续教育管理，为医院人事部门提供了护理人员晋职管理的客观依据，有效促进了护理人员培训—考核—管理—使用一体化的良性循环。

国内也有医院开发了以上两种相结合的护理综合信息管理系统，该系统由上述模块综合而成，功能强大，通用性广，实用性好，几乎涵盖了护理管理日常工作中所涉及的各类信息。

2. 临床护理信息系统

(1)护士工作站：护士工作站主要任务为协助病房护士对住院患者完成日常的护理工作。护士工作站的各种信息来自入院登记、医生工作站和住院收费等多个系统，并将产生的信息反馈到医生工作站、药房、住院收费、检验检查等。它的功能包括：①床位管理功能：病区床位使用情况报表、一次性卫生材料消耗量查询等。②医嘱处理功能：医嘱录入、医嘱审核与处理、患者生命体征及相关项目记录、长期与临时医嘱单打印、病区长期及临时医嘱治疗单(口服、注射、输液、辅助治疗等)、输液记录卡及瓶签的查询和打印、检验化验申请单打印等。③护理管理功能：护理记录、护理计划书写、护理质量控制等。④费用管理功能：一次性材料及治疗等收费管理、住院费用清单查询和打印、病区欠费患者查询和催缴通知单打印等。

(2)条码与自动识别技术：条形码由一组不同宽度、不同反射率的条和空按规定的编码规则组合起来，用以表示数据的符号。它作为图形自动识别技术有简单、可靠、准确等特点。条码技术在医院信息系统中的应用已很成熟，如检验条码、患者手腕带条码、物资设备条码、输液瓶签、消毒物品条码、耗材条码等。条码的应用极大的保证了安全，解放了劳动力，提高了准确率和效率。

(3)移动护理信息系统：20 世纪 90 年代，国外开始在临床工作中应用移动护理信息系统，护理人员可以应用多种移动设备来提高临床工作效率，以此改变了护士的工作模式。移动护理信息系统是以现有的医院信息系统为基础，以移动手持电脑设备为硬件，配合无线局域网络技术，实现 HIS 系统在病房的扩展和延伸的床旁工作终端执行系统。基于个人数字化助理(personal digital assistant，PDA)的移动电脑、移动推车，作为一种较为理想的患者床旁信息采集设备，将临床护理工作有效地延伸和扩展到患者床旁，并在临床护理中成为重要的工具，得到广泛的应用。移动护理信息系统的功能包括了患者身份识别、查询与统计患者信息、患者护理过程记录、生命体征实时采集、计算功能(出入量、体重指数、输液滴速、预产期等)、医嘱查询、执行与统计功能、条码扫描检验标本、输液瓶签、口服药标签、耗材的录入和收费、药物查询(查询药物剂量、不良反应、药物相互作用和药物价格等信息)及化验结果查询。近几年来，随着移动护理信息系统的广泛应用，其所应用的功能范围也逐渐扩展，为越来越多的管理者接受，大大提高了工作效率和管理水平。

(4)呼叫信息系统：新型的呼叫信息系统由护士站系统控制主机、走廊显示屏、病房门口显示屏、患者床头信息屏、患者使用手柄、卫生间分机、医护分机等组成，在功能上实现了呼叫转移功能，可以将其他病房患者的呼叫转移到医护人员所在病房并进行接听和对讲；定位显示功能，即护士进入病房时，按下门口分机“处置”键，护士站和走廊显示屏显示护士当前所在的房间号，便于紧急情况下能及时找到值班护士；自动显示相关信息功能，通过与HIS连接共享信息，在患者床头显示屏和病房门口显示屏可自动显示患者基本信息、护理标识及科室主任、护士长、主管医生和责任护士等信息；显示患者床旁护理标识包括护理等级、禁食、计量、隔离等。呼叫系统的研发与改革，提高了医护患信息、通讯功能，提高了护理工作自动化、数字化和人性化水平。

(5)电子白板系统：该系统为近年研发的一款应用于临床护理的系统，是护士站临床数据的智能交互中心，硬软件结合的一体化触控产品。它从传统的护士工作站、电子病历和移动护士工作站中自动抓取临床护理信息和医疗物联设备信息，将临床护理信息进行解析、分类、结构化显示，同时集成临床护理中频繁使用的信息模块功能。传统中护士通过白板记录重要信息并提醒，如今日患者总数，入院、出院、手术、危重、一级护理人数，需测血糖的患者、胃管喂食患者、留置导尿患者，以及借物等等信息，在写信息的同时可能存在错误、信息丢失以及字迹不清，未及时手动更新等，通过电子白板的信息抓取，撤出了传统的告知交接白板，手写提醒等，减轻了工作量。

(四)护理信息系统的建设意义

护理信息系统建设是一个长期工程，在发展历史中一直在不断完善和进步。护理信息系统的建设在护理工作中发挥着越来越大的作用。

1. 优化临床工作流程，提高护理工作效率

护理信息系统使流程更优化、更科学合理，改变了原来护理工作简单重复、费时耗力的过程，摆脱了繁琐、低效的工作模式，节约了护士间接护理时间，提高了工作效率，同时提高了信息的利用率和准确率。

2. 提供管理决策依据，提高护理的科学性

通过护理信息系统，管理者可以随时便捷地收集全院各科室护理工作量和护理人力分配情况，为护理管理者合理配置护理人力资源提供参考依据，及时、有效地发挥协调、督导等职能，提高护理管理的科学性。

3. 体现"以患者为中心"的理念，提高临床护理质量

护理信息系统的建设围绕优化工作流程，减少护士工作量，提高护理安全为目的，它极大地改变了护理服务模式，让护士有更多的时间为患者提供专业的服务，有效地保障了护理安全，真正实现了"把时间还给护士，把护士还给患者"，提高了患者满意度。

护理信息系统能体现信息技术优质高效的特性，体现现代信息化时代护理管理的新思路和新理念，是未来医院护理工作的发展方向。随着信息学科的迅猛发展，护理管理者及各级临床护士都应有强烈的信息意识，注重信息资料的收集、整理和利用，学习信息相关的新技术、新理论，通过护理信息化的建设促进护理事业不断改革和前进。

思考题

1. 信息的概念、特征和分类是什么？
2. 医院信息系统的概念、特性和内容是什么？
3. 护理信息系统的概念、特点和分类是什么？
4. 护理信息系统的应用包括哪些？

（范伟娟）

第十章　护理管理与法律

护理是为人类健康服务的职业。在护理实践中，护理工作与法的关系越来越受到重视。在护士对患者实施护理的过程中，存在着许多潜在的法律问题。因此，作为一名护士，应自觉从法的角度来审视自己的护理行为，自觉养成良好的知法、守法、执法的习惯，履行法律规定的责任义务，维护自身的合法权益。这不仅是法制建设的需要，而且是护理专业自身发展的需要。

第一节　与护理相关的法律法规

遵纪守法是每个公民应尽的义务，医疗卫生相关法律法规是规范医疗卫生行业从业人员的行为准则。护理是医疗卫生事业的重要组成部分，关注整个生命发展的历程，并促进人民群众身心健康。认真贯彻和执行与护理相关的法律法规，是护理人员从业的首要条件，也是护理管理者必须遵守的基本原则。

一、卫生法体系与护理法

（一）我国的卫生法体系

法是国家制定并认可的，以国家强制力保证实施的，在其管辖范围内对其所有社会成员具有约束力的行为规范。其特点是社会共同性、强制性、公正性和稳定性，依法办事是每一个公民的责任和义务。卫生法，是指由国家制定或认可的，并有国家强制力作保证，用以调整人们在卫生活动中的各种社会关系的行为规范的总和。是我国法律体系的重要组成部分。立法的目标是维护国家安全，维护卫生事业的公益性地位，及时有效地控制突发性公共卫生事件，维护卫生事业地健康有序地发展。

卫生法的形式有法、条例、规范、办法、规定和通知等。卫生法的内容涉及卫生行政组织、卫生行政管理、卫生行政监督、医院管理、医护资格、计划生育、母婴保健、卫生行政执法、卫生学校等所有卫生领域。目前我国卫生法还没有一部统一、完整的法典，只有以公共卫生与医政管理为主的单个法律法规构成的一个相对完整的卫生法体系，公共卫生与疾病防治法、医政法、要政法、妇幼卫生法、优生与计划生育法等共同组成卫生法体系，其中医政法是很重要的一部分。

医政法是指国家制定的用以规定国家医政活动和社会医事活动，调整因医政活动而产生的各种社会关系的法律法规的总称。医政法是以保护公民的生命健康权为根本宗旨；跨越卫生法和行政法两大法律体系；社会管理功能显著；技术规范多。目前我国还没有一部医政管理法，而是由有关医政药理的法律、法规、规章等法规性文件和有关规范性文件，以及相关法律制度共同组成医政管理法律体系。我国的护理法属于医政法律体系的一部分。

（二）护理法

护理立法始于20世纪初，1919年英国率先颁布《英国护理法》，1921年荷兰颁布护理法，1947年国际护士委员会发表了一份有关护理立法的专著，1953年世界卫生组织（WHO）发表了第一份有关护理立法的研究报告。1968年国际护士委员会特别成立了一个专家委员会，制定了护理立法史上具有划时代意义的文件《系统制定护理法规的参考指导大纲》，为各国护理法必须涉及的内容提供了权威性的指导。我国于2008年1月23日国务院第二百零六次常务会议通过了《护士条例》。《护士条例》从护士的执业资格、权利义务、医疗机构的相关职责等多方面对护理工作进行了规定。

护理法（nursing legislation）是指由国家制定的，用以规范护理活动（如护理教育、护士注册和护理服务）以及调整这些活动而产生的各种社会关系的法律规范的总称。从护生到护士注册，从学校教育到任职后的规范化培训、继续教育，从护理教育、医院护理到护理专业团体等均有涉及。

二、我国与护理管理相关的法律、法规和政策

（一）《护士条例》

2008年1月23日国务院第206次常务会议通过，并于2008年5月12日开始实施（以下简称《条例》）。《条例》是在卫生部1993年3月26日发布的《中华人民共和国护士管理办法》实施的基础上修订而成。条例共6章35条，包括总则、执业注册、权利和义务、医疗卫生机构的职责、法律责任和附则6个部分。

《条例》突显了以下几个特点：①明确了政府在护理管理中要加强宏观监督管理。②对医疗机构提出了具体的要求：如配备一定数量的护士；保障护士的工资、福利待遇。③凸显维护护士的合法权益。④强化了护士的权利和义务。如护士执业有按照国家有关规定获取工资报酬、享受福利待遇，参加社会保险的权利；尊重关爱患者，保护患者隐私的义务和问题医嘱告知义务。⑤调整了护理执业规则，护士职业操作必须遵循的行为规范。⑥明确了法律责任，《条例》从卫生行政机关、医疗机构、护士和他人侵犯护士权益等层面来分别规定各自的违规责任。其制定和实施为维护护士的合法权益，规范护理行为，促进护理事业发展，保障医疗安全和人体健康提出了行为准绳，使护士在执业活动中有法可依，有章可循。

（二）《中华人民共和国护士管理办法》

1994年1月1日起施行，中华人民共和国卫生部部长令第31号公布。

《中华人民共和国护士管理办法》明确指出：要发展护理事业，促进护理学科发展，护士的劳动受全社会的尊重，护士的执业权利受法律保护，任何单位和个人不得侵犯。各省、自治区、直辖市，根据《中华人民共和国护士管理办法》的授权，结合当地的实际情况，制定并发布了细则。《中华人民共和国护士管理办法》规定的法律制度包括护士资格考试制度、护士注册制度、护士职业管理制度和护士执业监督处罚制度。执业护士违反了医疗护理规章制度和技术规范，或拒不履行护士义务者，由卫生行政部门视情节予以警告、责令改正、中止注册直至取消注册。非法阻挠护士依法执业或侵犯护士人身权利的，由护士所在单位提请公安机关予以治安行政处罚；情节严重，触犯刑律的，提交司法机关依法追究其刑事责任。这些规章和地方性规章及有关法律制度，共同构成了我国的护士管理法律体系。

（三）《医疗机构管理条例》

《医疗机构管理条例》于1994年9月1日起施行，中华人民共和国国务院第149号颁布，

是我国医疗机构管理法律体系的主干，是纲领性法规。它明确规定了我国医疗机构管理的基本内容，医疗机构必须遵守的规范，以及违反有关规定的法律责任。目前，卫生部制定和颁布了与之相配套的规章和规范性文件，包括：《医疗机构管理条例实施细则》《医疗机构设置规划指导原则》《医疗机构基本标准》《医疗机构监督管理行政处罚程序》《医疗机构评审办法》《医疗机构评审标准》《医疗机构评审委员会章程》和《医疗机构诊疗科目》《中外合资、合作医疗机构管理办法》《医疗机构评价指南(试行)》等。

(四)《医疗事故处理条例》

《医疗事故处理条例》于2002年9月1日起施行，中华人民共和国国务院第351号颁布。

1. 医疗事故的定义及分级

医疗事故是指医疗机构及其医务人员在医疗活动中，违反医疗卫生管理法律、行政法规、部门规章和诊疗护理规范、常规，过失造成患者人身损害的事故。根据对患者人身造成的损害程度，将医疗事故分为四级：①一级医疗事故：造成患者死亡、重度残疾的。②二级医疗事故：造成患者中度残疾、器官组织损伤导致严重功能障碍的。③三级医疗事故：造成患者轻度残疾、器官组织损伤导致一般功能障碍的。④四级医疗事故：造成患者明显人身损害的其他后果的。但是有下列情形之一的，不属于医疗事故：①在紧急情况下为抢救垂危患者生命而采取紧急医学措施造成不良后果的；②在医疗活动中由于患者病情异常或者患者体质特殊而发生医疗意外的；③在现有医学科学技术条件下，发生无法预料或者不能防范的不良后果的；④无过错输血感染造成不良后果的；⑤因患方原因延误诊疗导致不良后果的；⑥因不可抗力造成不良后果的。

2. 医疗事故的预防与处置规定

如因抢救急危患者，未能及时书写病历的，有关医务人员应当在抢救结束后6小时内据实补记，并加以注明。严禁涂改、伪造、隐匿、销毁或者抢夺病历资料。对疑似输液、输血、注射、药物等引起不良后果的，医患双方应当共同对现场实物进行封存和启封，封存的现场实物由医疗机构保管；需要检验的，应当由双方共同指定的、依法具有检验资格的检验机构进行检验；双方无法共同指定时，由卫生行政部门指定。疑似输血引起不良后果，需要对血液进行封存保留的，医疗机构应当通知提供该血液的采供血机构派员到场。患者死亡，医患双方当事人不能确定死因或者对死因有异议的，应当在患者死亡后48小时内进行尸检；具备尸体冻存条件的，可以延长至7日。尸检应当经死者近亲属同意并签字。尸检应当由按照国家有关规定取得相应资格的机构和病理解剖专业技术人员进行。

(五)《医院废物处理条例》

《医疗废物管理条例》于2003年6月16日起施行，中华人民共和国国务院第380号颁布。医疗废物，是指医疗卫生机构在医疗、预防、保健以及其他相关活动中产生的具有直接或间接感染性、毒性以及其他危害性的废物。《医院废物处理条例》是为了加强医疗废物的安全管理，防止疾病传播，保护环境，保障人体健康而制定。《医院废物处理条例》的内容主要有：医疗废物的概念；医疗废物的存放、转移和集中处置要求；医疗机构对医疗废物的管理要求；卫生行政部门的监督管理职责；以及未执行本条例的法律责任。相关法规包括：《医疗废物分类目录》《医疗废物管理行政处罚办法》《医疗卫生机构医疗废物管理办法》等。《医疗废物分类目录》将医疗垃圾分为五类：

1. 感染性废物

指携带病原微生物具有引发感染性疾病传播危险的医疗废物。包括：①被患者血液、体液、排泄物污染的物品。②医疗机构收治的隔离传染病患者或者疑似传染病患者产生的生活垃圾。③病原体的培养基、标本和菌种、毒种保存液；各种废弃的医学标本；废弃的血液、血清。④使用后的一次性医疗用品及一次性医疗器械视为感染性废物。

2. 病理性废物

指诊疗过程中产生的人体废弃物和医学实验动物尸体等。包括：①手术及其他诊疗过程中产生的废弃的人体组织、器官等；②医学实验动物的组织、尸体；③病理切片后废弃的人体组织、病理肿块等。

3. 损伤性废物

指能够刺伤或者割伤人体的废弃的医用锐器。包括：①医用针头、缝合针；②各类医用锐器如解剖刀、手术刀、备皮刀、手术锯等；③载玻片、玻璃试管、玻璃安瓿等。

4. 药物性废物

指过期、淘汰、变质或者被污染的废弃的药品。包括：①废弃的一般性药品，如抗生素、非处方类药品等；②废弃的细胞毒性药物和遗传毒性药物，如致癌性药物、可疑致癌性药物、免疫抑制药等；废弃的疫苗、血液制品等。

5. 化学性废物

指具有毒性、腐蚀性、易燃易爆性的废弃的化学药品。包括：①医学影像室、实验室废弃的化学试剂；②废弃的过氧乙酸、戊二醛等化学消毒剂；③废弃的汞温度计。

医疗废物的处理处置技术主要包括焚烧、高压蒸汽灭菌、等离子体、微波辐射、破碎高压消毒、化学消毒等，其中，焚烧是医疗垃圾最普遍的无害化处理方式。

（六）《医院感染管理规范（试行）》

《医院感染管理规范（试行）》于2000年11月20日实施，卫生部第431号文件。《医院感染管理规范（试行）》的制定是为了加强医院感染管理，有效预防和控制医院感染，保障医疗安全，提高医疗质量。《医院感染管理规范（试行）》明确了医院感染管理组织与职责；确定了医院感染知识培训的具体要求；医院感染监测的内容和要求；门诊、急诊、治疗室、产房、ICU、手术室、血液净化室、消毒供应室、口腔科、内镜室、检验科、营养室等重点科室部门的医院感染管理要求；明确了医疗污物的处理方法。有关文件包括：《医院消毒卫生标准》《医院消毒供应室验收标准》《传染性非典型肺炎医院感染控制指导原则（试行）》《抗菌药物临床应用指导原则》《医院感染管理办法》。

（七）其他

（1）与护理工作相关的法律、法规、规章、规范、标准等还有很多，如《艾滋病防治条例》《消毒管理办法》《医疗机构传染病预检分诊管理办法》《医院感染管理办法》《抗菌药物临床应用指导原则》《内镜清洗消毒技术操作规范》《医院消毒供应中心管理规范》《医院消毒供应中心清洗消毒及灭菌技术操作规范》《医务人员手卫生规范》《医疗机构血液透析室管理规范》《多重耐药菌感染预防和控制技术指南（试行）》《中华人民共和国传染病防治法》《中华人民共和国固体废物污染环境防治法》《医疗器械管理条例》《中华人民共和国环保法》，等等。

（2）另有护理管理相关文件，为护理事业发展起到了指导作用。为促进护理事业在“十二五”时期健康发展，维护人民群众身体健康与生命安全，结合当前我国护理事业发展现状，卫生部组织制定了《中国护理事业发展规划纲要（2011—2015年）》（卫医政发〔2011〕96号），为我国的护理卫生事业发展指明了方向。为进一步加强医院护士队伍的科学管理，提高护理质量和服务水平，更好地为人民群众健康服务，卫生部制定了《关于实施医院护士岗位管理的指导意见》(卫医政发〔2012〕30 号)。意见指出在医院护士队伍中科学实施岗位管理，是提升护理管理水平、调动护士工作积极性的关键举措，是稳定和发展临床护士队伍的有效途径，是深入贯彻落实《护士条例》的具体措施，也是公立医院改革关于完善人事和收入分配制度的任务要求。其他相关文件包括《医院消毒卫生标准》《医院消毒供应室验收标准(试行)》《传染性非典型肺炎防治管理办法》《医院感染诊断标准(试行)》《消毒技术规范》《抗菌药物临床应用指导原则》《医务人员艾滋病病毒职业暴露防护工作指导原则(试行)》《关于加强多重耐药菌医院感染控制工作的通知》等。

第二节　护理管理中常见的法律问题

护理工作中所涉及的法律关系主要包括护患关系、护护关系、护医关系、护士与学生关系等，其中最重要的是护患法律关系。护患法律关系属于民事法律关系，是护患间因诊疗护理等行为形成的法律关系，特指护患双方在护理活动中各自的行为和权益都受到法律的约束和保护，并可在法律规定范围内行使各自的权利和义务。

护士执业中，既有职业权利，亦有遵循的义务。

一、护士的职业权利和义务

(一)护士的职业权利

1. 保障护士的工资、福利待遇

在护士的权利方面，保障护士的工资、福利待遇。护士拥有按照国家有关规定获取工资报酬、享受福利待遇、参加社会保险的权利。任何单位或者个人不得随意扣发护士工资，降低或者取消护士福利等待遇；对在艰苦边远地区工作，或者从事直接接触有毒有害物质、有感染传染病危险工作的护士，所在医疗卫生机构应当按照国家有关规定给予津贴。

2. 护理工作的职业卫生防护

护士执业，有获得与其所从事的护理工作相适应的卫生防护、医疗保健服务的权利。从事直接接触有毒有害物质、有感染传染病危险工作的护士，有依照有关法律、行政法规的规定接受职业健康监护的权利；患职业病的，有依照有关法律、行政法规的规定获得赔偿的权利。

3. 职称晋升和参加学术活动的权利

护士有按照国家有关规定获得与本人业务能力和学术水平相应的专业技术职务、职称的权利；有参加专业培训、从事学术研究和交流、参加行业协会和专业学术团体的权利。

4. 教育和参加培训的权利

培训既是护士的权利也是护士的义务，为了避免医疗机构出于压缩和减少医院开支的考虑，不给护士提供培训的机会，或者仅给予有限制的培训，《条例》中明确规定了医疗机构在护士培训中的义务。《条例》规定医疗卫生机构应当制定、实施本机构护士在职培训计划，并保证护士接受培训。护士培训应当注重新知识、新技术的应用；根据临床专科护理发展和专科护理岗位的需要，开展对护士的专科护理培训。

5. 获取信息及执业知情权、建议权

护士作为医疗机构的主体，作为医疗行为的主要参加者，在执业上应当享有与医师同样的权利。执行护理任务的护士只有充分了解到患者疾病诊疗、护理等相关信息，才可能把护理工作做得更好，才能够保障护理质量。同时，护理人员作为国家认可的医疗卫生技术专业人员，在实际工作中可能会感知到我国医疗卫生工作中的问题，因此她们有权利向医疗卫生机构和卫生主管部门的工作提出意见和建议。这也是宪法赋予公民的言论自由、参政议政的权利的具体体现。

6. 护士的其他权利

除了以上权利外，《护士条例》对具有杰出贡献及长期从事护理工作的护士的表彰及待遇做出了明确规定，例如先进工作者荣誉称号、白求恩奖章、省部级劳动模范、先进工作者待遇等。此外，关于护理人力资源配备，国家以法律条文的形式规定医疗卫生机构必须达到基本护士配备标准，这也体现了对护士权利的保障。

(二)护士的职业义务

1. 依法执业义务

护士执业过程中受到法律、法规、规章和诊疗技术规范的约束，履行对患者、患者家属及社会的义务。例如护士必须具备护士执业资格，严格按照规范进行护理操作；为患者提供良好的环境，确保其舒适和安全；主动征求患者及家属意见，及时改进工作中的不足；认真执行医嘱，加强与医师之间的沟通；积极开展健康教育，指导患者或公众建立正确的卫生观念及培养健康行为，唤起民众对健康的重视，促进地区或国家健康保障机制的建立和完善。

2. 紧急处置义务

护士在执业活动中发现患者病情危急时，要执行两项工作，一是要及时将患者病情变化的情况通知医师，以便医师在医学上对患者的病情作出一个准确的判断，提出更为专业到位的处置方案。二是护士要力所能及地处置患者，缓解患者的病情，而不能坐等医师的到来。

3. 问题医嘱报告义务

护士发现医嘱违反法律、法规、规章或者诊疗技术规范规定的，应当及时向开具医嘱的医师提出。必要时，应当向该医师所在科室的负责人或者医疗卫生机构负责医疗服务管理的人员报告。因此，护士在执行医嘱的过程中如果发现以下情况：①医嘱书写不清楚；②医嘱书写有明显错误，包括医学术语错误和剂量、用法错误；③医嘱内容违反诊疗常规、药物使用规则；④医嘱内容与平常医嘱内容有较大差别；⑤其他医嘱错误或者疑问。护士应当首先向开出医嘱的医师提出，要求该医师核实，经核对无误应当由医师签字确认。其次，在向开具医嘱的医师提出疑问后医师未予理睬，或者找不到开具医嘱的医师时，护士应当向该医师所在科室的负责人或者医疗卫生机构负责医疗服务管理的人员报告。

4. 尊重关爱患者，保护患者隐私的义务

护士应当尊重、关心、爱护患者，保护患者的隐私。如：①患者私人生活方面的一般信息，包括患者的婚姻状况、工作单位、工作性质、配偶情况、家庭住址、电话号码、宗教信仰等。②患者私人生活方面的特殊信息，如个人不良嗜好、夫妻性生活、婚外恋情和婚外性生活等。③患者身体方面的信息，如患者的病史、疾病诊断(尤其是传染病)、身高、体重、女性三围、身体缺陷、身体特殊标记等。④患者私人物品。⑤患者的私人空间。护士应当尽可能不要接触患者的抽屉、衣柜、枕头下等。

另外，在实施各项护理操作时，应注意屏风遮挡或至专用操作室，尽量减少患者身体不必要的暴露，保护患者隐私。

5. 服从国家调遣的义务

护士是国家的卫生资源，其个人执业具有一定的公益性。在国家遇到突发紧急事件，尤其是发生重大灾害、事故、疾病流行或者其他意外情况时，护士应当服从县级以上人民政府卫生主管部门或者所在医疗卫生机构的安排，积极参加各项医疗救护活动。

二、护士依法执业问题

(一)侵权行为与犯罪

与患者相关的侵权行为是指护士在执行诊疗护理过程中侵害患者正当权利的行为。侵权行为是违反法律的行为，情节严重者要依法承担相应的刑事责任。临床上常见的侵权行为主要包括侵犯患者的自由权、生命健康权、隐私权及知情同意权等。

1. 侵犯患者的自由权

《宪法》规定：中华人民共和国公民人身自由不受侵犯，禁止以各种方法剥夺和限制公民的人身自由。患者的自由权受宪法保护，护士执业时，应重视并维护患者的自由权，不得以治疗的名义，非法拘禁或以其他形式限制和剥夺患者的人身自由。如果护士在工作中因治疗、护理的需要，暂时限制患者的活动自由，应向患者解释清楚，以求患者的理解和配合。

2. 侵犯患者的生命健康权

《中华人民共和国民法通则》规定，公民享有生命健康权。因此，医疗单位有义务为患者提供各种诊疗、护理服务，患者的生命健康权与护理行为密切相关。如果护士在执业时错误使用医疗器械，或未按操作规程执行操作，造成患者身体受损，以及使用恶性语言和不良行为，最终对患者造成生理或心理损害者，均属于对生命健康权的侵犯。

3. 侵犯患者的知情同意权

侵犯患者的知情同意权包括：①护士存在法定的告知义务；②护士未对患者尽到相应的告知义务；③在没有告知或者告知不充分的情况下，患者选择了本不希望的治疗护理方案(该方案可能会给患者造成生理、心理、经济等方面的损失)；④护士未尽告知义务与患者选择不希望的治疗护理方案之间存在因果关系。具有一定风险的医疗护理行为发生了损害后果，护士未履行适当的告知义务，或者即便履行了告知义务但未经患者同意，即构成了对患者的侵权行为。因而，护士及医疗机构其他相关人员履行告知义务，是保障患者权益的必要条件。

4. 侵犯患者的隐私权

尊重患者隐私权，保护患者权利是医护人员的责任。患者隐私权被侵犯主要表现在以下方面：①个人信息暴露如电子病案管理不当、网络系统不完善等导致的非正常暴露，或护士法律和道德意识不强，随意谈论患者隐私等；②个人空间暴露，如护理教学观摩未做好隐私防范、手术肢体及私密部位未适当给予遮挡等；③个人活动暴露，主要与进行个人护理有关，例如患者因病情需要不能下床活动需要在病床如厕、沐浴、更衣而未做好屏风遮挡或相关防范等。《护士条例》规定：泄露患者隐私的由县级以上地方人民政府卫生主管部门依据职责分工责令改正，给予警告，情节严重的，暂停其6个月以上1年以下执业活动，直至由原发证部门吊销其护士执业证书。

5. 其他

《刑法》第335条规定：医务人员由于严重不负责任造成就诊人员死亡或者严重损害就诊人身体健康的，处三年有期徒刑或拘役。《中华人民共和国护士管理办法》规定，护士执业时，得悉患者的隐私，不得泄露；护士执业时，应遵守职业道德，保密，执行护理规章制度，为患者提供优质服务。《中华人民共和国传染病防治法》规定，拒绝对传染病患者的水、污物、粪便进行消毒处理的要承担法律责任。

（二）失职行为与渎职罪

《宪法》规定：医务人员由于严重不负责任造成就诊人员死亡或者严重损害就诊人身体健康的，处三年有期徒刑或拘役。

1. 疏忽大意与渎职罪的概念

疏忽大意是指不专心致志地履行职责，因一时粗心大意客观上造成的过失行为。由于过失行为可导致损害护理对象的生活权益或恢复健康的进程，也可能因护士失职而致患者身体残疾甚至死亡，形成渎职罪。护士渎职罪是指护士在执业时，严重不负责任，违反各项规章制度和护理常规，造成患者死亡或严重伤害的违法行为。护士过失行为或渎职罪由其医疗护理行为对患者形成的后果决定。

2. 常见的过失或渎职行为

常见的护士在临床工作中的过失或渎职行为主要有以下几种情况：①对危、急重患者不采取任何急救措施或转院治疗，以致延误治疗或丧失抢救对机；②擅离职守，不履行职责，以致延误治疗或抢救时机的行为；③由于不严格认真执行查对制度，以致打错针、发错药的行为；④不认真执行消毒、隔离制度和无菌操作规程，使患者发生交叉感染；⑤不认真履行护理基本职责，护理文书书写不及时、不完整或不实事求是；⑥未及时执行医嘱（如疫试、备皮及送检标本），导致未及时用药、手术拖延、影响检查化验结果；⑦标本丢失影响患者诊断或重做检查，增加患者痛苦、延长治疗周期、增加医疗成本；⑧住院期间患者发生压疮、烫伤等行为。

3. 其他

违反规定，为戒酒、戒毒者提供酒或毒品；窃取病区麻醉限制药品（如哌替啶、吗啡等），或自己使用成瘾；贩卖捞取钱财构成贩毒罪，将受到法律严惩。将各种贵重药品、医疗用品、办公用品等占为已有，情节严重者，可被起诉犯盗窃公共财产罪。《麻醉药品管理办法》明确规定，医疗单位应加强对麻醉药品的管理，禁止非法使用、储存、转让或借用麻醉药品。医疗单位要有专人负责，专柜加锁，专用账册，专用处方，专册登记，处方保存3年备查。

（三）临床护理记录不规范

临床护理记录，它们不仅是检查衡量护理质量的重要资料，也是医生观察诊疗效果，调整治疗方案的重要依据。2010年2月，国家卫生部颁布了《病历书写基本规范》，取消了一般护理记录，要求规范病重（病危）患者护理记录，根据相应专科的护理特点书写，内容包括患者姓名、科别、住院病历号（或病案号）、床位号、页码、记录日期和时间，出入液量、体温、脉搏、呼吸、血压等病情观察，护理措施和效果，护士签名等，记录时间应当具体到分钟。不认真记录或漏记、错记等均可能导致误诊误治，引起医疗纠纷，护理记录本身也能成为法庭上的证据，若与患者发生了医疗纠纷或与某刑事犯罪有关，此时护理记录，则成为判断医疗纠纷性质的重要依据，或成为侦破某刑事案件的重要线索。因此，在诉讼之前对原始记录进行添删或随意篡改都是非法的。护士如缺乏法律意识，忽视护理文书书写中的问题，如记录中的漏记、涂改、漏签名、重抄、代签名、电脑打印的医嘱缺乏医师签名等现象，将可能带来法律风险。目前医院中大多数使用电子病历，在进行电子护理记录时，亦容易忽视记录不及时、提前写记录、使用模板未及时完善等问题，也可能带来一系列法律问题，需引起重视。

(四)执行医嘱的问题

医嘱是护理人员对患者施行诊断和治疗措施的依据。一般情况下，护士须严格按照医嘱执行，随意篡改或无故不执行医嘱都属于违规行为。但如发现医嘱有明显的错误，护理人员有权拒绝执行，并向医生提出质疑和申辩；反之，若明知该医嘱可能给患者造成损害，酿成严重后果，仍照旧执行，护理人员将与医生共同承担法律责任。

(五)麻醉药品及物品管理问题

麻醉药品主要指的是哌替啶、吗啡类药物。临床上主要用于晚期癌症或术后镇痛等。护士若利用自己的权力将这些药品提供给一些不法分子倒卖或吸毒者自用，则这些行为事实上已构成了参与贩毒、吸毒罪。因此，护理管理者应严格抓好这类药品管理制度的贯彻执行，并经常向有条件接触这类药品的护理人员进行法律教育。另外，护理人员还负责保管和使用各种贵重药品、医疗用品、办公用品等，不允许利用职务之便，将这些物品占为已有。如占为已有，情节严重者，可被起诉犯盗窃公共财产罪。

(六)实习护生脱离指导操作问题

实习护士是正在学习的护理专业的学生，尚不具备独立工作的权利。如果实习护生在执业护士的指导下，因操作不当给患者造成损害，发生护理差错或事故，除本人负责外，带教护士也要负法律责任。实习护生如离开了注册护士的指导，独立进行操作，对患者造成了损害，就应负法律责任。所以老师要严格带教，护士长在排班时，不可只考虑人员的短缺而将实习护生当作执业护士使用。

三、护士执业安全问题

(一)禁止执业问题

《护士条例》第 21 条明确规定，医疗卫生机构不得允许下列人员在本机构从事护理工作：①未取得护士执业证书的人员；②未按规定办理执业地点变更手续的护士；③执业注册有效期满未延续注册的护士；④虽取得执业证书但未经注册的护士。护理管理者应安排他们在注册护士的指导下做一些护理辅助工作，不能以任何理由安排他们独立上岗，否则被视为无证上岗、非法执业。

(二)职业安全问题

职业安全是以防止职工在执业活动过程中发生各种伤亡事故为目的，在工作领域及在法律、技术、设备、组织制度和教育等方面所采取的相应措施。由于工作环境、服务对象的特殊性，护理人员面临着多种职业危害，主要有生物性危害、化学性危害、物理性危害、心理社会危害，这些目前也是护理人员较关心的问题。护士执业活动中，有获得与其所从事的护理工作相适应的卫生防护、医疗保健服务的权利。《护士条例》第 33 条也明确规定："扰乱医疗秩序，阻碍护士依法开展执业活动，侮辱、威胁、殴打护士，或者有其他侵犯护士合法权益行为的，由公安机关依照治安管理处罚法的规定给予处罚；构成犯罪的，依法追究刑事责任。"因此，护理管理者要重视护理职业安全，加强教育，提高护士的防护意识，增加护士的防护知识，为护士提供必要的防护用具、药品和设备，最大程度地保障护士的职业安全。

(三)职业保险问题

职业保险是指从业者通过定期向保险公司交纳保险费，使其一旦在职业保险范围内突然发生责任事故时，由保险公司承担对受损害者的赔偿。目前世界上大多数国家的护士都参加这种职业责任保险。

职业保险的好处是：①保险公司可在政策范围内为其提供法定代理人，以避免其受法庭审判的影响或减轻法庭的判决。②保险公司可在败诉以后为其支付巨额赔偿金，使其不至于因此而造成经济上的损失。③因受损害者能得到及时合适的经济补偿，而减轻自己在道义上的负罪感，较快地达到心理平衡。因此，参加职业保险可被认为是对护理人员自身利益的一种保护，它虽然并不摆脱护理人员在护理纠纷或事故中的法律责任，但实际上却可在一定程度上抵消其为该责任所要付出的代价。同时，在职业范围内，护理人员对自己的患者负有道义上的责任，决不能因护理的错误而造成患者经济损失，参加职业保险也可以为患者提供这样一种保护。

附：中华人民共和国国务院令第517号《护士条例》

第一章　总　　则

第一条　为了维护护士的合法权益，规范护理行为，促进护理事业发展，保障医疗安全和人体健康，制定本条例。

第二条　本条例所称护士，是指经执业注册取得护士执业证书，依照本条例规定从事护理活动，履行保护生命、减轻痛苦、增进健康职责的卫生技术人员。

第三条　护士人格尊严、人身安全不受侵犯。护士依法履行职责，受法律保护。全社会应当尊重护士。

第四条　国务院有关部门、县级以上地方人民政府及其有关部门以及乡（镇）人民政府应当采取措施，改善护士的工作条件，保障护士待遇，加强护士队伍建设，促进护理事业健康发展。国务院有关部门和县级以上地方人民政府应当采取措施，鼓励护士到农村、基层医疗卫生机构工作。

第五条　国务院卫生主管部门负责全国的护士监督管理工作。县级以上地方人民政府卫生主管部门负责本行政区域的护士监督管理工作。

第六条　国务院有关部门对在护理工作中做出杰出贡献的护士，应当授予全国卫生系统先进工作者荣誉称号或者颁发白求恩奖章，受到表彰、奖励的护士享受省部级劳动模范、先进工作者待遇；对长期从事护理工作的护士应当颁发荣誉证书。具体办法由国务院有关部门制定。

县级以上地方人民政府及其有关部门对本行政区域内作出突出贡献的护士，按照省、自治区、直辖市人民政府的有关规定给予表彰、奖励。

第二章　执业注册

第七条　护士执业，应当经执业注册取得护士执业证书。

申请护士执业注册，应当具备下列条件：

（一）具有完全民事行为能力；

（二）在中等职业学校、高等学校完成国务院教育主管部门和国务院卫生主管部门规定的普通全日制3年以上的护理、助产专业课程学习，包括在教学、综合医院完成8个月以上护理临床实习，并取得相应学历证书；

（三）通过国务院卫生主管部门组织的护士执业资格考试；

（四）符合国务院卫生主管部门规定的健康标准。

护士执业注册申请，应当自通过护士执业资格考试之日起3年内提出；逾期提出申请的，除应当具备前款第(一)项、第(二)项和第(四)项规定条件外，还应当在符合国务院卫生主管部门规定条件的医疗卫生机构接受3个月临床护理培训并考核合格。

护士执业资格考试办法由国务院卫生主管部门会同国务院人事部门制定。

第八条 申请护士执业注册的，应当向拟执业地省、自治区、直辖市人民政府卫生主管部门提出申请。收到申请的卫生主管部门应当自收到申请之日起20个工作日内作出决定，对具备本条例规定条件的，准予注册，并发给护士执业证书；对不具备本条例规定条件的，不予注册，并书面说明理由。

护士执业注册有效期为5年。

第九条 护士在其执业注册有效期内变更执业地点的，应当向拟执业地省、自治区、直辖市人民政府卫生主管部门报告。收到报告的卫生主管部门应当自收到报告之日起7个工作日内为其办理变更手续。护士跨省、自治区、直辖市变更执业地点的，收到报告的卫生主管部门还应当向其原执业地省、自治区、直辖市人民政府卫生主管部门通报。

第十条 护士执业注册有效期届满需要继续执业的，应当在护士执业注册有效期届满前30日向执业地省、自治区、直辖市人民政府卫生主管部门申请延续注册。收到申请的卫生主管部门对具备本条例规定条件的，准予延续，延续执业注册有效期为5年；对不具备本条例规定条件的，不予延续，并书面说明理由。

护士有行政许可法规定的应当予以注销执业注册情形的，原注册部门应当依照行政许可法的规定注销其执业注册。

第十一条 县级以上地方人民政府卫生主管部门应当建立本行政区域的护士执业良好记录和不良记录，并将该记录记入护士执业信息系统。

护士执业良好记录包括护士受到的表彰、奖励以及完成政府指令性任务的情况等内容。护士执业不良记录包括护士因违反本条例以及其他卫生管理法律、法规、规章或者诊疗技术规范的规定受到行政处罚、处分的情况等内容。

第三章 权利和义务

第十二条 护士执业，有按照国家有关规定获取工资报酬、享受福利待遇、参加社会保险的权利。任何单位或者个人不得克扣护士工资，降低或者取消护士福利等待遇。

第十三条 护士执业，有获得与其所从事的护理工作相适应的卫生防护、医疗保健服务的权利。从事直接接触有毒有害物质、有感染传染病危险工作的护士，有依照有关法律、行政法规的规定接受职业健康监护的权利；患职业病的，有依照有关法律、行政法规的规定获得赔偿的权利。

第十四条 护士有按照国家有关规定获得与本人业务能力和学术水平相应的专业技术职务、职称的权利；有参加专业培训、从事学术研究和交流、参加行业协会和专业学术团体的权利。

第十五条 护士有获得疾病诊疗、护理相关信息的权利和其他与履行护理职责相关的权利，可以对医疗卫生机构和卫生主管部门的工作提出意见和建议。

第十六条 护士执业，应当遵守法律、法规、规章和诊疗技术规范的规定。

第十七条 护士在执业活动中，发现患者病情危急，应当立即通知医师；在紧急情况下为抢救垂危患者生命，应当先行实施必要的紧急救护。

护士发现医嘱违反法律、法规、规章或者诊疗技术规范规定的，应当及时向开具医嘱的医师提出；必要时，应当向该医师所在科室的负责人或者医疗卫生机构负责医疗服务管理的人员报告。

第十八条　护士应当尊重、关心、爱护患者，保护患者的隐私。

第十九条　护士有义务参与公共卫生和疾病预防控制工作。发生自然灾害、公共卫生事件等严重威胁公众生命健康的突发事件，护士应当服从县级以上人民政府卫生主管部门或者所在医疗卫生机构的安排，参加医疗救护。

第四章　医疗卫生机构的职责

第二十条　医疗卫生机构配备护士的数量不得低于国务院卫生主管部门规定的护士配备标准。

第二十一条　医疗卫生机构不得允许下列人员在本机构从事诊疗技术规范规定的护理活动：

(一)未取得护士执业证书的人员；

(二)未依照本条例第九条的规定办理执业地点变更手续的护士；

(三)护士执业注册有效期届满未延续执业注册的护士。

在教学、综合医院进行护理临床实习的人员应当在护士指导下开展有关工作。

第二十二条　医疗卫生机构应当为护士提供卫生防护用品，并采取有效的卫生防护措施和医疗保健措施。

第二十三条　医疗卫生机构应当执行国家有关工资、福利待遇等规定，按照国家有关规定为在本机构从事护理工作的护士足额缴纳社会保险费用，保障护士的合法权益。

对在艰苦边远地区工作，或者从事直接接触有毒有害物质、有感染传染病危险工作的护士，所在医疗卫生机构应当按照国家有关规定给予津贴。

第二十四条　医疗卫生机构应当制定、实施本机构护士在职培训计划，并保证护士接受培训。

护士培训应当注重新知识、新技术的应用；根据临床专科护理发展和专科护理岗位的需要，开展对护士的专科护理培训。

第二十五条　医疗卫生机构应当按照国务院卫生主管部门的规定，设置专门机构或者配备专(兼)职人员负责护理管理工作。

第二十六条　医疗卫生机构应当建立护士岗位责任制并进行监督检查。

护士因不履行职责或者违反职业道德受到投诉的，其所在医疗卫生机构应当进行调查。经查证属实的，医疗卫生机构应当对护士做出处理，并将调查处理情况告知投诉人。

第五章　法律责任

第二十七条　卫生主管部门的工作人员未依照本条例规定履行职责，在护士监督管理工作中滥用职权、徇私舞弊，或者有其他失职、渎职行为的，依法给予处分；构成犯罪的，依法追究刑事责任。

第二十八条　医疗卫生机构有下列情形之一的，由县级以上地方人民政府卫生主管部门依据职责分工责令限期改正，给予警告；逾期不改正的，根据国务院卫生主管部门规定的护士配备标准和在医疗卫生机构合法执业的护士数量核减其诊疗科目，或者暂停其6个月以上

1年以下执业活动；国家举办的医疗卫生机构有下列情形之一、情节严重的，还应当对负有责任的主管人员和其他直接责任人员依法给予处分：

（一）违反本条例规定，护士的配备数量低于国务院卫生主管部门规定的护士配备标准的；

（二）允许未取得护士执业证书的人员或者允许未依照本条例规定办理执业地点变更手续、延续执业注册有效期的护士在本机构从事诊疗技术规范规定的护理活动的。

第二十九条　医疗卫生机构有下列情形之一的，依照有关法律、行政法规的规定给予处罚；国家举办的医疗卫生机构有下列情形之一、情节严重的，还应当对负有责任的主管人员和其他直接责任人员依法给予处分：

（一）未执行国家有关工资、福利待遇等规定的；

（二）对在本机构从事护理工作的护士，未按照国家有关规定足额缴纳社会保险费用的；

（三）未为护士提供卫生防护用品，或者未采取有效的卫生防护措施、医疗保健措施的；

（四）对在艰苦边远地区工作，或者从事直接接触有毒有害物质、有感染传染病危险工作的护士，未按照国家有关规定给予津贴的。

第三十条　医疗卫生机构有下列情形之一的，由县级以上地方人民政府卫生主管部门依据职责分工责令限期改正，给予警告：

（一）未制定、实施本机构护士在职培训计划或者未保证护士接受培训的；

（二）未依照本条例规定履行护士管理职责的。

第三十一条　护士在执业活动中有下列情形之一的，由县级以上地方人民政府卫生主管部门依据职责分工责令改正，给予警告；情节严重的，暂停其6个月以上1年以下执业活动，直至由原发证部门吊销其护士执业证书：

（一）发现患者病情危急未立即通知医师的；

（二）发现医嘱违反法律、法规、规章或者诊疗技术规范的规定，未依照本条例第十七条的规定提出或者报告的；

（三）泄露患者隐私的；

（四）发生自然灾害、公共卫生事件等严重威胁公众生命健康的突发事件，不服从安排参加医疗救护的。

护士在执业活动中造成医疗事故的，依照医疗事故处理的有关规定承担法律责任。

第三十二条　护士被吊销执业证书的，自执业证书被吊销之日起2年内不得申请执业注册。

第三十三条　扰乱医疗秩序，阻碍护士依法开展执业活动，侮辱、威胁、殴打护士，或者有其他侵犯护士合法权益行为的，由公安机关依照治安管理处罚法的规定给予处罚；构成犯罪的，依法追究刑事责任。

第六章　附　则

第三十四条　本条例施行前按照国家有关规定已经取得护士执业证书或者护理专业技术职称、从事护理活动的人员，经执业地省、自治区、直辖市人民政府卫生主管部门审核合格，换领护士执业证书。

本条例施行前，尚未达到护士配备标准的医疗卫生机构，应当按照国务院卫生主管部门规定的实施步骤，自本条例施行之日起3年内达到护士配备标准。

第三十五条　本条例自2008年5月12日起施行。

思考题

1. 简述法律的概念。
2. 简述医疗事故的特征。
3. 描述护理违法的种类及责任。
4. 列举护理工作中常见的法律问题和应对措施。

（马彩莉）

参考文献

[1] 李继玶. 护理管理学[M]. 第3版. 北京：人民卫生出版社，2012.
[2] 张振香，罗艳华. 护理管理学[M]. 第2版. 北京：人民卫生出版社，2013.
[3] 余凤英，宋建华. 护理管理学[M]. 第3版. 北京：高等教育出版社，2014.
[4] 任小红. 护理管理学[M]. 长沙：中南大学出版社，2012.
[5] 朱春梅，王素珍. 护理管理学[M]. 第2版. 上海：第二军医大学出版社，2015.
[6] 姜丽萍. 护理管理学[M]. 杭州：浙江大学出版社，2012.
[7] 泰勒. 科学管理原理[M]. 北京：中国社会科学出版社，1998.
[8] 徐国华，赵平. 管理学[M]. 北京：清华大学出版社，1993.
[9] 杨文士，张雁. 管理学原理[M]. 北京：中国人民大学出版社，1994.
[10] 马克斯·韦伯. 经济与社会[M]. 北京：商务印书馆，1997.
[11] 马克斯·韦伯. 世界经济通史[M]. 上海：上海译文出版社，1981.
[12] 郭咸纲. 西方管理思想史[M]. 第2版. 北京：经济管理出版社，2002.
[13] 张亚莉，安琨. 以人为本——梅奥人际关系理论[J]. IT经理世界，1999(5)：35.
[14] 张瑞林，李林，王琼. 麦格雷戈X-Y理论及其应用[M]. 中国工业评论，2015(7)：92-97.
[15] 郭咸纲. 西方管理思想史[M]. 北京：世界图书出版公司，2010.
[16] 马仁杰，王荣科，左雪梅. 管理学原理[M]. 北京：人民邮电出版社，2013.
[17] 赫伯特·西蒙. 管理行为——管理组织决策过程的研究[M]. 北京：北京经济学院出版社，1988.
[18] 陈伟，陈克. 现代管理理论[M]. 哈尔滨：哈尔滨工程大学出版社，2003.
[19] 孟范祥，张文杰，杨春河. 西方企业组织变革理论综述[J]. 北京交通大学学报(社会科学版)，2008，7(2)：89-92.
[20] 戴昌钧，李金明. 标杆瞄准[M]. 天津：天津人民出版社，1996.
[21] 高婕. 标杆管理理论[J]. 现代商业，2007(21)：132-133.
[22] 刘华平，李红. 护理管理案例精粹[M]. 北京：人民卫生出版社，2015.
[23] 蓝燕，丁福. 目标管理对预防住院患者跌倒的作用[J]. 护理学杂志，2017，32(1)：4-7.
[24] 邱国栋，王涛. 重新审视德鲁克的目标管理——一个后现代视角[J]. 学术月刊，2013，45(10)：20-27.
[25] 刘化侠. 护理管理学[M]. 第1版. 北京：人民卫生出版社，2008.
[26] 付伟. 团队建设能力培训全案[M]. 第3版. 北京：人民邮电出版社，2014.
[27] 斯蒂芬·P·罗宾斯. 管理学[M]. 第9版. 毛蕴诗，译. 北京：机械工业出版社，2015.
[28] 叶文琴，王筱慧，张伟英. 实用医院护理人力资源管理学[M]. 北京：科学出版社，2014.
[29] 施雁，陆静波. 上海市护士岗位管理实施指引[M]. 上海：同济大学出版社，2015.
[30] 许莉，孙小娅，吴丽荣. 护士职业生涯规划[M]. 南京：江苏科学技术出版社，2009.
[31] 张再生. 职业生涯开发与管理[M]. 天津：南开大学出版社，2003.
[32] 林枚，李隽，曹晓丽. 职业生涯开发与管理[M]. 北京：清华大学出版社，2010.
[33] 李乐之，应岚，王彩云，等. 三级甲等医院护理员配置及职业知识技能现状调查[J]. 护理学杂志，2017，32(1)：57-59，63.

[34] 屈欢，姜桂春，董雯. 护理学科发展及人力资源现状调研分析与思考[J]. 中国护理管理，2016，16(8)：1086－1091.
[35] 吴欣娟，曹晶，徐园. 护士岗位管理的探索与实践[J]. 护理管理杂志，2013，13(3)：159－163.
[36] 嵇秀明，夏珊敏. 我国台湾地区护理专业能力进阶制度概况及其启示[J]. 中华护理教育，2011，8(10)：478－479.
[37] 伟娇，万巧琴，陈静，等. 护理岗位评价的研究进展[J]. 中国护理管理，2015，15(10)：1226－1229.
[38] 刘丽梅，彭友，黄丽华，等. 肿瘤外科病区临床护理岗位说明书的设计[J]. 护理学杂志，2015，30(10)：61－64.
[39] 李丽，叶文琴，田东惠. 国内外护理岗位设置现状分析[J]. 护理研究，2013，27(4)：876－877.
[40] 张铁山. 综合医院岗位评价模型的评估与应用研究[D]. 吉林：吉林大学，2013.
[41] 邓敏娉，陈伟菊，Elizabeth Roe. 护士排班方式概述与思考[J]. 中国护理管理，2017，17(1)：88－90.
[42] 袁丽荣，郑晓俊，张玲梅，等. 护士绩效考核标准与薪酬分配方案探讨[J]. 护理研究，2014，28(8)：3046－3047.
[43] 郑粉善，崔兰，李春华. 护理人员绩效考核指标和评价方法研究进展[J]. 中国实用护理杂志，2015，31(34)：2647－2649.
[44] 孙大虎. 我国男护士的职业规划及发展方向研究[J]. 护士进修杂志，2014(20)：1851－1853.
[45] 黄蝶卿，王利平，申叶林. 护士长在护士职业生涯规划管理中的作用[J]. 现代临床护理，2009，8(3)：55－57.
[46] 徐艳，张平. 护士职业生涯组织管理现状及其影响因素的研究[J]. 护理学杂志，2009，24(22)：26－28.
[47] 夏玲，丁敏. 临床护士职业生涯不同阶段的规划与管理探讨[J]. 中国护理管理，2008，8(2)：51－54.
[48] 吕文格，敖以玲，薛军霞. 护理管理学[M]. 2010.
[49] 朱春梅，王素珍. 护理管理学[M]. 2015.
[50] 刘晓英，马丽和，Li Fan. 护士长的领导艺术[J]. 护理研究，2009，23(24)：2243－2245.
[51] 吴琼，李秋洁，洪素，等. 护理领导力在患者护理中的应用现状[J]. 中国护理管理，2014，12：1341－1344.
[52] 吴桂云. 浅谈护理管理者的领导艺术[J]. 医学信息旬刊，2010，23(11)：3947－3948.
[53] 余大美，叶珊芬. 谈护理管理者的领导艺术[J]. 全科护理，2009，7(22)：2039－2040.
[54] 钟玲. 论企业管理中的领导艺术[J]. 网友世界·云教育，2014(11)：244－244.
[55] 仝丽娟，徐淑贤. 浅析现代护理管理者应具备的领导素质[J]. 赤峰学院学报(自然科学版)，2010，02：74－75.
[56] 彭刚艺，陈伟菊. 护理管理工作规范[M]. 第4版. 广东：广东科技出版社，2011.
[57] 蔡文智，张莉. 护士长管理工作指引[M]. 北京：人民军医出版社，2015.
[58] 顾炜. 护理管理学[M]. 第2版. 北京：清华大学出版社，2017.
[59] 陈锦秀，全小明. 护理管理学[M]. 第3版. 北京：中国中医药出版社，2016.
[60] 黄惠根. 护理五常法手册[M]. 第1版. 上海：第二军医大出版社，2011.
[61] 郑燕，陈勇. 五常法在ICU护理资料管理中的应用[J]. 当代护士，2016：167－168
[62] 李玉翠，任辉. 护理管理学[M]. 第1版. 北京：中国医药科技出版社，2016.
[63] 路兰，邢彩珍，孙铮. 护理管理学[M]. 第1版. 武汉：华中科技大学出版社，2016.
[64] 胡艳宁. 护理管理学[M]. 第2版. 北京：人民卫生出版社，2016.
[65] 王丹，王秀丽，李健，等. 我国医院信息化领域研究现状及趋势的可视化分析[J]. 中国卫生信息管理杂志，2017，14(2)：189－193.
[66] 李包罗，许艳. 医院信息系统简介[J]. 中国护理管理，2009，9(1)：77－79.
[67] 陈金雄. 电子病历与电子病历系统[J]. 医疗卫生装备，2010，31(10)：1－7.

[68] 王艳红，李继坪. 护理信息系统在护理管理中的应用现状及发展趋势[J]. 护理研究，2005，19(2)：189-190.
[69] 李森，王泠，战颖，等. 移动护理信息系统应用现状[J]. 中国护理管理，2012，12(11)：60-62.
[70] 刘婷，臧渝梨. 临床护理信息系统的现状与发展[J]. 解放军护理杂志，2009，26(8A)：43-45.
[71] 钱桂香. 护理信息化建设现状与发展趋势[J]. 中国护理管理，2008，12(15)：16-18.
[72] 赵上萍，侯淑肖，雷俊，等. 国外护理信息学发展对我国的启示[J]. 中国现代护理杂志，2017，23(3)：313-315.